——從神農傳說到中醫

本草遺珍

王振國 主編

HERBAL TREASURES

中醫古經典、地域藥材知識、醫藥經方流傳……
在歷代傳承中塑造中華醫學的根基,「本草學」千年史!

本草精蘊,歷代中醫經典與中藥草源流

神農傳說 ╳ 「本草」溯源 ╳ 藥草文化 ╳ 醫典沿革……

穿越五千年,看華夏本草學的演進與發展脈絡!

目 錄

第一章　本草之光　輝耀華夏

第一節　溯源——萌芽茁發、始嘗百草……………………009

第二節　清波——涓流成河、順風揚帆……………………012

第三節　競流——江河匯聚、百舸競渡……………………018

第四節　融會——西風東漸、匯通新知……………………028

第五節　歸海——波瀾壯闊、深邃寬廣……………………032

第二章　藥苑名家　踵事增華

第一節　神農嘗百草——人文始祖始創醫藥………………052

第二節　伊尹創湯液——烹飪鼻祖悟出煎藥………………057

第三節　醫聖立經方——張仲景論廣湯液…………………062

第四節　葛洪煉丹石——開創製藥化學先河………………068

第五節　雷公定炮炙——中藥炮製專著誕生………………076

第六節　藥王傳千古——孫思邈兩撰千金方………………082

第七節　瀕湖舉綱目——李時珍藥學築高峰………………088

第八節　怨軒補缺遺——趙學敏綱目拾遺…………………094

第三章　本草典籍珍珠層積

第一節　本草奠基：《神農本草經》……104

第二節　增廣藥味：《本草經集注》……110

第三節　藥典之爭：《新修本草》……115

第四節　食藥合鳴：《食療本草》……122

第五節　本草整合：《證類本草》……126

第六節　草木有情：《救荒本草》……134

第七節　博物巨典：《本草綱目》……139

第八節　索圖求真：《植物名實圖考》……145

第四章　市因藥成集散四方

第一節　安徽亳州藥市
　　　── 小黃城外芍藥花，十里五里生朝霞……154

第二節　河南禹州藥市
　　　── 山中採藥賣都市，藥過陽翟倍生香……159

第三節　河北安國藥市
　　　── 一夜秋風度，十里飄藥香……165

第四節　南國樟樹藥市
　　　── 水陸交心匯南北，帆檣櫛比皆藥材……173

第五章　性從地變，質與物遷

第一節　中原四大懷藥
　　——山藥籬高牛膝茂，隔岸地黃映菊花 ························· 184

第二節　江南浙藥八味
　　——江南三吳勝地，浙藥八味稱雄 ····························· 193

第三節　品質魯藥十佳
　　——東阿有井大如輪，山水海岱藥尤珍 ························· 201

第四節　藥聚東北之寶
　　——森林孕育靈草異獸，東北三寶藥占其先 ····················· 212

第五節　雲貴藥有特產
　　——西南山川美，三七天麻真 ································· 219

第六節　嶺南四大南藥
　　——高高樹上結檳榔，誰先爬上誰先嘗 ························· 228

第七節　海外舶來珍品
　　——連天浪靜長鯨息，映日帆多寶舶來 ························· 235

第六章　藥食同源　健康智慧

第一節　食藥有道
　　——藥食結合，食養食治 ····································· 248

第二節　食宜尤勝
　　——茯苓、山藥、芡實，藥食均宜 ····························· 254

第三節　香藥調鼎
　　—— 胡椒、丁香、肉豆蔻，品味辛香 265

第四節　五果為助
　　—— 桑葚、烏梅、龍眼，果果有益 277

第五節　涼茶滋味
　　—— 夏枯草、薄荷、金銀花，清解熱毒 288

第一章
本草之光　輝耀華夏

　　本草學是中華醫藥的精華，更是中華傳統文化重要的組成部分。人類文明是江河的贈禮，中華文明以黃河、長江流域為其發軔之中心，中華醫藥文化從這裡孕育、發源、流傳、壯大而至今，既為中華民族的繁衍做出了不可磨滅的貢獻，並從此擴散、流布，輝耀神州，獨領風騷。縱觀本草學的發展脈絡，整理其發展成就，更加彰顯其璀璨光芒。中華本草文脈流傳，融入中華傳統文化的血脈，具有鮮明的特色：從道法自然、博識萬物出發，藥食同源、廣積博採，凝聚東方智慧、本土創新，建構開放模式、包容兼收，文明築基、綿延不絕，必將融會新知、再創輝煌。豐富多彩的中藥寶庫，必將為世界文明和全人類健康事業做出不朽的貢獻。

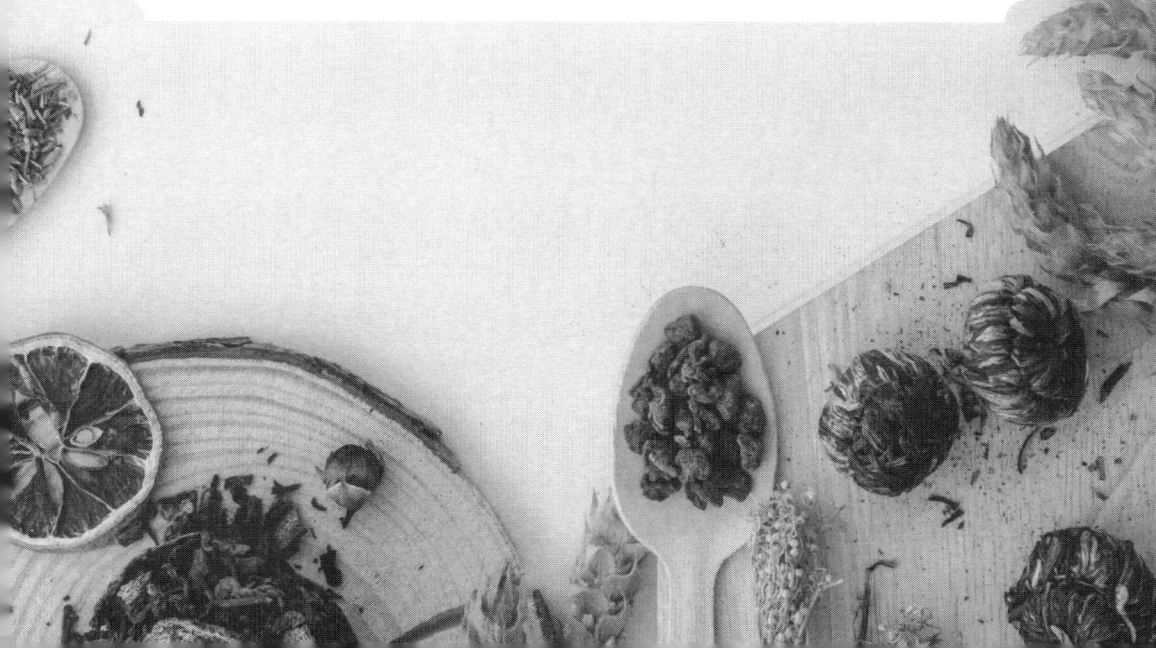

第一章　本草之光　輝耀華夏

自從盤古開天地，三皇五帝到如今。

中華傳統醫藥文化，融會於中華文明的血脈，綿延賡續，如星光璀璨，閃耀於世界文明的銀河。科技史學家胡道靜說：「中醫學這個『生命文化』的胚胎，是整個傳統文化和社會歷史推進的舵槳，是中華傳統文化區別於其他世界文化的分水嶺。」

「醫無藥不能揚其術，藥無醫不能奏其效。」中華醫藥的主體，由「醫經」與「本草」構築。醫工遵「醫經」執醫術、治疾病，這是古代醫藥之「醫」；至於古代醫藥之「藥」，古人創用「本草」二字，涵蓋了傳統藥物學廣泛的層面。本草一詞，成為貶通中藥研究廣博範疇的專門術語，具有開放包容、跨學科通識的特點，成為後世所認知的、以自然科學為根基、以醫藥互通為主體的一門實用學問。

由藥而醫，由醫及藥。作為中華醫藥一端的中華本草，濫觴於遠古而源遠流長。中華民族在認知人體、疾病、健康以維繫生存繁衍的道路上，其治病、祛疾的用藥智慧，亦如從「盲眼尋星」到「放眼寰宇」，所形成的本草知識的洪流，也是從肇始的「涓流成河」，繼之「江河競流」，終成「百川歸海」，源流而下，清波蕩漾，吸納萬水，奔騰向前，匯合成浩瀚無垠、博大深邃的中華醫藥海洋。中華本草理論，如珍珠在磨礪與層積中壯大。回眸審視，其發展道路曲折漫長，跨越時空，脈絡不絕，有序可循。其根基立足華夏，精華傳播四海，光輝閃耀全球。

中華本草發展的脈絡，自有其「薪火傳承，代有賡續」的不絕歷程，也經歷了「跌宕起伏，峰迴路轉」的雄關曲道，更有著「守正創新，本草重光」的光明前景。整理中華本草的脈絡，可以觀其大概，識來路、循大道，更可放眼向前，使我們以必有的文化自覺與堅定的文化自信，走好傳承弘揚之路。

第一節　溯源 —— 萌芽茁發、始嘗百草

本草的起源，或者說孕育前期，主要在秦代以前，可遠溯到原始社會，其間經過夏、商、周等朝代，到秦漢時期，《神農本草經》橫空出世，本草學體系初創。

「茹毛飲血，以求果腹」，如此形容遠古時期先人的生活狀態，當不為過。

應當說，中醫藥文化的發源與孕育，是伴隨著遠古人類的生活、生存而開始的。對雲南的元謀人、陝西的藍田人、北京的周口店人等遠古人類文化遺址的考古發現，古代先人們在與自然災害、猛獸、創傷以及疾病等長期抗爭的過程中，產生出治病求存等健康需求。隨著人類進化的步伐與文明的不斷進步，人們逐漸形成了對生命、健康與病痛的思考以及對藥物的認知，開始了早期外治工具的運用，發現了某些簡便的治療方法。與藥物起源相關的，莫過於「藥食同源」的觀點。

藥物知識的累積，來源於生活與生產活動。有關中藥起源的傳說頗多，但以中華人文始祖伏羲氏和神農氏為引領，且食物與藥物同源的說法得到普遍公認，這與原始社會畜牧業、農業的發展有著密切關聯。原始社會初期，生產力極其低下，原始部落的人們共同採集，成群出獵，共同享用得來的食物，其間可能誤用、誤食一些有毒植物，引起諸如腹瀉，或嘔吐，或昏迷等各種不適，甚至造成死亡。經過長期的生活實踐與經驗累積，逐漸掌握了一些植物的形態和效能 —— 哪些植物對人有害，哪些植物對人有益。植物藥的知識，就這樣慢慢累積、豐富起來。隨著生產工具製作技術的不斷改進，生產力不斷提升，漁獵經濟發展，為原始人提供了較多的畜禽、魚、蚌蛤類食物，並漸漸知曉某些動物的脂肪、血液、肝膽、骨骼和甲殼等，有一定的治療作用。隨著採礦業的

發展,人們對礦物的效能有所了解,並意識到某些礦物對治療疾病有一定作用,這樣,人們又逐漸掌握了礦物藥的知識。由此,有關植物、動物與礦物的知識,共同與避害、治病產生了連結。

追溯中醫藥起源,不能不提及中華人文始祖的「三皇」——伏羲、神農與黃帝,他們都是中華醫藥創始的祖先。在古典文獻中,《帝王世紀》有「伏羲氏……畫八卦……乃嘗味百藥,而製九針」的記載;《路史》有伏羲「嘗草治砭」的記載;《淮南子·修務訓》所載更詳,謂:「古者民茹草飲水,採樹木之實,食蠃蛖之肉,時多疾病毒傷之害。於是神農乃始教民播種五穀,相土地宜燥溼肥高下,嘗百草之滋味,水泉之甘苦,令民知所辟就。當此之時,一日而遇七十毒」;《補史記·三皇本紀》有神農氏「以赭鞭鞭草木,始嘗百草,始有醫藥」的記載……這些都是對古代華夏祖先不斷累積醫藥知識的認同與記述。

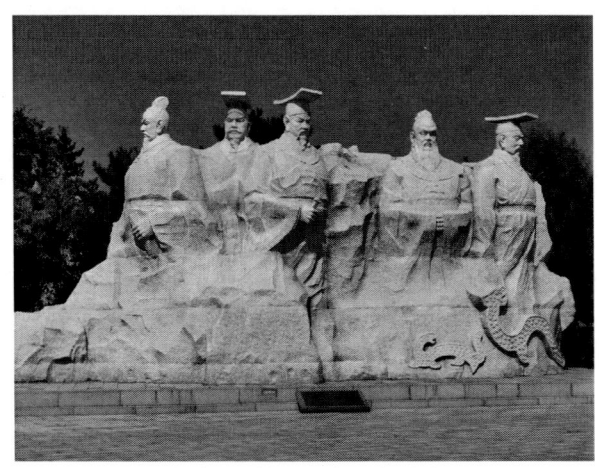

中華人文始祖三皇五帝雕像

中華文明創始,古代華夏從原始社會進入奴隸社會階段,從器具到文字,識病與識藥的人類基本需求,是醫藥專門學科誕生與發展的基礎。

第一節　溯源—萌芽茁發、始嘗百草

夏代製陶，商代製銅器，為中藥調劑、煎煮提供了器具。在此時期，已出現藥酒及湯液。商代伊尹是創製「湯液」的鼻祖，據晉代皇甫謐在《針灸甲乙經·序》中說：「伊尹以亞聖之才，撰用神農本草，以為湯液。」

夏商周時代，中醫藥文化相關的記載還很少，但在中醫藥發展史上，此時期是不可或缺的奠基與過渡階段。現存最早的成熟漢字是甲骨文，據統計，與疾病相關的甲骨有 323 片，記載疾病 40 多種。甲骨文所記載醫治疾病的方法，包括針灸、按摩、接骨、拔牙以及藥物治療。在商代的金文中，已經有「藥」字，《說文解字·草部》將其訓釋為「治病草」。

據《周禮·天官》記載，西周時已有食醫、疾醫和瘍醫的分工，且周代已經開始使用望、聞、問、切等診病方式，運用藥物、針灸、手術等治療方法。其中疾醫以「五味、五穀、五藥養其病」，據漢代鄭玄注釋：「五味：酸、苦、辛、鹹、甘也」；「五穀：麻、黍、稷、麥、豆也」；「五藥：草、木、蟲、石、穀也」。這些都是由「疾醫」掌管用以治病的，展現出周代醫者對藥物的認知和初步的自然分類方法。

《詩經》是周初至春秋中葉的文學作品，也是中國傳世文獻中最早記載具體藥物的書籍。書中收錄上百種供藥用的動物、植物名稱，如菓耳（今蒼耳）、苯苢（今車前草）、桑葚（桑椹）、合歡、瓜蔞（栝樓）、蓷（今益母草）、芍藥、枸杞、鯉魚、蟾蜍等，並對一些品種的採集季節、性狀、產地及服用等有具體的記載。

《山海經》是古代地理、神話傳說著作，裡面記載了先秦時期中國各地的名山大川、動植物產，也記載了許多藥物，甚至明確指出藥物的產地、效用和效能，說明人們對藥物的了解又深入了一步。《山海經》記載的藥物數量，各家的統計有所差異，大致可分為四類：動物藥 67 種，植物藥 52 種，礦物藥 3 種，水類 1 種，另有 3 種何類不詳，共計 126 種。服法則有內服（湯服、食用）和外用（佩帶、沐浴、塗抹等）的不同。所涉

第一章　本草之光　輝耀華夏

及的病種 31 種，包括內、外、婦、五官、皮膚等科疾患。其中也有補藥和疾病預防的記載，反映當時已有預防醫學思想的萌芽。

春秋戰國時期，醫藥專門文獻已經形成，從出土文獻中可見其一二。《萬物》是 1977 年考古發現的漢簡文獻，出土自安徽阜陽，其編製年代約在春秋時代或戰國初期。所載藥物 70 餘種，對各藥所治疾病的記載較《山海經》更加具體，並已有複方的出現。因此，有學者認為《萬物》是迄今為止發現最早的中國藥物學專著。

《五十二病方》是 1973 年考古發現的帛書，出土自長沙馬王堆漢墓，約成書於戰國時期。2012 年出土自成都老官山漢墓的醫簡《六十病方》，經專家研究，認為此書較《五十二病方》晚出。故《五十二病方》是迄今為止最早的醫方，書中共載藥名 247 個，能夠反映與說明其時所用藥物品種的廣泛情況。

經過原始社會、奴隸社會和封建社會初期各階段的萌芽孕育，本草學已經具備了形成專門學科的基礎，為秦漢時期本草學的建立與發展奠定了根基。基於以上的「溯源」，對自秦漢以來所確立的本草學科及其歷史成就，將從「清波」到「競流」，再從「融會」到前行「歸海」為關鍵詞，沿著歷史發展的脈絡，予以整理與審視，並總結與概括本草學的優勢與特色。

第二節　清波 —— 涓流成河、順風揚帆

神農嘗百草而始有醫藥。本草學的建立，以《神農本草經》的成書為典型代表。「本草」既是專門的術語，更成為專門的學問。本草學從秦漢時期初步架構，歷經魏晉南北朝與隋唐時期，涓流成河，匯為盛世清波。

一、秦漢時期

秦漢時期，社會政治、經濟、文化顯著發展，學術思想趨於活躍。秦統一六國，統治較為短暫，而漢代社會出現長久安定的局面，不僅政治、經濟、文化穩定發展，中醫藥的發展也呈現「百家爭鳴」的態勢。中醫學四大經典著作《神農本草經》、《黃帝內經》、《難經》和《傷寒雜病論》在此時期初步形成，或已經成型，也說明傳統中醫學從「本草」到「醫經」得以初步完備。以神農、黃帝等中華始祖之名來命名本草與醫經，更彰顯出中醫藥學與中華文明的血脈連結。

1. 本草學的奠基：《神農本草經》

《神農本草經》，書雖託名為「神農」所作，實成書於漢代，是已知最早的中藥學著作。其所載述的本草專門知識，相傳起源於神農氏，代代口耳相傳，於東漢時期集結整理成書。然其成書絕非一時，作者更非一人，是秦漢時期眾多醫家蒐集、整理、總結當時與此前藥物學經驗成果的專著。《神農本草經》將其成書以前所累積的採藥、製藥、用藥經驗，進行了系統的總結，將藥物按良、毒之藥性，分為上、中、下三品，提出了中藥學基本理論，如「四氣五味」藥物屬性，和「君臣佐使」的配伍原則等，在其後幾千年的用藥實踐中，發揮了巨大的指導作用，是中藥學專門理論發展的源頭。

2. 醫學經典的形成：《黃帝內經》與《傷寒雜病論》

春秋以前，醫學基本上處於憑藉樸素經驗治病的階段，所用藥物以單味藥為主，而《黃帝內經》的出現，代表著中華傳統醫學理論體系基本形成，其理論體系被後世尊為醫經。《黃帝內經》包括〈素問〉和〈靈樞〉兩部分，系統總結春秋戰國以前的醫療成就，確立中醫藥學臨床理論原則，代表著中醫學臨床理論體系的建構與完善，奠定了人體生理、病

第一章　本草之光　輝耀華夏

理、診斷以及治療的認知基礎。《黃帝內經》並非由一位作者完成於一個短時間內，而是眾多人參與且跨越長時間的集結而成的專門著作。由於它屬於「醫經」的典籍，故詳於闡述醫理，而略於方藥。治療措施，多以針灸為主，對方藥的運用，僅記載了十三首方劑，被後人通稱為「內經十三方」。這些方所涉藥味尚少，但已經是湯液醪醴兼備。

東漢末年，《傷寒雜病論》由張仲景編撰而成，被稱為「方書之祖」。《傷寒雜病論》提出了外感熱病，包括瘟疫等傳染病的診治原則和方法，論述了內傷雜病的病因、病症、診法、治療、預防等辨證規律和原則，確立了辨證論治的理論和方法體系。辨證論治是中醫藥學的一大特色，是理法方藥的概括，對疾病的診治，以辨證、治則和方藥的次序加以闡發，形成指導臨床的規範模式。《傷寒雜病論》在流傳過程中不幸散失，後經整理而析分為《傷寒論》和《金匱要略》。《傷寒論》載藥方113首，《金匱要略》載藥方262首，合計共載藥方375首，除去重複，實載方劑269首，共使用藥物214味。

中醫藥學從形成之初，即不斷向周圍或更遠地域傳播並發揮重要影響。秦漢時期，中醫學已從其所統治的疆域不斷傳入周邊，甚至更遠的異域，而且也伴隨著藥物的相互交流，如漢代時透過絲綢之路，已將中藥材大黃、枸杞、生薑等散播到亞洲其他地區，甚至遠傳到歐洲。

二、三國與魏晉南北朝時期

三國與魏晉南北朝時期，中醫藥學得到全面發展。在漢代的基礎上，人們廣泛總結新的實踐經驗，本草學、方劑學以及脈學、針灸學等方面的醫學著作大量湧現。

本草藥物與方劑等專門學問得到進一步的發展。東晉時的葛洪編撰、完成了《肘後救卒方》，後經補充而成為《肘後備急方》，是臨床第

一部急救手冊。書中描述臨床常見疾病的療法，也包括預防策略，如隔離防止傳染病蔓延，同時又提出利用藥物預防疾病發生。葛洪主張利用簡、便、廉、驗的療法，一些方法沿用至今，如麻黃及常山分別用於治療哮喘（氣喘）及瘧疾。當時對一些傳染病，如傷寒、痢疾、瘧疾、天花、麻疹及霍亂等，已有較清楚的了解。葛洪著的《抱朴子》總結煉丹經驗，反映了煉丹技術的成熟，所累積的冶煉技術和化學知識，是製藥化學的肇始。凡提及20世紀惠及全球的青蒿素的發現，讓人莫不聯想到其成功得益於葛洪《肘後備急方》中那段寶貴的記述：「青蒿一握，以水二升漬，絞取汁，盡服之。」

這個時期，《神農本草經》得到第一次系統的深化與擴展。南朝齊梁時醫藥學家陶弘景編撰完成《本草經集注》，共記錄730種藥物，使《神農本草經》收載藥物數量從365味得到倍增。除了增加對每種藥物的說明外，還將藥物按自然屬性分為玉石、草木、蟲獸、米食、果、菜及有名未用七大類，成為後期中藥分類的標準，也為中藥學分類奠定基礎。陶弘景還曾將先前諸多名醫增錄的本草學數據，整理而成《名醫別錄》。

中藥炮製的專門化，在中醫藥文化的發展史上，留下了不可磨滅的印記。此時期誕生了第一部藥物炮製學專著《雷公炮炙論》，主要針對植物類藥材，系統地總結藥物炮製方法，如炮法、蒸法、煮法等，以達到藥物增效減毒的主要目的。

三、隋唐五代時期

1. 隋代

隋朝立國三十多年，戰亂頻繁，中醫藥文化發展較為緩慢。大業六年（610），巢元方被隋政府指派編寫《諸病源候論》，這是一部重要的臨

床病症著作,在對病源的探討、病機轉變的分析,以及症候的描述方面,都有相當深入、系統化的探索,是中國最早的病因症候學紀錄,內容涉及臨床各科,其思想對後世本草亦有影響。據《隋書·經籍志》載,隋朝廷曾編撰《四海類聚方》《四海類聚單要方》等大型方書,均佚。《隋書·經籍志》中所著錄的本草著作有二十餘種,多為隋以前文獻,其中《靈秀本草圖》六卷,為中國早期的本草圖譜,惜早已散佚。這個時期的本草著作也別具新特點,如《入林採藥法》二卷、《太常採藥時月》一卷、《四時採藥及合目錄》四卷、《種植藥法》一卷……張燦玾在《中醫古籍文獻學》中總結認為,這些著述「說明該時對藥物之採集加工、家養種植等,已累積了豐富的經驗,並形成了專業性文獻,為後世藥物的採集、種植的研究打下了基礎」。

2. 唐代

隋朝後,唐朝建立並快速發展成為物產富饒、文化發達的王朝。唐朝政府重視醫療,頻繁的中外文化交流,也豐富了中醫藥內容,使中醫藥學術在此時期呈現發展繁榮的局面。

唐朝政府設立了包含有藥工部的「太醫署」,醫學教育分為醫療及藥學兩方面,涉及「四科一園」。四科即醫科、針科、按摩科、咒禁科,為醫療;一園即藥園,為藥學。醫科教學中,《神農本草經》列為學生必須學習的基礎課程之一。太醫署專門設定的藥園,主要培養藥園師。唐朝政府在京城建立藥園,從百姓中招收 16 歲以上青年為藥園生,專門學習藥材種植及製藥技術,將藥園生培養為藥園師,「以時種蒔,收採諸藥」。政府透過嚴格的考試,保證藥學人才培養的品格、特質。藥園的設立與人才的培養,說明藥學已經從醫學中分離出來,而且服務於醫科,承擔教授醫師科、針師科、按摩科等各科學生識本草、辨藥性的任務。

第二節　清波—涓流成河、順風揚帆

醫藥著作及醫藥大家相繼湧現。唐朝首創由政府組織、編撰國家藥典，並頒行全國。顯慶二年至四年（657～659），唐高宗李治詔令蘇敬等 23 位儒臣和醫官集體編撰，同時詔令在全國各地徵集道地藥材，繪成藥圖，完成了世界上第一部由國家頒行的藥典《新修本草》。它比西方公認的歷史上歐洲最早的政府藥典要早 800 多年。

唐朝經濟文化高度發展，中醫藥行業湧現了一批卓越的人才，孫思邈是代表性人物。孫思邈精通醫藥、佛教、儒家和道家思想，一生為普通百姓服務。他編撰了鉅著《備急千金要方》及《千金翼方》各 30 卷。他重視疾病預防，倡導食療先於藥治，並創新診療，是醫學史上第一位記錄腳氣病診斷、治療及預防的醫家。孫思邈具有非常豐富的本草學識，非常注重藥材採收季節及處理方法。《千金翼方》的一些卷專述本草學，廣收中藥 800 餘種，比官修的《新修本草》載藥數量還多。因孫思邈對中藥的研究冠絕於世，故後世譽稱其為「藥王」。

唐開元年間（713～741），著名藥物學家陳藏器深入實踐，蒐集了《新修本草》所遺漏的許多民間藥物，對《新修本草》進行了增補和辨誤，編寫成《本草拾遺》。此書擴展了用藥範圍，僅礦物藥就增加了 110 多種，且其辨識品類也極為審慎，根據藥物功效，提出宣、通、補、瀉、輕、重、燥、溼、滑、澀十種分類方法，對後世方藥分類產生了很大影響。

唐朝《新修本草》最遲在西元 731 年即傳入日本，日本律令《延喜式》有「凡醫生皆讀蘇敬《新修本草》」的記載。佛教的普及，還加強了中國和印度之間的文化交流，中國藥材如麻黃、人參和白芷等被帶到印度。由於阿拉伯商人到中國經商，中藥也隨之傳播到了阿拉伯國家。阿拉伯人將煉丹術、脈診技術及草藥，如大黃、肉桂等帶回國，煉丹術也經此途徑而傳播到西方其他國家。

第一章　本草之光　輝耀華夏

在對外交流頻繁的背景下，中醫學開始滲入其他醫學文化，外來文化也擴充了中醫學的內容。域外藥材大量輸入，如從北韓半島輸入的有人參、白附子、延胡索等，從越南輸入的有蘇木和丁香等，從東南亞其他地區輸入的有乳香、沒藥和葫蘆巴等，還有來自波斯的無花果等。

3. 五代時期

唐朝之後五代紛爭，戰亂頻繁，但此時期中醫藥仍舊艱難前行。後蜀翰林學士韓保昇等受蜀主孟昶之命，編成《蜀本草》。它以《新修本草》為藍本，參閱相關文獻，進行增補注釋，增加了新藥，撰寫了圖經。該書繪圖十分精緻，頗具特點，李時珍謂「其圖說藥物形狀，頗詳於陶（弘景）、蘇（敬）也」。整個隋唐五代時期，中國與世界上許多國家有貿易往來，同時中醫藥也隨著經濟貿易的發展，得到傳播與交流。尤其唐朝盛世，中國與域外的醫藥交流盛過以前。對外交流既豐富了中華傳統醫藥的內容，又對許多近鄰、甚至遠方國家和地區的醫藥學發展，產生了積極影響。

第三節　競流 —— 江河匯聚、百舸競渡

承繼大唐盛世本草發展的基礎，宋、元、明、清各代，本草學的發展如江河競流，百舸爭渡，跨過千山萬水而前行。

一、兩宋時期

宋代活字印刷術發明，為世界科學文化的發展帶來了巨大的變化。宋朝政府開設醫學管理機構，有校正醫書局、和劑局、太醫局等，推動中醫藥的發展，加速行業的完善，促進藥物學的發達。藥品數量的增

加、功效認知的深化、炮製技術的改進、成藥應用的推廣,使宋代本草學呈現出空前繁榮的局面。

1. 重定與圖經:官修本草頗為密集

兩宋時期,本草修撰十分活躍是其典型特點。

北宋初期開寶六年(973),劉翰、馬志等奉命在《新修本草》(一名《唐本草》)與《蜀本草》的基礎上增修,完成了宋代第一部官修本草《開寶新詳定本草》。次年發現其仍存在遺漏和不妥,經李昉、扈蒙等重加校訂,較《新修本草》增加藥物 133 種,名《開寶重定本草》。經政府兩次修訂而成的《開寶重定本草》,嚴謹求實,存真正誤,蘇頌稱本書「言藥之良毒,性之寒溫,味之甘苦,可謂備且詳矣」。

嘉祐二年至五年(1057~1060),北宋出現了第三部官修本草《嘉祐補注神農本草》,簡稱《嘉祐本草》。此書以《開寶重定本草》為藍本,附以《蜀本草》、《本草拾遺》等各家之說,成書 21 卷,較《開寶重定本草》增加新藥 99 種,合計載藥 1,082 種,採擷廣泛,校修恰當。嘉祐六年,由蘇頌負責編纂,將國家從各郡縣蒐集的所產藥材實圖,以及開花、結果、採收時間和藥物功效等說明數據,還有外來藥物的樣品,匯總、編輯成《本草圖經》21 卷,考證詳明,頗多發揮。《本草圖經》與《嘉祐本草》互為姐妹篇。元祐七年(1092),陳承將兩書合編,附以古今論說及個人見解,定名《重廣補注神農本草並圖經》。上述諸本草雖已亡佚,但內容散見於《證類本草》、《本草綱目》等後世本草中。

2. 和劑與惠民:藥品的官方生產與專營

北宋王安石變法,於熙寧五年(1072)頒布《市易法》,其中規定藥品由政府專賣,專門成立負責藥品製造和經營的官方機構。熙寧九年,朝廷下令將「合藥所」與「熟藥庫」等合併,在東京設立了第一個熟藥所,

又稱賣藥所,從藥材收購、檢驗、管理到監督中成藥的製作,均由專人負責。這是中國,乃至世界上最早創辦的國家藥局。崇寧二年(1103),東京城內熟藥所增加到5所,專門負責藥品出售;將製藥的業務從中分離出來,設立了兩處修合藥所,專門炮製藥物,以此實行生產和經營分開。政和四年(1114),熟藥所改名為「醫藥惠民局」,修合藥所改名「醫藥和劑局」。《宋史·職官五》載:「和劑局、惠民局,掌修合良藥,出賣以濟民疾。」主要製造並出售丸、散、膏、丹等中成藥和藥酒。它們的包裝印上「和劑局記」四字印記。

為防止野醫騙人,宋朝官方主持、編撰了成藥規範標準,最早名為《太醫局方》,後經多次增補修訂,書名、卷次不斷調整。北宋崇寧年間(1102～1106),改稱《和劑局方》。南宋紹興十八年(1148),熟藥所改為「太平惠民局」,《和劑局方》也更名為《太平惠民和劑局方》。其後陸續增補為10卷,將成藥方劑分為14門,收錄常用有效中藥方劑788方,記述其主治、配伍及修製法。其中許多名方如至寶丹、牛黃清心丸、蘇合香丸、紫雪丹、四物湯、逍遙散等,至今仍廣泛用於臨床。

3.《證類本草》:層積經史的本草範本

宋代本草學的代表作,當推唐慎微個人所撰著的《經史證類備急本草》,簡稱《證類本草》。四川名醫唐慎微整理了經史百家240餘種典籍中有關藥學的數據,在《嘉祐本草》與《本草圖經》的基礎上,於元豐六年(1083)撰成《經史證類備急本草》。全書32卷(含目錄1卷),載藥1,558種,較前增加476種,附方3,000餘首。附方是藥物功能的直接例證,每味藥物附有圖譜,這種方藥兼收、圖文並重的編寫體例,較前代本草又有所進步,且儲存了民間用藥的豐富經驗。每藥還附以製法,為後世提供了藥物炮製數據。他廣泛引證歷代文獻,儲存了《開寶重定本

第三節　競流─江河匯聚、百舸競渡

草》、《日華子本草》、《嘉祐本草》等佚書內容。本書承前啟後，使中華大型主流本草編寫格局臻於完備。《證類本草》沿用五百多年，從大觀二年（1108）出版的《經史證類大觀本草》（簡稱《大觀本草》）、政和六年（1116）出版的《政和新修證類備用本草》（簡稱《政和本草》），以及南宋紹興二十九年（1159）出版的《紹興校定經史證類備急本草》（簡稱《紹興本草》），直到金元時期（1302年後）出版的《經史證類大全本草》等，都是在《證類本草》基礎上加以修訂、補充而成的官修本草著作。可見《證類本草》成為當時的本草學範本，它不僅完成了當時的歷史使命，也為《本草綱目》的誕生奠定了基礎。

兩宋時期中醫藥文化在對外交流中繼續得到傳播與發展。10世紀，宋朝在經濟繁盛之下，與海內外50多個國家進行通商貿易，其中藥材是外銷的主要產品之一，外銷品種和數量都大大增加。宋朝甚至在廣州專門設立市舶司作為管理藥材出口的機構。宋朝製藥業發達，各國來華學習藥物製作方法，促進世界製藥行業的發展。11世紀初，具有「阿拉伯醫學王子」美稱的伊本·西那（980～1037）著成不朽名著《醫典》，長期被歐洲、阿拉伯國家及北非諸國奉為醫學指南，該書作為中世紀歐洲的醫學權威教科書，一直被沿用幾百年，是世界醫學史上的經典。這本《醫典》融合了許多中醫藥學內容，見證了中醫傳播到歐洲並影響西方醫學的歷史。

二、金元時期

金元時期，本草藥性理論發展成就較大，以研究藥性著名的醫籍有張元素的《醫學啟源》及《珍珠囊》、王好古的《湯液本草》等，展現了當時的本草研究成就。

第一章　本草之光　輝耀華夏

　　金元時期是醫學史上百家爭鳴、新說紛呈的時代，清代學者紀昀在《四庫全書總目提要》中稱「儒之門戶分於宋，醫之門戶分於金元」。該時期最有影響力的醫學流派是以劉完素為代表的「河間學派」和以張元素為代表的「易水學派」。也有「金元四大家」的說法，分別為劉完素、張子和、李東垣和朱丹溪。從傳承脈絡與學術主張來區分，劉完素、張子和、朱丹溪都屬於「河間學派」，而李東垣則是「易水學派」的正宗傳人。金元四大家具有豐富而獨特的臨床經驗，對藥物的臨床運用極為嫻熟，他們關於藥性的創新與闡發，也對本草學理論建構與應用，產生了巨大的促進作用。

　　劉完素用藥主於寒涼，後世稱為「寒涼派」。他提出人身之氣皆隨五運六氣而有所興衰變化，認為人體致病皆為火熱，治病需從寒涼法入手，以降心火、益腎水為第一要旨。他反對套用古方，力辯濫用局方燥熱劑之弊，同時創製了不少運用寒涼藥物的方劑，對後世溫病（瘟病）學說有所啟發。

　　金代醫家張子和，在醫學理論上有很多創見，是「攻邪派」的開山鼻祖。他師法劉完素，主要學說內容為三法六門。強調病因多為外邪傷正，病以熱證、實證為多，疾病分風、寒、暑、溼、燥、火六門。主張祛邪以扶正，治病善用汗、吐、下三法，後世亦稱攻下派。但他並非專事攻下，也注意適時補益。

　　金代醫學家李東垣，是中醫「補土派」的代表人物，《脾胃論》是其創導脾胃學說的代表著作。他十分強調脾胃在人身的重要作用，其《脾胃論》的核心是「內傷脾胃，百病由生」。他還十分強調運用辨證論治原則，強調虛者補之，實者瀉之，不可犯虛虛實實的錯誤。

　　元代的朱震亨，號丹溪，倡導「陽常有餘，陰常不足」說，創陰虛相火病機學說，善用滋陰降火的方藥，為「滋陰派」（又稱「丹溪學派」）的

創始人。他在眾多醫論著作外，還編撰了《本草衍義補遺》，闡述本草。

元代忽思慧編著的《飲膳正要》是飲食療法的專門著作。對養生避忌、妊娠食忌、食物烹調、營養療法、食物衛生、食物中毒都有論述，充分運用藥食兩用的原料，寓治於食，並介紹了少數民族的食療方法。

三、明清時期

1. 明代

明朝是中國歷史上政治穩定、封建經濟高度發展的王朝。明代中後期資本主義萌芽，商品經濟推動著對外交流、科學技術和文化發展，醫學水準有了明顯提升。明代中醫藥的發展，主要展現在醫藥學著作的創新、本草的整合、中外醫藥交流等方面。藥物進入商品流通，對藥材的效能、產地、炮製、功效、真偽鑑別等方面的研究，提出了更高的要求。農業技術為藥物的栽培提供了條件，交通貿易促進了海外藥物的傳入及新藥物的發現，推動本草學的發展。明朝藥物學的發展又充實了農業知識，《農政全書》就收錄了明太祖第五子朱橚（周定王）所撰《救荒本草》的全部內容。

明朝本草學發展最為突出而重要的特點，就是創新。本草創新且集大成的代表性人物是李時珍。他花費畢生精力撰著《本草綱目》，而《本草綱目》也終成為中華本草中最為璀璨的一顆明珠，在世界醫藥史與世界科技史上，都占有舉足輕重的歷史地位。

《本草綱目》是本草學、博物學鉅著。李時珍歷經 27 載，三易其稿，最終定稿，完成於 1578 年。1596 年，《本草綱目》才最終得以刊行。本書問世後，促進了中國對本草學、生物學的研究，湧現出一批以《本草綱目》提供的數據為主，選藥精當的實用型本草學著作，有藥、有圖、

第一章　本草之光　輝耀華夏

有方，切於臨床應用。1606年，該書傳入日本，後又透過各種途徑傳入歐洲，在國外產生了很大的影響。2011年，《本草綱目》與《黃帝內經》成功入選聯合國教科文組織設立的「世界記憶名錄」，正是基於它們所代表的中華優秀傳統文化，對世界產生了廣泛而深刻的影響。

本草學對域外藥物或技術持開放的消化、吸收態度。明代西方藥物與製藥方法的傳入，一些知識被本草學接受，如藥露製法在宋代之前已傳入中國，明代熊三拔在《泰西水法》中做了詳細介紹，徐光啟對此非常讚賞。明代鄭和下西洋，帶回阿魏、沒藥、丁香、木香、蘆薈、乳香、血竭、蘇合香、安息香、降真香、紫檀香、胡椒、香鹽等藥物。越南有醫師來南京供職，一些越南藥物，如降香、龍腦、蘇木等不斷輸入中國，越南醫書《藥草新編》等也隨之傳入。

2. 清代

自明迄清，中醫藥界出現了中藥堂、中藥鋪，並不斷興起。清代初期，北京同仁堂就已建立，最初為康熙八年（1669）的同仁堂藥室，後從藥鋪發展成為中藥調配與成藥生產的藥業商號。其不僅僅運用飲片調配中藥湯劑，而且能夠生產多種中藥製劑，還專門為皇宮供應藥物。九芝堂（1650年創立）、雷允上（1734年創立）等著名中藥堂鋪相繼建立，綿延發展成為數百年歷史的製藥老字號，並最終發展成為現代中藥製造企業。

清朝編纂了《御纂醫宗金鑑》等綜合性醫書，漢學復興、考據學興盛之下，也校疏了諸多中醫經典著作，釐正謬誤。《本草綱目》得到很重要的補充和完善。趙學敏編輯了《本草綱目拾遺》，該書總結了19世紀前的本草藥物學成就，共載藥物921種，其中716種是《本草綱目》所未收載或記錄不詳者。

清朝學者著眼於研究中藥的植物本源，代表從傳統本草開始向科學

第三節　競流─江河匯聚、百舸競渡

研究方向發展的著作，有吳其濬編纂的《植物名實圖考》。這是基於對以植物為主體的本草學更加深入的探究，有助於對中藥材糾誤存真，促進中醫藥發展。除了論述植物的藥用和食用，還兼及其他更廣博的內容。

溫病學（瘟病學）在明清時期達到發展高峰。明朝吳有性《溫疫論》（亦作《瘟疫論》）是溫病學的重要里程碑，亦有其他醫家對溫病學體系繼續進行臨床實踐及理論探討。清朝溫病學說進一步發展的重要人物及著作，如葉桂的《溫熱論》、薛雪的《溼熱條辨》、吳瑭的《溫病條辨》。葉桂是溫病學派的奠基人物，突出表現在他對溫熱病辨證論治規律，及衛氣營血辨證的總結；薛雪以對溼熱證治的闡發影響深遠；吳瑭繼承葉桂衛氣營血辨證學說，在此基礎上，創立了三焦辨證學說。這些為近、現代運用中醫藥應對傳染性疫病，提供了寶貴經驗與實用方法。

清朝後期社會動盪，中醫學與本草學的發展相對也受到了阻礙。中西方文化的碰撞，出現了文化衝突之下的「廢止中醫」思潮，當然也有中西方醫學的結合匯通研究。清朝後期，洋務運動引起了傳統中醫界的重視。由於種種複雜的原因，當時醫學界出現了不同的態度和主張，如一些人對傳統中醫一概認為不符合「科學」，極力主張限制或取締；一些人拒絕接受新事物，認為西方醫學全部不適合；有些受過西方教育或影響的人，意識到中西醫各有所長，迫切探索發展中醫學之路，試圖把中西醫學術加以匯通。中西醫匯通之下，也有將中西藥物納入同一視野下進行對比、考察，在一定程度上補充、完善了中醫藥學術體系。

並非只有西學影響中學，承明迄清，中醫藥的外傳，也讓異域更了解中華傳統醫藥的諸多方面，清代，尤其是本草學西傳的重要時期。而本草的「西傳」，更多出自於中華本草的獨特光環，吸引了西方所謂「發現」東方寶藏的目光。在 15 至 17 世紀的西方「地理大發現」，亦即「大航海時代」之後的「中醫西傳」（中藥西傳），西方植物學家對中華藥用植

第一章　本草之光　輝耀華夏

物的介紹與竭力搜尋，也主要發生在清代。

出生於波蘭的耶穌會傳教士卜彌格（1612～1659），是在明清交替之時來華。他在南明永曆初期抵達海南島，曾活動於廣西等南方地區。他是第一位把中國的本草藥物翻譯成歐洲文字的西方人。從西方的視角來看，其著述涉及中國動植物學、醫藥學、地圖學等方面，其實這些都是本草學所涵蓋的基本內容，本草學科的廣博知識，覆蓋成為西方博物學所追求的「博識」與「博雅」。他著的《中國植物志》，是對中華本草文化的忠實宣講，對每一種植物，卜彌格都仔細標注葡萄牙文、拉丁文和中文名稱，有生長區域、形質特徵、藥物製作方法、治療的疾病和銷售情況，並繪有插圖，圖文並茂，十分生動。該書用當時歐洲醫學通用的拉丁語寫成，於1656年在維也納出版。這是歐洲發表的第一部關於遠東和東南亞大自然的著作，也是介紹中國本草最早的文獻。法國在1690年、1768年、1813年出版了該書的譯本或編譯本。

17世紀，歐洲市場對某些中藥已經相當熟知。如莎士比亞的戲劇《李爾王》（*King Lear*）中，李爾說：「好藥劑師，給我一盎司麝香，讓我除去想像中的臭味道。」此時歐洲已經從東方進口麝香，還大量進口大黃。第一位進入中國傳教的義大利傳教士利瑪竇，比較過兩者在東方與歐洲有著巨大的價差：「在這裡買一磅大黃只要一角錢，而在歐洲卻要花六、七倍之多的金塊。」

《本草綱目》在刊行後，很快就傳播到了日本。而流傳到歐洲，卻是18世紀由歐洲派到中國的傳教士完成的，較早的有1735年法文的《中華帝國全志》，主編者是巴黎耶穌會神父杜赫德。

18世紀，世界著名的博物學家林奈，鼓勵其學生彼得‧奧斯貝克帶著科學的眼光去中國考察自然世界，為其編寫《植物種志》（*Species Plantarum*），在世界範圍內蒐集植物的資料。奧斯貝克自瑞典的哥德堡啟程時

第三節　競流─江河匯聚、百舸競渡

說：「我非常渴望了解中華藥草的知識，以及各種草藥所對應的疾病資訊。」

歐洲國家一些漢學學者對《本草綱目》等的引錄與記述，令著名的英國生物學家達爾文在其著作中不止一次地引用，關於李時珍的文化記憶，由此深刻寫入西方人的腦海中。

清朝時，來自西方的「植物獵人」們，踏足中國的山水田園，他們以「博物學」的眼光，來搜求神奇的東方植物。追溯西方博物學家在東方世界的「尋寶」足跡，無法迴避他們受到中華本草文化的深刻影響。經由西方植物獵人之手，東方各式各樣的珍貴植物，包括藥用植物在內，翻山越嶺又跨過大洋，最終集中種植於西方植物園中，成為西方文明展示的一道風景。

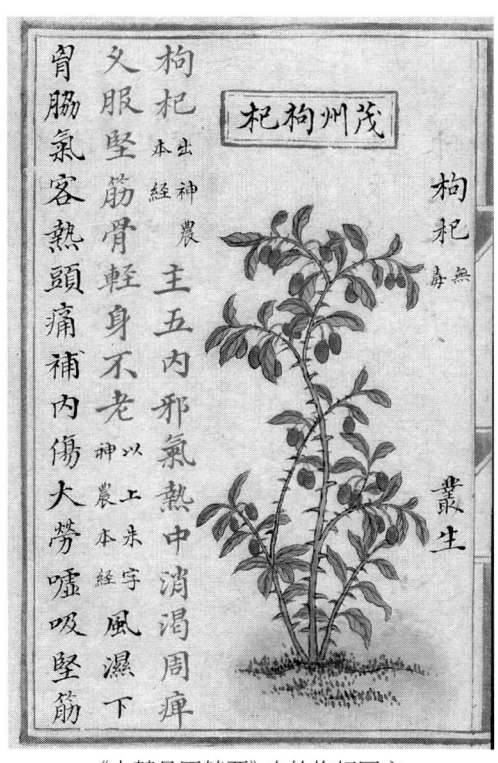

《本草品匯精要》中的枸杞圖文

以中藥植物為例，歷史上就曾發生過如下有趣的一幕：18世紀初，有位植物獵人將一株茶樹與一株寧夏枸杞送給蘇格蘭貴族亞蓋爾三世公爵。不幸的是，兩株植物的標牌被弄反了：茶樹上掛的是寧夏枸杞的標牌；寧夏枸杞掛的卻是茶樹的標牌。這位公爵三世就這樣讓它們放著錯誤的標牌生長著，當時的人們也未能發現這個錯誤。直到一個世紀後的1838年，真相才為人們所知，此時公爵已經過世了。既然那麼多年，這株寧夏枸杞被稱為「茶樹」，英國人乾脆送給來自中國的寧夏枸杞一個戲謔性的名字──「亞蓋爾公爵的茶樹」！在某一段時間內，歐洲人並沒有將枸杞像華人那樣供藥用，但在當今世界文明交流的浪潮中，枸杞已然在西方成為頗為風行的飲食點綴品。

在此，無法回答從何時起，異域文化的傳入影響到中醫學理論與認知方法的嬗變，也並非著眼於回答西方是從何時開始羨慕中華本草寶庫中的珍寶。真正的歷史事實已經昭示，在西方文化對中華醫藥產生影響的同時，異域文明的眼睛，也一直在凝視與考察著中醫藥寶庫中的草木蟲魚、根葉花果。

第四節　融會 ── 西風東漸、匯通新知

進入近現代，西醫學在東方傳播日廣。華人對西學經歷了從猜疑到肯定，從抗拒到主動吸收的過程。而隨著華人對西醫學的了解，中西醫比較逐漸成為熱門話題，時至今日，仍不絕於耳。

近現代背景下的中華本草，既經歷了自鴉片戰爭至民國時期的深重苦難，遭遇「廢止中醫」而驗藥、證藥的挑戰，也有著融會新知而摸索、探路，千難萬險的存亡續絕。

第四節　融會—西風東漸、匯通新知

民國時期

　　鴉片戰爭後，中國逐漸淪為半殖民地、半封建社會，科技文化的發展受到阻礙。民國時期，民國政府對中醫、中藥採取歧視、排斥的政策。由於中醫藥具有確切療效，以及它深深植根的傳統文化，既有廣大民眾的信賴與不離不棄，更有志士仁人及中醫藥行業人員的努力抗爭，艱難困苦之下，中醫藥仍然在波瀾中得以儲存，雖經歷曲折，而有一定發展。

　　20世紀前半葉，中醫學的發展處在一個特殊的歷史階段。隨著西方文化在東方傳播，中國在知識與制度方面發生了一系列變革。西醫、西藥作為「賽先生」進入中國，對中醫藥傳統模式產生巨大衝擊。西醫傳入後，不斷發展與壯大，傳統中醫卻得不到政府的支持和重視，反而還受到歧視，並引發生存危機。學術革新和抗爭運動相互交織，在極其艱難的條件下，中醫學循其自身規律，繼續緩慢地發展，「改良醫學」成為這個時期中醫藥學變遷的總基調。中藥學和方劑學在變革改良中，也獲得不少新成就。部分醫家致力於溝通中西醫，形成中西醫匯通思潮和學派。民間中醫藥教育發展迅速，成立了許多學術團體，出版大量中醫藥報刊，為後半葉中醫藥學發展奠定了基礎。

　　這個時期，西方醫學的大量傳入，引發了一場中西醫爭論與維護中醫藥的抗爭運動。中醫藥事業受到政府的限制，甚至有人提案「廢止中醫」。中醫藥界和百姓為中醫藥的生存而抗爭，「廢止中醫」的企圖歸於失敗。中西醫的爭論在社會上一直持續，出現了「中西匯通」、「衷中參西」、「中醫科學化」等不同觀點，民國時期的所謂「匯通學派」，成為後來「中西醫結合」的先聲。

　　民國時期，中醫藥處於艱難發展階段，當時的廢除中醫藥政令，使中醫界大為震動。此時，中醫藥界與西醫藥界不斷爭論，為謀求中醫生

029

存，挽回中藥界權利，提倡改良中醫藥者大有人在。所謂「改良」，是想透過一系列實踐，促成中藥「科學化」。在中藥「科學化」的過程中，中醫藥界、西醫藥界由於各自立場、地位及科學認知的「非均質化」現象，主張紛呈，出現「以『科學』闡釋或附會中藥藥理」、「中藥西製與科學中藥」、「真正的科學化」等多種實踐路徑。紛爭之下，本草學、方劑學等出現了新的發展形態。

本草相關領域在此時期湧現了大量著作。影響最大的當推陳存仁主編的《中國藥學大辭典》(1935年)，全書有200多萬字，收錄詞目4,300條，分別介紹中藥的名稱、別名、根源、產地、形態、性質、成分、功效、主治、歷史考證、鑑別、配伍禁忌、用法用量、參考數據等21項，匯集古今相關論述及研究成果，既廣羅古籍，又博採新說，且附有標本圖冊，不失為近代第一部具有重要影響的大型藥學典籍。中藥功效著作，主要有蔣玉伯的《中國藥物學整合》、《藥物學講義》、《本草用法研究》等。中藥鑑別與分類著作，有《藥物圖考》、《藥物出產辨》、《中國新本草圖志》、《中國藥用植物志》等。中藥炮製及製劑方面專門著作，有《製藥大綱》、《增訂藥業指南》和《國藥科製作法》等，豐富了中藥炮製及製劑的內容。

此時期還有對《神農本草經》的編輯和注釋，如劉復依據《太平御覽》、《大觀本草》和孫星衍、顧觀光輯本重加考訂，輯成《神農本草經》三卷(1942年)。蔡陸仙編纂的《中國醫藥匯海》中，收載《神農本草經》(1936年)，匯集自吳普、陶弘景以來三十餘家的注釋與闡發，內容豐富。注重藥性理論與應用的本草著述，有周志林編的《本草用法研究》(1941年)；鑑別藥物真偽、優劣的著述，有曹炳章編的《增訂偽藥條辨》四卷(1928年)；論述中藥飲片的著述，有王一仁編的《分類飲片新參》(1935年)。

第四節　融會—西風東漸、匯通新知

1915年後，為反對民國政府的中醫政策，在社會各界大力支持下，各地先後建立起一批私立中醫院校，並編寫了一批適應教學和臨床的中藥學講義。如浙江蘭溪中醫學校張山雷編的《本草正義》、上海中醫專門學校秦伯未編的《藥物學》、浙江中醫專門學校何廉臣編的《實驗藥物學》、天津國醫函授學校張錫純編的《藥物講義》等。

西風漸起，秋水波瀾。西方近代科學、哲學思想，對華人思維方式的影響漸深，國土疆域之內，中西兩種醫學並存的格局，成為世界醫學史上極為獨特的一幕。西方醫藥在民國時期傳入較為迅速。中醫藥在發展過程中，西醫學的一些新觀點、概念，深入人們的思想中，如生理、病理、解剖、診斷、細胞、組織、神經、消化、循環、生殖等；機械唯物論的嚴密推理，實驗科學著眼於理性驗證，細胞、器官、血液循環等生理、病理的新詞頻出，西方各種學科在中華學術界逐漸占據了主導地位。毫無例外，中醫與西醫也有進一步融合。在此背景下，出現了「中醫科學化」的思潮，並對中醫學的嬗變產生影響，採用西醫藥理、化學分析、生物學的方法，來確認中藥功效，逐漸付諸實施，諸如丁福保編《中藥淺說》、溫敬修編《最新實驗藥物學》和蔣玉伯編《中國藥物學整合》等，開始了用西藥原理來解釋中藥功效的嘗試。

隨著西醫更加廣泛傳入，中醫逐漸處於次要和邊緣化的地位。中醫藥從業者與學者反對中西醫不平等，但也有意借鑑西醫學文化，主要目的是發展中醫藥。隨著中西醫的結合，西藥學知識不斷滲透到中醫藥多個領域，包括本草、方劑、診斷、病因病機、臨床各科等，使中醫藥理論體系在嬗變中也得到了一定的發展與完善。

這個時期，隨著西方藥學知識和化學、生物學、物理學等近代科學技術的傳播，以中藥為主要研究對象的生藥學、藥用動物學、藥用植物學、中藥鑑定學、中藥藥理學等新學科逐步建立起來，當時主要集中於

中藥的生藥、藥理、化學分析及臨床驗證等方面,對本草學發展也做出了貢獻。

第五節　歸海 —— 波瀾壯闊、深邃寬廣

大河奔流終歸海,曲折前行有波瀾。星光不滅終璀璨,薪火傳承續輝煌。

俗話說:「兩山之間必有一谷,兩波之間必有一伏。」站在新時代的新起點上,我們不能不思索與審視本草學從涓流清波匯成江河曲折奔流、坎坷前行、終歸大海的數千年歷程,分析其如何從風吹浪打與暗流險灘中走來,又顯現出其永久存續的特色與優勢。

是的,這值得深刻思索:自歷史深處走來的本草學,何以能夠薪火不絕、輝光閃耀,成為世界傳統醫學中獨具特色的高峰?本草學何以能夠在現代科學的大海上挺立潮頭,激流勇進?

透過一些歷史轉折關頭的過渡,和經歷磨難仍奮勇前行的事例,藉以審視本草發展歷程中的波瀾起伏,我們看到中華本草在發展的道路上,經歷過波峰激盪,終能跨越歷史的長河,一路跌宕轉折,而到如今。根植於中華文明的睿智哲思,千磨萬擊還堅勁,枝繁葉茂緣根深。

一、千磨萬擊還堅勁:本草學曲折歷程的啟示

本草的發展伴隨著人類社會發展的步伐。對社會發展影響巨大的一些因素,諸如朝代的更替、戰爭的摧殘、瘟疫的突發等……對傳統中醫學的發展而言,其作用的展現是雙面的,既存在不利因素,也存在特殊需求的有利因素。社會動盪、兵燹戰禍,自然不利於本草學的發展,但

第五節　歸海—波瀾壯闊、深遠寬廣

從艱難困苦的因素出發，人類在遇到其他災難時，卻對醫藥學、包括本草，產生出更迫切的需求，成為其必須存在、不致消亡，甚至在很多時候必須逆流而上的發展需求。

1. 朝代更替對本草發展的影響

人類不以朝代更替而視醫藥的需求為可有可無，這是不爭的事實。相反，朝代更替的動亂，造成生活的動盪、人體傷害的多發，在面臨生命垂危之下的救治時，醫藥支撐就顯得更加難能可貴。這從歷史記載的事例中，可以得到反映。如蒙元帝國的建立過程中，有位大臣取藥材作為重要資源，進行儲備而獲益。典型的事例就是「耶律楚材獨取大黃」，這個史實被忠實地載入《元史》。

耶律楚材既是千古名相，又是才能非凡的良醫。他在戰爭中慧眼獨具，重視藥材資源，最終救治軍中疫病，挽救了寶貴的有生力量。當年元朝征伐西夏，在攻打軍事重鎮靈武時，破城之後，蒙古眾將爭掠金帛奴僕，唯有耶律楚材與眾不同，他僅取書籍數部，另外就是大黃藥材數擔。同僚們對他的行為深感不解。然而不久之後，士兵們因歷夏經冬、風餐露宿，多得疫病，幸得耶律楚材用西夏特產大黃配製的藥方救治，所活至萬人。

這是在朝代更替之時醫藥尤其不可被忽視的事例，同時也是戰爭中不廢本草而獲益的例子。而本草與戰爭相伴，也有許多鮮活的事例。

不同朝代對醫藥皆有需求；不同的歷史階段解決本草需求的途徑有不同的要求（政策）。如漢代採用貢藥制度，顯然所貢藥物受到所轄疆土範圍的限制。漢制要求地方官須按規定貢藥，如《太平御覽》卷九八四所引漢代官員應劭所述文字可證：

臣劭居郡，舊因計吏獻藥，闕而不修。慚悸交集，無辭自文。今道少通，謹遣五官孫艾貢茯苓十斤、紫芝六枝、鹿茸五斤、五味一斗。計吏發行，輒復表貢。

貢藥自然講求州土所產，品質上乘。這些對中藥道地藥材理論的形成，也產生了直接的影響，而道地藥材也成為中國醫藥特色之一。

2. 戰爭對本草發展的影響

戰爭是影響社會發展與人類生命健康的負面因素，但戰爭期間人們對醫藥的需求則更加迫切，因此戰爭對本草發展的影響，應當是有正、反兩方面作用的。特殊狀況下對醫藥的需求，也會促進藥物的發現與發展。

中藥發現的傳說中，有劉裕發現一種草有活血止痛作用，而用於為士兵治傷，後來借神話宣講其藥用功效與應用價值。

斜陽草樹，尋常巷陌，人道寄奴曾住。想當年，金戈鐵馬，氣吞萬里如虎。

南宋文學家辛棄疾詞句中的寄奴，指的是劉裕，寄奴是他的小名，他可是南朝劉宋王朝的創立者，被譽為「南朝第一帝」。據《南史》記載，劉裕當年稱帝之前，曾在野外遇到一條蟒蛇，他拉弓射箭射傷了蟒蛇，蟒蛇受傷後竄入草叢中溜走了。次日，劉裕再次來到此處，聽到有人搗藥的聲音，於是就跑過去瞧瞧，看到有幾個穿青衣的童子在搗藥。劉裕就問他們在做什麼，童子回答他們的主人被劉寄奴射傷了，正在搗藥為主人治病。

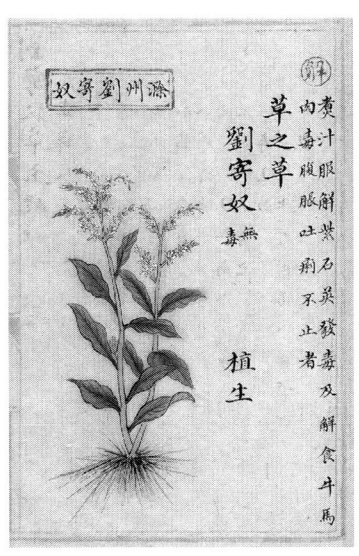

《本草品匯精要》中的劉寄奴圖文

劉裕問：「你家主人為何不殺了那個劉寄奴？」童子回答劉寄奴可是將來的王侯。劉裕喝斥之下，童子被嚇跑了。劉裕就把草藥帶了回去。他後來帶兵打仗時，要人把這種草藥敷在士兵傷口處，結果傷痛減輕了，效果很明顯。士兵非常感謝劉裕帶來的神藥。人們乾脆就把這種草藥命名為劉寄奴草。

這樣的傳說，李時珍在《本草綱目》中對劉寄奴草進行「釋名」時加以轉述：

按李延壽《南史》云：「宋高祖劉裕，小字寄奴。微時伐荻新州，遇一大蛇，射之。明日往，聞杵臼聲。尋之，見童子數人皆青衣，於榛林中搗藥。問其故。答曰：『我主為劉寄奴所射，今合藥傅之。』裕曰：『神何不殺之？』曰：『寄奴王者，不可殺也。』裕叱之，童子皆散，乃收藥而返。每遇金瘡，傅之即癒。人因稱此草為劉寄奴草。」

與此相似的，還有命名了「王不留行」的藥王邳彤的傳說。

河北安國是中國四大藥市之一祁州藥市所在地，此地有著名的安國

第一章　本草之光　輝耀華夏

藥王廟。安國藥市的興盛，也正起源於此處的藥王廟。而藥王廟中供奉的藥王，是在此地活動過的名將與名醫邳彤。邳彤也因使用與命名一味藥物，而被民間推崇並信奉。

東漢名醫邳彤，在《後漢書》有傳，他能文善武，初為王莽部下，後為光武帝劉秀二十八員武將之一，是開國功臣，滿腹文韜武略。他與王郎在河北之地爭戰，而他也是在打仗時發現了一味具有通經止痛作用的中藥，並將其與驅逐王郎相連結，從而命名為「王不留行」。他發現並命名此藥物的傳說，一直流傳至今，也成為民間奉其為「藥王」的緣由之一。

王不留行因通經止痛的效用而用於醫治創傷，到後來成為產婦通乳常用的一味藥。像傳唱中藥功效的順口溜──「穿山甲，王不留，婦人服了乳長流」，也進入本草典籍，被正式記錄下來。從中所影射的，正是中藥學的原始，這也是本草文化產生並融入中華文明銀河的一縷星光。

即使在近現代，本草應急救傷的作用，藉緊急事件而得到重視與再發現，也仍然有代表性的案例。如楊則民《潛廠醫話》中載有仙鶴草（別名龍牙草）應急治痢一例：

龍牙草可治痢疾，曾聞諸某草澤醫久矣。以未深信，故不試用。吾鄉楊若鵬將軍，於二十九年，任錢江岸軍指揮官，由前線歸來，謂軍中患痢者甚多，西藥愛美丁不勝供給，取鄉人驗方，用龍牙草一味煎服汁，病院中百六十餘人，皆次第經四、五日而痊癒。……用時將龍牙草一、二株洗淨，截長約一寸，加水二、三杯，煎至一杯服之，每日二或三次……中醫界得劉以祥之報告後，有葉君橘泉，亦用此草治痢，有收效卓著之報告二則。余經此啟迪，固取《本草綱目》讀之，則更有明白之記載。

本草寶庫雖久存，然目瞽者視若無睹。《本草綱目》已有明確記載的一味良藥，竟然在戰場無法應急的情況下才被想到。而仙鶴草的此次

戰場之用，又恰好是利用了較為便利的草藥資源。中藥仙鶴草的臨床運用，也是在近代得到更多的重視並逐漸推廣開來的。聯想到後來、甚至前陣子曾經發生過的事例，諸如在新冠病毒傳染初期那種「無藥可用」，以致全球茫然的時刻，到後來中醫藥全方位參與抗疫而建功，其情其景，與在前線上忽然想起龍牙草治痢功效，何其相似乃爾！

3. 瘟疫等重大疾病對本草發展的影響

　　歷史上的瘟疫，對社會發展和民眾生存、個體生命，都造成極大的危害。回顧中醫藥對抗瘟疫的歷史，人們往往首先想到醫聖張仲景的不朽貢獻。「余宗族素多，向餘二百。建安紀元以來，猶未十稔，其死亡者，三分有二，傷寒十居其七。」張仲景在《傷寒雜病論》的〈序〉中說，因遭遇瘟疫，他所在的二百多人的大家族，不到十年時間裡，就死去三分之二的人。這也是他生活的時代中，大疫病流行狀況的寫照。在與各種疾病的鬥爭中，張仲景勤求古訓，博採眾方，撰著了《傷寒雜病論》，其中也有後世用於治療瘟疫的許多經典處方。他創立的治病原則與配方用藥理論，帶給後世無窮的力量與無盡的啟發。

　　從古代到現代，人類所遭遇的巨大瘟疫，都不會讓人們準備好，才來到世間。也正是在這樣的遭遇戰中，中藥被運用於應對瘟疫，雖有失敗的慘痛教訓，但人們從中獲得了無比寶貴的知識，自然也不斷湧現、建立卓越功勳的大醫。例如明清朝代更替之時，江蘇吳縣的吳又可迎戰疫病，創製出抗疫的新方，終成為明末清初的傳染病防治大家，被譽為「治瘟疫千古第一人」。

　　明崇禎十五年（1642）五、六月間，河北、山東、浙江等地大疫流行，十戶九死。史料記載：「一巷百餘家，無一家僅免，一門數十口，無一僅存者。」面對此前未知的疾病，會無藥可用嗎？吳又可以實際行動

回答了這個十分現實的問題。

吳又可親歷了當時的疫情，由識而治，由藥而方，累積豐富的數據，依據親身治驗所得，撰成了《溫疫論》一書，明確指出這些病都不是六淫之邪所致，而是四時不正之氣所為。他一一加以分辨、論述，並創製了很多方劑，其中著名的成方有達原飲、三消飲等。吳又可還從瘟疫侵犯途徑、傳染方式和流行特點等方面指出，瘟疫邪氣侵犯人體的途徑當是從口鼻而入。他所創立的治疫名方達原飲，中醫人士提及，都熟知它可治療溫病初起、邪伏膜原。此方中用到的主藥檳榔，是著名的南藥之一，有著用於治療瘟疫瘴氣的歷史淵源。

輝光永閃爍，寶庫得傳承。這些治疫中藥與治疫名方，以及一代代中醫人勇毅前行，不惜用生命換來的寶貴經驗，更是在當代抗疫實踐中繼續被沿用，療效一再得到證實。就在當今的 21 世紀，疫病初期「無藥可用」的情形已經不僅僅出現一次了，從 2003 年的 SARS，到後來的新冠（COVID-19）疫情，在幾乎所有人都承認現代科學技術，包括現代醫學科學十分發達的當下，中醫藥沒有失去「用武之地」，在應對現代傳染性疫病的戰場上，中醫藥參與抗疫並獲得成就。在中醫理論的指導下，發揮本草千年傳承的智慧，運用已有的中藥材的組合配伍，煎煮與製劑，仍然可以參與現代疫病的預防與治療，獲得令世人矚目的實際效果。

4.「廢止中醫」的逆流

近代以來，西學東漸，出現了「廢止中醫」的逆流。對此，本草學所面臨的又是什麼情況呢？

中華本草基於文化傳承，其構築的中國傳統醫藥學的流傳，更是基於堅實的療效，對此，連歷次主張「廢止中醫」的那些反對派也無法否定，因而出現了所謂「廢醫存藥」或「廢醫驗藥」之類不得不扭曲他們立

場的一些說法。

　　從文化自覺與文化自信的高度,對近代史上「廢止中醫」的逆流加以審視,不難發現,中醫學之所以會遭遇到前所未有的這股逆流,其根源還是在於中西文化的衝突與碰撞。迄今,在文化融合的主流之下,衝突與碰撞仍不可避免地以不同的方式呈現出來。曾經的「廢止中醫」公開主張,已如過街老鼠,但仍有如「告別中醫」之類的變種,以及各種「中醫黑」的言行在擾亂視聽。這些在當代偶有的「暗流湧動」,往往不時被揭露出或有資本的黑手。而鬥爭的武器——中華本草——就是直擊廢止中醫者咽喉的那桿「紅纓槍」,令他們從來不敢直言否定本草的輝光。過去,「中醫黑」在攻擊中醫時往往說,對付傳染病,中醫不可靠,但在經歷了 SARS 與新冠病毒,中藥寶庫的珍貴,在全世界的矚目下得到了展示和證明。

　　面對未知的大疫,中華醫學為何可以應對?因為它有中醫用藥理論,諸如整體觀念、辨證論治、天人合一、援物比類等的指導。本草學的傳承,走在「透過實踐而證實真理和發展真理」的正確道路上。「廢止中醫」者的無視、無知,在於不敢正視中醫藥發展的歷史成就與深厚根基;其邏輯混亂在於割裂中醫與中藥的血脈連結,從來也不敢全盤否定中藥的至偉之功。

　　事關中醫存亡的第一詰難,當來自清末學者俞樾發表的〈廢醫論〉,他一方面提出廢除中醫的主張,但又認為「中醫可廢,而藥不可盡廢」。而後中醫的生存之難,具體表現在北洋政府時期出現的「教育系統漏列中醫案」,南京國民政府時期出現的「廢止中醫案」,其代表人物如余雲岫,其餘緒甚至影響到 1950 年代醫藥衛生部門的個別領導者,對中醫藥發展仍有錯誤的認知與做法。

　　基於錯誤的立場與不公正的持論,廢止中醫者在對待中藥的一些認

知上,欲遮還羞地部分肯定可以「驗藥」,其實足證他們思維的混亂與邏輯的分裂,因為他們不敢全盤否認中藥的療效。這更是因為他們實實在在無法遮掩住中華本草的閃耀光輝。無奈之下,只得以分裂中醫與中藥血脈相連的低劣手法,冒天下之大不韙、滑天下之大稽地採用一些徒勞的迂迴進攻方法。

在中華醫學史上,樸學家俞樾提出的〈廢醫論〉,其實屬於偶然事件,但被一些人在西方文化的詮釋下加以拓展,扭曲了中醫在近現代的演進方向。但他也只能片面地提出「醫可廢,藥不可盡廢」的所謂「廢醫存藥論」,根本原因在於他無法無視中醫學的臨床療效,無法否定本草學的實用價值。出於偏頗的文化視角,也只能成其如此分裂中醫藥學的「奇談怪論」而已。

基於中藥的事例,實可以舉一而證百。就以中藥「百部」的殺蟲功效為例,百部在《滇南本草》、《本草新編》等本草典籍中,有明確的「殺蟲」記述。「殺蟲」是中藥學對百部功效的高度概括,至於其臨床效用,更被長期的臨床實踐所證實。持「廢止中醫」觀點的代表人物余雲岫對百部的認知,正反駁了他自己。請看他又是如何肯定百部之功效的呢?

西醫余雲岫,對百部有精確之研究,謂:「此藥在中國用之於皮膚病洗滌之劑,用之於肺病內服之劑,以為有消毒殺微生物之功,余用此膏(即百部水煎為膏)以敷於急性、亞急性之皮膚溼疹之非有強度分泌者,殊有卓效。用之內服於胃腸病,亦覺有功,輕度之痞脹,輕度之泄瀉,恆用之有功。又可以為防腐劑,夏秋之交,藥水之常服用二、三十日者,每易變味,用此膏入藥水中,可以防止也。」此實是補本草之所未及者。

—— 楊則民《潛廠醫話》

僅從這個視角,可以肯定地說,中華本草針對人類所面臨的諸多疾病,具有不可否認的確切療效,這已經構成了其堅實的根基。

二、枝繁葉茂緣根深：本草學鮮明特色與優勢審視

無論是經歷波浪滔天，還是平靜之下的暗流湧動，中醫藥學已經在漫漫征途中留下了無比堅實的足跡，由之也展現了以中華傳統文化為根基的中醫藥學的強大生命力，故在今日之華夏，其薪火繼續傳承，其根基綿延堅固，其創新耀人眼目。追其根，溯其源，是歷史考驗了它的理論與方法，更是在發展中彰顯了它的特色與特質，我們正可以從新的角度去發現本草學的優勢與特色之所在。

1. 道法自然，博識萬物

中華本草的原始，有著深厚的中華文明根基。華夏古人源於生活，適應自然，求生圖存，凝聚成中華民族的醫藥智慧。披一路風塵，承千年衍變，它能夠秀立於世界傳統醫藥的高峰，它的血脈深深交會融合於中華傳統文化，展現在諸如人類與大自然和諧共生、天人合一、命運與共等中華優秀傳統之中。

1977年，安徽阜陽雙古堆第二代汝陰侯夏侯竈的墓中，出土了漢代竹簡《萬物》，經鑑定是一本古代藥書。在這本古代藥書中，恰恰有文字昭示了古人對識藥基於何種認知基礎。《萬物》開篇的第一支竹簡就特別強調：

天下之道不可不聞也；萬物之本不可不察也；陰陽之化不可不知也。

夏侯竈卒於漢文帝十五年（前165），故《萬物》的竹簡抄本年代在西漢初年，這再明白不過地說明了華夏先人了解自然之物，將它用為藥物，是透過「聞天下之道，察萬物之本，知陰陽之化」，從而用於醫療實踐而治病。所以我們可以說，「道法自然，博識萬物」是古人醫藥智慧早先湧現的一個高峰，昭示了中華傳統醫藥學立於天地間法陰陽、行大道

第一章　本草之光　輝耀華夏

的認識論與方法論。從草木情懷的「察萬物之本」，進而「知陰陽之化」，終能「聞天下之道」，這是從認識論的高度昭示本草學「道法自然」的根本法則。

　　從考古出土的遺物來看，上古先民在距今八千年前，已經對「天地」、「陰陽」有了宗教及哲學層面的系統認知。由此可知，從「察萬物，識陰陽」出發的中華本草的專門學問，正是建立在中華文明文化認知的深厚根基之上。本草學不但具有十分典型的自然屬性，也具有傳承千古的哲學屬性，本草與醫經理論具有深厚的中華文明哲學屬性，醫與藥為主體所構成的中醫學，具有人文與自然學科的雙重屬性。其實這是中醫藥學從發源起就已經具備的特質，這也是中醫學、包括本草學形成的最初出發點。

　　《萬物》之後，形成了本草典籍的開山之作──《神農本草經》。當然，最早的本草著述並非只有這一本，但最終流傳下來的這本《神農本草經》，可以說真正奠基、成就了中華本草的學問，其命名「本草」、「本草經」，或簡稱為「本經」，將本草與中華人文始祖「神農」相連結，既展現了本草這個專門學問基於中華文明而生，又包含了對中華人文始祖的高度尊崇，同時也確立了《神農本草經》成為系統的本草學基本理論與方法的發軔與源頭。

　　由樸素的口嘗心會，切身體驗，提升到化萬物為陰陽，本草學開創了最先由「實踐」到「理論」──「察萬物、識陰陽、聞大道」，用以指導用藥治病的「再實踐」。其創立之始，可謂已具備了立千古、傳萬世的理念，成為本草學延續至今的根基！其經驗，一直在累積；其薪火，一直在傳承。正可謂「以中華文明為根基」，究天人之際，而成本草之永久。

　　正是具有如此的根基，我們在《神農本草經》中看到了藥品的上、中、下分類，已經系統地區分了良毒（無毒、有毒、多毒），也區分了不同的用

途（養病、養性、治病），從藥性認知（寒、熱、溫、涼等）到配伍原則（君臣佐使）等，這些基本理論與方法，迄今仍然在指導著中醫臨床實踐。

《神農本草經》奠定了本草學的基礎，成為後世本草的層積性發展與深化的核心，繼之就有了《本草經集注》，有了唐宋各個時期的本草，有了《本草綱目》……一路傳承而至今天，這樣清晰的脈絡，鮮明而實實在在地貫徹千年。

本草之學如此重要，現代學科不能不受到它的啟發，正如植物分類學離不開《本草綱目》的築基，現代博物學又如何能夠剝離其身上中華本草的影響？歷代本草學，更是中華科技史無法迴避的重要內容。這樣的一些奠定中華藥物學的基石，令人無法繞過，更無法忽視。

2. 藥食同源，廣採博識

古人出自對生存的切身體驗，尋求各種自然資源，以滿足對治病療傷的需求。在果腹充飢、擴大食用資源的基本前提下，對所認識的自然界的植物、動物與礦物，知其性、識其用，藥食同源，並博聞多識，從而形成了本草學問，在「天人合一」理念指導之下，「物為我用」，取其利、避其害。

從生物鏈到食物鏈，藥物的發現就意味著古人生活知識的擴展、生活技能的提升、專門學問的形成。藥食同源被學者公認為是主流的發現中藥的源頭。先民每一個個體的獨特經驗，甚至於族群的共同經歷，再經過無數次的驗證，形成寶貴的生命知識。後來這些經歷的光環，凝聚在神農等古代聖賢的身上，成為中華文明發展的一座座高峰，西漢劉安《淮南子・修務訓》對其清晰無誤地進行了描述：

神農「嘗百草之滋味，水泉之甘苦，令民知所辟就。當此之時，一日而遇七十毒」。

若舉其例，就有《湘中記》關於發現山藥補虛功效的傳說。再如山楂，遠在八千年前中原賈湖遺址中古人所釀的酒中，就有它的身影，也正是透過各種方式被人類食用，進而發現其治病功效的；李時珍發現鄰居小孩多食山楂能癒病，更加深了對山楂藥性的了解。

從維持人類生存的食物鏈，到為人類治病療疾、救苦救難的藥材庫，本草囊括了人類生存的自然環境中可用的植物、動物、礦物，成為廣收博採、為我所用、內容宏豐的巨大「寶庫」。

3. 東方智慧，源頭創新

每一味中藥的識與用，古人自然是先從身邊近處又慢慢走向遠方的。「近取諸身，遠取諸物」，本草學的形成與發展，是中華文明的一項本土創新，展現的是華夏民族的東方智慧。

早期華夏文明的中心在中原地區，而華夏文明的發源也與大河文明相關，黃河、長江是中華文明的母親河，中醫藥學——包括本草的源起——從中華文明的中心起源，並向著更廣泛的區域擴展，影響漸遠。但本草所具有的本土創新特徵十分明顯，就是這塊土地上的人，就是這塊土地上的物，是黃土地上這些人的思想與哲學，指導著對可用之物的認知與運用，產生出了本草學，它深深地融入華夏民族的血脈中，成為中華民族生活方式的一部分。

根據對《神農本草經》的專業研究，這部最早的本草學典籍所收載的藥物，產地遍及漢代所轄十三部政區，可以說東南西北皆有分布。其藥物產地基本圍繞東都雒陽（河南尹）與西京長安（京兆尹）兩個中心向四方輻射，這二者之間的中心，又落在弘農縣（治所在今河南省靈寶市東北黃河沿岸）。所轄以上中心的「司隸校尉部」，也是出產藥材種類較多的地區。而這樣的中心，恰恰都處在黃河流經之地，與大河文明起源具有重合性。

言及中華文明的傳統文化，本草中一些有趣的事例，也能引起大家的思考，比如「一物降一物」的認識論。傳說以橄欖木作槳撥水，「魚皆浮出」，可見「物有相畏如此」，於是食河魨（河豚）中毒，以此木「煮汁服之必解」。

從認識論、從對身邊事物的觀察，在觀察的基礎上進一步印證，那些「想像」中的認知，有的被實踐證實，有的則被證偽，一次又一次，一物又一物，得到的經驗越來越多，並不斷得到提升。就是這樣的一些樸素的認知，轉化為中醫藥學理論中的生克制化等內容，轉化為中藥治病療疾的理論指導。

正所謂路在腳下，本土知識的累積從而形成本土創新。中華本草乃至偉大的中醫藥學，的確是中華文明中的璀璨明珠。

4. 開放體系，兼容並蓄

中醫藥學是中華文明的本土創新，那是不是說其所用中藥會局限於中華本土藥物？它會不會限制了本草學的開放性？

考察本草發展的歷史，可以清楚地發現，本草的系統是開放包容的，其開放納新的特徵鮮明，隨著時代前行的步伐，其應用的藥物系統不斷在揚棄中壯大發展。

以《神農本草經》為例，根據專業研究，統計其藥物來源的產地分布發現，除了以黃河文明的中心發源地為藥材的主要來源地外，其中也有經貿易而集散流通，有來自邊遠蠻荒之地、甚至異方殊域者。比如據《續漢書·郡國志》，藥材出產自較遠的交州所轄的九真郡，南距雒陽（今河南洛陽）5,790 公里。

中醫藥學具有深厚的人文屬性，傳統中醫學理論具有一定的固化與穩定傳承。其醫與藥一體化，也成為一種學科屬性與特色，對醫與藥進

第一章　本草之光　輝耀華夏

行分別考察，則本草學的「開放體系，包容兼收」，是本草藥物極其鮮明的屬性。

藥材品類，越來越多。與本草「與時偕行，守正創新」的特徵高度相關，相互印證。

另一個具體表現就是對外交流，互通有無，我主人隨，融會新知。以隋唐時代的中外醫藥交流中的藥物為例。

——中朝醫藥交流：隋唐時期的中朝交流較之前更加頻繁。在頻繁的交流過程中，中華醫藥學和醫藥制度逐漸被北韓所接受，在中醫學傳入北韓的同時，北韓的醫藥知識也傳入中國，北韓所產藥材如人參、牛黃、昆布等陸續輸入中國，在《新修本草》中記載了北韓的白附子、延胡索等，北韓藥物的輸入，豐富了中華本草的品種。

——中日醫藥交流：隋唐時期，日本多次派「遣隋使」、「遣唐使」、「學問僧」到中國。西元608年，日本推古天皇派遣藥師惠日等前來學習中醫藥，學成後回國。許多學生來中國學習，使日本的醫學發生深刻變化。日本的醫藥制度也大都仿效中國，《新修本草》被規定為醫學生必讀的教科書之一。唐代高僧鑑真，經六次東渡，終於到達日本。鑑真帶過去大量的佛經、文物、醫藥書籍以及乳香、龍腦香等藥物，他在日本傳播佛教的同時，還行醫治病。鑑真通醫學，尤擅長本草，能用鼻聞、舌嘗等方法，辨別藥物的真偽，他將使用、鑑別藥物的方法傳授給日本同行。在日本的皇室倉庫內，至今仍藏有唐朝時運過去的60多種藥物。

——中越醫藥交流：隋唐時期中越之間交往十分頻繁，中國的醫藥知識傳播到了越南，同時越南的許多草藥或成藥作為貿易商品或相贈禮品，被帶到了中國，如丁香、白花藤、琥珀、犀角等。

—— 中印醫藥交流：自西漢張騫出使西域至隋唐時期，中印兩國交往不斷，印度的醫藥知識夾雜在佛經中，源源不斷地傳入中國。唐朝僧人玄奘去印度取經，其所著《大唐西域記》記錄了印度人的飲食習慣和醫療用藥等內容，在翻譯佛經的同時，也把印度大量醫藥知識介紹到中國。此時還有一些印度醫書得到翻譯，有不少印度藥物在當時作為貢品傳入中國，如鬱金香、阿魏、龍腦、丁香等，天竺桂由印度移栽到中國閩粵浙沿海。隋唐時期中印醫學交流，雖然以印度醫學影響中國醫學為主，但中國醫學也被印度所接受，唐代高僧義淨在印度度過了二十多個春秋，他將內容豐富的中國醫藥學介紹到印度，所著的《南海寄歸內法傳》記述他在印度用中醫方藥苦參湯和茗（茶）治癒熱病患者的經歷。義淨還向印度介紹了中國的本草學、脈學、延年益壽術等知識，並對兩國的藥物做了比較。

—— 中阿醫藥交流：隋唐時期中國與阿拉伯國家貿易往來頻繁，阿拉伯方藥大量輸入中國，礦物藥有綠鹽、石硫黃、密陀僧等；植物藥有乳香、沒藥、安息香、胡黃連、沉香、蘆薈、補骨脂、蘇合香等；動物藥有象牙、牛黃、犀角等。此時期中國的藥物、脈學、煉丹術也傳入阿拉伯地區，並且經過該地區傳入西方，對世界醫學及製藥化學的發展做出了貢獻。

5. 與時偕行，守正創新

本草學自《神農本草經》奠基，就走出了伴隨時代發展不斷前行的步伐。它既堅守自己所固有的根基，又適應人類需求的變化與社會改革的變遷，透過揚棄，有所修正，或一時順風揚帆，抑或逆流洶湧，它總是勇毅前行。

第一章　本草之光　輝耀華夏

　　一個十分顯明的例子，是本草品種由少到多，數量不斷擴大，認知更加深化，展現了隨時代前行而中藥的內涵日益擴大。透過整理歷代本草典籍的記述，我們可發現清晰的數字。按朝代先後舉其要者如下：

　　《神農本草經》，約成書於東漢之前，載藥 365 種。

　　《本草經集注》，陶弘景編撰，成書於南北朝時期，載藥 730 種。

　　《新修本草》，唐代蘇敬等編撰，完成於 659 年，載藥 844 種（一說 850 種）。

　　《證類本草》，宋代唐慎微編撰，完成於 1083 年，載藥 1,558 種。

　　《本草品匯精要》，明代劉文泰等編撰，定稿於 1505 年，載藥 1,815 種。

　　《本草綱目》，明代李時珍編撰，1596 年刊行，載藥 1,892 種。

　　《本草綱目拾遺》，清代趙學敏編撰，初稿成於 1765 年，載藥 921 種，

　　其中 716 種為《本草綱目》未收載。

　　《植物名實圖考》，清代吳其濬編撰，1848 年刊行，收錄植物 1,714 種。

　　本草開放性的另一個具體表現在於，本草典籍層積遞進，承繼發展。當《本草經集注》撰寫時，陶弘景開創「朱墨分書」的方式，記錄下《神農本草經》原有內容與增廣內容。其後，唐代《新修本草》繼承，至宋代唐慎微編撰《證類本草》，把這個圍繞核心不斷擴大的本草「層積」傳統發揮到極致。而早期極其重要的一些本草典籍，正是得益於這個獨特的傳統，得到儲存並流傳後世。

6. 文明根基，綿延不絕

基於中華文明的根基，中醫藥學傳承綿延不絕，獨領風騷於世界醫藥文明之林。識萬物，用萬物，道法自然，這是本草學的根本屬性。基於傳承中華文明的文化自覺與文化自信，可以說，中華本草的千古傳承，也正是因為其有著彰顯中華文明的認識論與方法論，在與疾病鬥爭中奉獻出中華民族的聰明智慧。中華本草的千古傳承，正是因為它根植於中華文明的深厚沃土，從而成為世界傳統醫藥的高峰。

「醫無藥不能揚其術，藥無醫不能奏其效。」在中外科技史的交流中，醫藥的交流占有重要地位。而中醫藥的對外交流，則尤以本草所發揮的影響為著。

整理歷史的脈絡可以發現，本草學的理論一直與中醫學的基本理論融為整體，醫經與本草，須臾不可分離。所謂「守正」，就是要對中醫藥傳統理論與實踐的精髓進行忠實地傳承，在深入研究的基礎上予以發揚。

在與西方醫藥學並行的過程中，人們自然也就有「中醫研究」與「研究中醫」的現代探索。本草學方面則同樣也有「中藥研究」與「研究中藥」的現代探索，人們都有許許多多的新驗證與新發現。整體而言，現代研究成果鞏固了傳統中醫藥學的生存地位，更肯定了本草學傳承發展的光明前景。現代研究的闡明，更能說明中醫藥學的偉大；現代研究的創新，更擴大了中醫藥學為全人類服務的領域。青蒿素的發現並榮獲諾貝爾獎，就是其中一個典型的事例。

傳統並不因時光流逝而磨滅其光輝。述及本草，比如中藥湯劑所用藥味，現在既有傳統中藥飲片，也有現代製藥技術研發的中藥免煎顆粒劑等創新。基於守正與創新並舉，目前的中醫臨床領域，並沒有因新的

顆粒劑飲片的出現，傳統飲片就失去其地位。傳統指導下的本草藥用理論與實踐經驗，仍然被當代臨床實踐所證實。中醫參與抗擊新冠疫情建功的典型事例，就對此非常具有說服力。現代抗疫的實際療效，也再度證明了中華本草綿延不絕的生命力 —— 寶庫存真金，傳統而珍貴，真實而有效。

一個時代有一個時代的痕跡。走過一個時代，烙下一個時代發展的印記。有這樣的根基，有如此的脈絡，中華本草的文明之光，是不可能被無視，更不可能被輕易否定的。

「中華醫藥學是一個偉大的寶庫」，它是華夏醫藥文化的寶庫，是中華文明的寶庫，也是人類健康智慧的寶庫！基於文化自覺與自信，對傳統中醫藥寶庫，繼續加以傳承，繼續加以弘揚發展，使之成為全人類的文明成果和寶貴財富，並奉獻於全人類的健康事業中。

第二章
藥苑名家　踵事增華

　　人事有更替，往來成古今。神農嘗百草，始有醫藥，本草學問本於人文始祖。伊尹調滋味，湯液有成，《伊尹湯液》可奉為經，有待論廣。中原醫聖，論廣湯液，著《傷寒雜病論》，創立經方，惠及後世。葛洪煉丹石，成為製藥化學創始；雷公究炮炙，開闢中藥炮製技術，上工技藝，流傳千古。人命至重，有貴千金，藥王孫思邈撰著《備急千金要方》與《千金翼方》；綱舉目張，謬誤必糾，李時珍心血凝聚《本草綱目》；種類越繁，珍尤畢集，趙學敏補缺成就《本草綱目拾遺》。歷代本草名家，道法自然，博聞廣識，察草木，析陰陽，引領本土創新，化用異域方物，櫛風沐雨，老幹新枝，成就了中醫藥學的持續發展，構築起種色奪目的「金谷之園」，寶藏悉陳的「龍君之宮」。

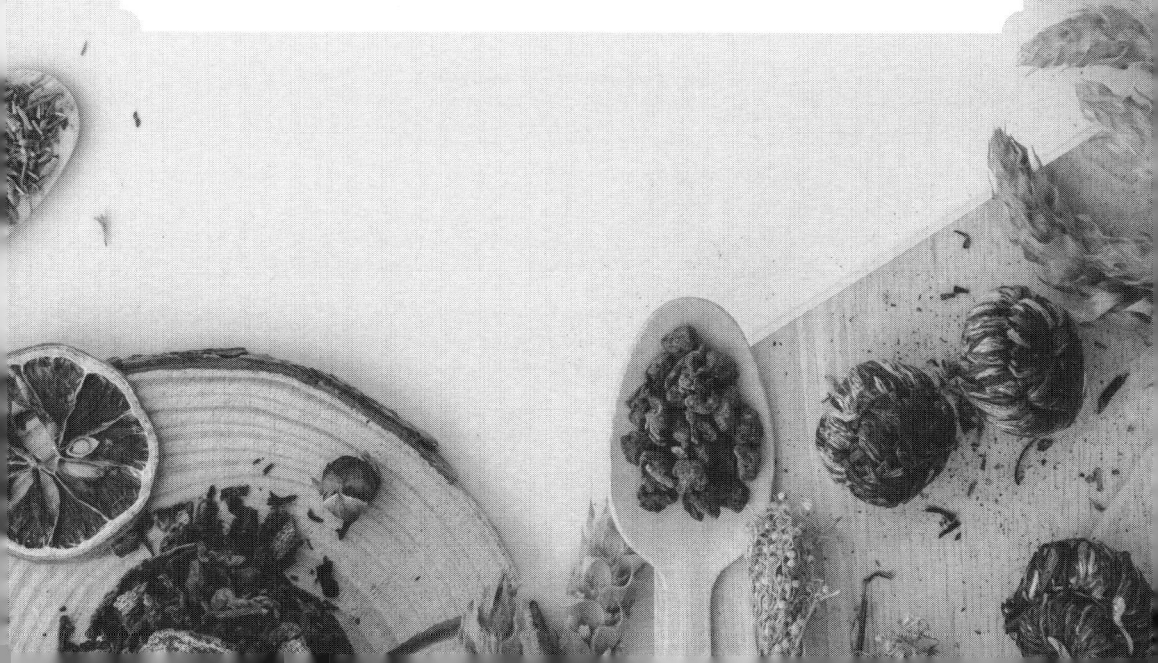

第一節　神農嘗百草
——人文始祖始創醫藥

中華醫藥的始祖是炎帝神農氏。

神農氏，因火得王，又稱炎帝，因生長於姜水，故姓姜，生於新石器時代。他製作農耕用具，並教導先民從事農業生產，帶領先民由採集、漁獵進步到農耕，成為傳說中農業和醫藥的發明者。炎帝與黃帝被共同尊崇為中華文明的人文始祖。

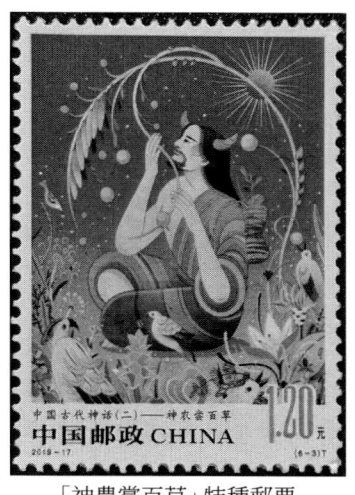

「神農嘗百草」特種郵票

一、神農與醫藥發源的記載

本草肇始，莫不提神農。醫藥知識的創始，源於遠古先民尋求食物和從事農耕的實踐活動。身為此時期領袖的神農氏，歷來被視為藥物的發現者和使用者，被尊奉為中國醫藥學——尤其是本草學——的創始者。

古典文獻記載中的神農，不只是始嘗百草而識藥，還有遣藥之能。

神農和藥濟人。

——〔周〕佚名《世本‧作篇》

神農乃始教民播種五穀……嘗百草之滋味，水泉之甘苦，令民知所辟就。當此之時，一日而遇七十毒。

——〔漢〕劉安《淮南子‧修務訓》

炎帝神農氏長於姜水，始教天下耕種五穀而食之，以省殺生；嘗味草木，宣藥療疾，救夭傷人命，百姓日用而不知，著本草四卷。

——〔晉〕皇甫謐《帝王世紀》

宋代劉恕在《通鑑外紀》中把以上諸論綜合起來進行論述，說神農嘗藥、作方書、為民療疾而後醫道自此創始。以上說法，清代吳乘權等編的《綱鑑易知錄》亦以為然而加以引用：

民有疾病，未知藥石。炎帝始味草木之滋，察其寒溫平熱之性，辨其君臣佐使之義，嘗一日而遇七十毒，神而化之，遂作方書，以療民疾，而醫道自此始矣。復察水泉甘苦，令人知所避就，由是斯民居安食力，而無夭折之患，天下宜之。

二、神農嘗本草的考古證據

以神農為本草之宗的神話流傳了幾千年，一些考古發現證明，早期文獻的記載並非僅僅旨在尊聖尚古，而是有其真實歷史依據的。神農嘗百草的傳說是中華民族醫藥文化的淵源。在2001年蕭山跨湖橋新石器時代遺址的發掘，印證了「神農嘗百草」的傳說。

在浙江省杭州市蕭山區的跨湖橋新石器時代遺址中，考古學家發現了盛有煎煮過草藥的小陶釜，說明史前時代人們早已了解自然物材的藥用價值。據此，考古學家終於揭開了「神農嘗百草」的神祕面紗。考古

發現所確認的嘗百草的歷史年代和活動區域，說明古人以神農嘗百草之說，溯本崇源言大道的立意正確不謬。

距今5,000～9,000年前，是新石器時代，即傳說中的神農時代。神農氏族時代，以農業為主，畜牧業也是重要的部門，並有製陶、紡織等手工業，已經使用弓箭，有貨物交換。在陝西半坡遺址出土有石斧和骨針，有一陶罐粟在居室內發現，另一陶缽粟是作為殉葬物放在墓裡。在湘南，8,000年前左右的澧縣八十壋遺址，發現稻穀和稻米數萬粒，是全世界史前稻穀物發現最多的地方；還有木耒、木鏟和骨鏟等農具，以及木杵等加工工具，這些與《易傳‧繫辭下》中「神農氏作，斲木為耜，揉木為耒，耒耨之利，以教天下」的記載完全相合。

成書於戰國中期的《尸子》說：「神農氏七十世有天下。」近年來史家據澧縣八十壋遺址發掘出的一些臺基式建築，認為該處曾是6,500年前神農氏族的中心所在。神農氏族因締造農耕文明而被擁戴為中心氏族，其子孫從此繁衍於四方。

三、「本草」學問託名神農

文獻與考古數據足以說明，中藥起源於原始社會農耕時代，神農嘗百草遇毒，果然實有其事。嘗而得藥，以為治病，醫藥起始、醫藥應用而顯然，故古人總結為「本草石之寒溫，量疾病之淺深，假藥味之滋，因氣感之宜，辨五苦六辛，致水火之齊（劑），以通閉解結，反之於平」，此謂之「經方」（《漢書‧藝文志》）。《墨子‧貴義》說「譬若藥然，草之本，天子食之以順其疾」，後世以此稱中藥學著作為「本草」。中國第一部系統論述藥物的著作，被命名為《神農本草經》，既是「言大道」（《尚書‧孔安國序》），又是對以神農氏為代表的先人發現藥物的尊崇與懷念。

事實上，從藥物進入人們的生活到藥物理論形成，當有三個階段，即本能、經驗累積和理論形成。藥物最初進入人類生活，像動物在生病時也會採食平時不吃、被人類稱為藥物的東西一樣，這是出於本能。但人類和動物的差別在於，人類可以有意累積經驗，以便生病時重複採集。本能時期和經驗累積時期，用藥經驗由一般意義上的人完成。中藥理論的形成，則需要傑出人物將不同人群長期嘗藥得到的經驗體會，在生活文化背景下，運用獨特思維的方法提煉昇華，形成理論，並反過來指導治療用藥。從經驗累積向理論認知的昇華躍遷，要依靠神農式等的傑出人物。

古人日出而作、日落而息，與動、植物密切相處；仰觀於天，俯察於地，對自然界充滿關注，更積極利用自然資源。天人合一，華夏先人認為人是自然的一部分，人與宇宙萬物互動，生老病死像四季的草木榮枯。中華古代學問分為兩大類，對大宇宙——即天道或天地之道的了解——稱術數之學，包括天文、曆法、算術、地學和物候學；對小宇宙——即生命的了解——稱方技之學，包括醫藥學、房中術、養生術及與本草相關的植物、動物、礦物學。術數、方技之學的實用書籍，多依託行業領袖之名，是追溯職業傳統的特殊表達，如木匠稱出於魯班門下。古代的實用技術起源古老，古人把這些技術發明溯源於傳說人物，如認為火的發明人是燧人，兵器的發明人是蚩尤，車的發明人是奚仲，造字者是倉頡，醫的發明者是巫彭，藥的發明者是神農等。《神農本草經》就是依託神農之名而成，雖著錄始見於南朝梁《七錄》，但內容承秦漢用藥經驗而源遠流長。

四、從度量衡到音律五音

神農既是農業神、藥神，還是音樂神，與創立度量衡關係密切。累黍成尺、半斤八兩、黍度黃鐘，都被推崇為源自神農。

所謂「累黍成尺」：神農故鄉羊頭山出產的黑黍米，100 粒的長度為一尺。黍粒並非圓球，縱排為縱黍尺，橫排為橫黍尺，橫黍尺為縱黍尺的八寸一分。

所謂「神農之秤」：十黍為一銖，六銖為一分，四分為一兩，十六兩為一斤，半斤即八兩，此神農之秤也。一斤計 3,840 粒黑黍米。

所謂「黍度黃鐘」：以 81 粒黑黍米的長度定黃鐘之音。首先從五音（宮、商、角、徵、羽）說起。五音由三分損益法生成，這是世界上最早的音律計算方法，春秋末期已經應用於音樂實踐，其計算與數據，在春秋時期文獻《管子‧地員》中有記載：

凡將起五音，凡首，先主一而三之，四開以合九九，以是生黃鐘小素之首，以成宮。三分而益之以一，為百有八，為徵。不無有三分而去其乘，適足，以是生商。有三分，而復於其所，以是成羽。有三分，去其乘，適足，以是成角。

三分損益法是按振動體長度來進行計算的。方法是先用一條空弦為基礎，將其長度三等分，「三分益一」，即增加其長度的三分之一，求得其下方的純四度音。再「三分損一」，即減去次弦長度的三分之一，可生得次一律上方的純五度音。再「三分益一」，如此生律四次，得出五音。五音是從宮音開始，以連續的五度相生求得的，結果生成了「徵、羽、宮、商、角」五聲音階。

黍度黃鐘，即以 81 粒黑黍米的長度，為黃鐘之音，也就是宮音。以三分損益法繼續損益下去，在一個八度內產生另外十一律，每相鄰兩律之間都成半音關係，稱為十二律。從第一律到第十二律，分別是黃鐘、大呂、太簇、夾鐘、姑洗、仲呂（中呂）、蕤賓、林鐘、夷則、南呂、無射、應鐘，奇數者為陽聲六律，偶數者為陰聲六呂。「黃鐘大呂」之音，此之謂也。

所謂「五音」：是說五音調式，即宮調式、商調式、角調式、徵調式、羽調式音樂。以宮為音階起點的是宮調式，即以宮作為樂曲旋律中最重要且居於核心地位的主音；以商為音階起點，且以商為主音的是商調式；以角為音階起點，且以角為主音的是角調式；以徵為音階起點，且以徵為主音的是徵調式；以羽為音階起點，且以羽為主音的是羽調式。如此，五聲音階就有五種主音不同的調式，調式不同，音樂的色彩亦不同，如《管子·地員》所述：

凡聽徵，如負豬豕，覺而駭；凡聽羽，如鳴馬在野；凡聽宮，如牛鳴窌中；凡聽商，如離群羊；凡聽角，如雉登木以鳴，音疾以清。

在中醫學理論中，五音分屬五行五臟，因其生剋乘侮的關係，可療五臟所屬情志之病。

第二節　伊尹創湯液
——烹飪鼻祖悟出煎藥

湯劑是最常用的中藥劑型，商代最早創製了湯劑，人們最常把伊尹與創製湯劑相連結。

中國夏代已有較為精緻的陶器，如釜、盆、碗、罐等。商代時在日常生活中更廣泛地使用陶器，而且有了銅器食具，這都有利於食物的加工烹調。首先，陶器的普遍應用，為湯液的發明提供了實際可能；其次，商代藥物不斷增加，用藥經驗日益豐富，可以按病情選擇多種藥物配合使用，即由單味藥走向多味藥共用，所以湯液的發明，是歷史的必然。根據一些歷史數據，後人相襲傳說湯劑是伊尹發明的。

第二章　藥苑名家　踵事增華

一、伊尹其人傳神話

　　伊尹，名伊，尹為官名，一說名摯。他是夏末商初的政治家、軍事謀略家，有莘國人。有莘國的統治者為有莘氏，與夏朝的締造者大禹有血緣關係（亦有「同族」之說）。伊尹故籍，今人一說為河南人，一說為山東人。河南虞城縣、山東曹縣均有伊尹墓，也是天下眾多的伊尹墓中較為著名之處。

　　伊尹是歷史上商滅夏的主要策劃者。他曾五次投商湯，五次投夏桀，懂謀略，有學問。古代偉人出生伴有神話，與大禹的母親「裂背生禹」傳說不同的是，伊尹的誕生傳說與桑樹相關，其生於伊水岸邊、空桑之中。中國的神樹桑，稟東方之氣，生生不息。歷史上很多人物的出生都以桑樹為背景。桑林是古人戀愛交合之處，如《詩經》中〈鄘風‧桑中〉詠道：「期我乎桑中，要我乎上宮。」〈小雅‧隰桑〉詠道：「隰桑有阿，其葉有難。既見君子，其樂如何！」詠的都是桑林幽會的場景。

　　傳說伊尹出生於伊水岸邊的空桑樹洞中。採桑女在空桑中撿到一個嬰兒，把他抱給有莘氏國王，國王讓廚師撫養這個孩子，他在有莘國長大，並習耕作。蘇軾〈伊尹論〉說：「孟子曰：『伊尹耕於有莘之野。』」伊尹受到廚師影響，也善烹調。伊尹聰明好學，勤奮努力而多能，不僅掌握好廚藝，還掌握了治國的謀略。商湯聽說有莘氏國王的女兒很美麗，到有莘國求婚，有莘氏知道湯是賢明的國君，兩者一拍即合。伊尹不甘心一輩子在廚房忙忙碌碌、埋沒才華，自薦當陪嫁的奴隸。到了商國之後，伊尹仍是廚師，被安排在廚房

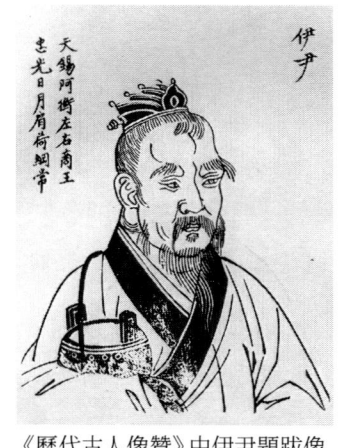

《歷代古人像贊》中伊尹題跋像

工作。為接近商湯，他把菜做得淡而無味或非常鹹，商湯真的找他談話。他藉機用「調和五味」比喻治國的道理，因此得到湯王的賞識，起用他當右相「任以國政」。後來伊尹協助湯消滅夏朝，建立商朝，成為輔佐商湯得到天下的重要人物。商湯死後，傳到其孫太甲，太甲想要改變先王的建政要領，伊尹便以開國功臣的身分，將太甲送至桐宮，使其了解民間疾苦，經過三年，再迎太甲回宮，並交還政權，故世人稱伊尹為商王朝第一個賢宰輔。

二、創製中藥湯液的說法

忘卻神話與傳說，撇開後人對伊尹的猜測，走進歷史數據和出土文獻，探討伊尹烹調悟道與創製中藥湯劑的關係。

關於伊尹創始湯液之說，在《史記·殷本紀》中有伊尹「以滋味說湯」的記載。晉代皇甫謐認為：「伊尹以亞聖之才，撰用《神農本草》以為《湯液》。……仲景論廣伊尹《湯液》為十數卷，用之多驗。」藥食同源，伊尹善於烹調，又精通醫學，將烹調食物的經驗用於配製湯液並非難事。他可能從菜餚調配烹飪的經驗中，悟出藥物配合煎服的道理，因而善製湯劑，這應當是客觀存在的。

一般認為，湯液即中藥湯劑，其方法與烹調食物相似，即是將各種藥物加水煎煮而成，服用方便，用藥種類多，可經由相互作用，促進吸收，並降低藥物的毒性或不良反應。《漢書·藝文志》載有「《湯液經法》三十二卷」，有人並說《湯液經法》又名《伊尹湯液》。據此，後人接受了湯劑是商代伊尹創製發明的傳說。湯液的發明便於藥物的配伍應用，是商代人們對當時用藥經驗的總結，它為提高療效、減低毒性的深化研究創造了條件，也為日後方劑的誕生，奠定了基礎。

三、食物煮汁成湯液說

有人認為伊尹所論說的「湯液」，或僅局限於「食物煮汁」，真正中藥湯劑的湯液，應當是由張仲景在「論廣」伊尹的湯液後創製的。

中醫理論經過歷代累積，在漢代成熟，《黃帝內經》是其代表。〈靈樞〉中的經脈循行，應用至今未有改變。其中關於湯液的記述，〈素問·湯液醪醴論〉曰：「上古作湯液，故為而弗服也。中古之世，道德稍衰，邪氣時至，服之萬全……當今之世，必齊毒藥攻其中，鑱石針艾治其外也。」〈素問·移精變氣論〉曰：「中古之治病，至而治之，湯液十日，以去八風五痺之病。十日不已，治以草蘇草荄之枝，本末為助，標本已得，邪氣乃服。」〈素問·玉版論要〉曰：「其色見淺者，湯液主治，十日已。其見深者，必齊主治，二十一日已。其見大深者，醪酒主治，百日已。」

從以上〈素問〉諸篇的論述可知，治病有上古時的「湯液」，有藥物「草蘇草荄之枝」，有藥物組方之「齊」（即劑），而湯液用於疾病初期或病情較輕時，〈素問·湯液醪醴論〉說它已經不用於治病了（「為而弗服」）。湯液的做法和材料在〈素問·湯液醪醴論〉中也有介紹：

黃帝問曰：「為五穀湯液及醪醴，奈何？」岐伯對曰：「必以稻米，炊之稻薪，稻米者完，稻薪者堅。」帝曰：「何以然？」岐伯曰：「此得天地之和，高下之宜，故能至完；伐取得時，故能至堅也。」帝曰：「上古聖人作湯液醪醴，為而不用，何也？」岐伯曰：「自古聖人之作湯液醪醴者，以為備耳。」

由上可見，製作湯液的原料，不過是日常食用的穀物，為何煮成湯液就能治病呢？湯液與穀物做成的其他食物最大的不同是涎滑的性狀。

現存最早的藥物理論在《周禮》中，「滑」與酸苦甘辛鹹一樣，是味的一種。用藥理論則是：「凡藥，以酸養骨，以辛養筋，以鹹養脈，以苦養氣，以甘養肉，以滑養竅。」人身上的孔竅都有分泌功能，古人認為孔竅中這些涎滑的液體是長養孔竅的。如果孔竅有了疾病，就用具有涎滑性狀的液體或藥物治療。〈素問〉中的治病湯液，其實是五穀煮成的涎滑湯汁，「以滑養竅」是其理論支撐。

如果藥物煮成滑溜溜的液體，也能產生長養孔竅的作用，這可能是從食物煮汁向藥物煮湯的轉變契機。如〈靈樞·邪客〉講的半夏湯，用治陰陽脈道不通的失眠，煮成的湯汁涎滑通利，「以通其道」，服後「陰陽已通，其臥立至」。秫米性黏，煮後湯液涎滑，半夏整株含有黏液，莖、塊莖、株芽黏液豐富，久置不乾。此方用本身涎滑的半夏煮汁，彷彿與一般藥物普遍煮汁並不完全一致。

東漢以前，以食物為原料煮成的湯液，作為藥物使用。《史記·扁鵲倉公列傳》記載倉公 25 個醫案，是現存最早的醫案，其中有 6 個應用了「火齊湯」（湯液），均是治療諸竅不利，如湧疝的不得前後溲、風癉客脬難以大小溲、氣疝難以前後溲等。馬王堆醫書《五十二病方》、《養生方》中藥物均「冶末」吞服，而用食物治療疾病時，均將其煮成湯汁。

有人推測《湯液經法》為食物煮汁入藥的方法，而非中藥湯劑。伊尹為行業鼻祖，後世與飲食相關的書籍託伊尹之名，這些託名之作，不在《漢書·藝文志·方技略》中，而在道家和小說家中，且伊尹以滋味說湯的文字，但言滋味，不言治病。

兩說可並存，以見仁見智。諸事溯源，仍不失由先賢首創、後人承蔭的歷史傳承之功績。

第三節　醫聖立經方 —— 張仲景論廣湯液

張仲景，名機，字仲景。南陽涅陽（治今河南省鄧州市穰東鎮）人，東漢末著名醫學家。他深懷濟世活人之心，乃勤求古訓，博採眾方，著《傷寒雜病論》，經後世整理成為現今《傷寒論》與《金匱要略》二書。他以六經、臟腑入手辨證論治，創立了卓有成效的經方。其書證而有驗，所言不虛，被後世稱為「活人之書」與「方書之祖」。經過歷史長河的檢驗，12～13 世紀，其醫德、醫術逐漸得到聖化；到 16 世紀中期，受到更加的尊崇，在醫界獨尊的地位逐步得以確立，以至於皆稱其為「醫聖」。

一、受業伯祖研醫有成

張仲景學醫，是拜同郡名醫張伯祖為師。張伯祖「志性沉簡，篤好方術，診處精審，療皆十全，為當時所重。」（《醫說》）張仲景仰慕並師從張伯祖，習醫有成，達到醫術高超的程度，「時人以為扁鵲倉公無以加之也」。

文獻記載，張仲景曾遇到建安七子之一的王粲（字仲宣），並明察其疾患。因未能聽信張仲景所診所治，王粲年僅 41 歲時，即病逝於跟隨曹操南征孫權的北還途中。

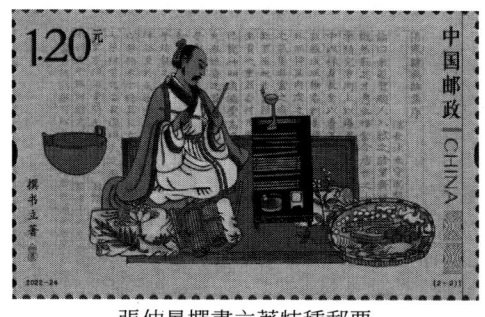

張仲景撰書立著特種郵票

張仲景的思想與生平，主要披露在他的《傷寒雜病論》中。他宿尚方術，「每覽越人入虢之診，望齊侯之色，未嘗不慨然嘆其才秀也」。他之所以「留神醫藥，精究方術」，目標是「上以療君親之疾，下以救貧賤之厄，中以保身長全，以養其生」，而這恰恰是當時「居世之士」所不為的，怎能不令人深感痛心疾首？

他所處的時代，一般士大夫「但競逐榮勢，企踵權豪，孜孜汲汲，唯名利是務，崇飾其末，忽棄其本，華其外而悴其內」，如此情形，很容易生病，等到病禍已成，才心生畏懼。「欽望巫祝，告窮歸天，束手受敗」，求告無用之後，又「持至貴之重器，委付凡醫，恣其所措」，如此則「進不能愛人知人，退不能愛身知己，遇災值禍，身居厄地，濛濛昧昧，蠢若遊魂」。可嘆這些「趨世之士，馳競浮華，不固根本，忘軀徇物，危若冰谷」，可悲到如此地步。

張仲景自述，他家族中大部分親人的性命被疾疫奪走了。建安年間，不到十年的時間，死亡者多達三分之二，而因患上傷寒所導致的「十居其七」。於是，他「感往昔之淪喪，傷橫夭之莫救，乃勤求古訓，博採眾方，撰用〈素問〉、〈九卷〉、〈八十一難〉、〈陰陽大論〉、〈胎臚藥錄〉，並〈平脈辨證〉，為《傷寒雜病論》，合十六卷」。

二、《傷寒雜病論》經方流傳

東漢末年，紙張的使用尚未推廣，《傷寒雜病論》是張仲景用竹簡書寫完成的。在張仲景去世後，其書開始了它的流傳。而當時只能靠手抄，書的流傳自然是艱難的。不久，如此珍貴的《傷寒雜病論》原書，就已經難以尋見了。

《傷寒雜病論》在後世流傳中被析分為《傷寒論》和《金匱要略》兩

第二章　藥苑名家　踵事增華

部分，以六經論傷寒，以臟腑論雜病，建立了理法方藥一體的辨證論治體系。

「苟無叔和，安有此書？」（徐大椿語）。時光轉眼到了晉代，有一位叫王叔和的太醫令，他在偶然的機會中見到了這本書，當時書已經是斷簡殘編。王叔和讀到其內容，如得珍寶，興奮難耐。他利用自己太醫令的身分，全力蒐集《傷寒雜病論》的各種抄本。皇天不負苦心人，最終他找全了關於「傷寒」的部分。於是，王叔和親加整理，命名為《傷寒論》，共22篇。但此時，王叔和沒能見到《傷寒雜病論》中其他部分的蹤跡。

張仲景去世約800年後的宋代，是《傷寒雜病論》煥發青春的焦點時代。宋仁宗時，一位名叫王洙的翰林學士，在翰林院的書庫裡翻出了一部「蠹簡」，這套竹簡已經被蟲子蛀過了，書名尚存，叫《金匱玉函要略方論》，有三卷。仔細閱讀，發現這本書的一部分內容與《傷寒論》相似，上卷辨傷寒、中卷論雜病、下卷載其方。後來，經名醫林億、孫奇等人奉宋仁宗之命校訂《傷寒論》，將之與《金匱玉函要略方論》對照，知為張仲景所著。校正醫書局刪掉論傷寒的部分，將方劑附於各項雜病之後，於是將其更名為《金匱要略方論》，共計25篇，刊行於世。

漢代以前，中藥多冶末吞服。自張仲景《傷寒雜病論》問世後，中藥煮汁內服始為廣用。據魏晉間醫學家皇甫謐言：「仲景論廣伊尹《湯液》，為十數卷，用之多驗。」張仲景將食物煮汁的方法用於煎煮藥物，使藥物從冶末吞服變為煮汁飲用。這種過渡，在用粳米的幾個方子中，可以清楚地看到。從湯液以滑養竅視角審視《傷寒雜病論》，便知粳米的真正用意正是以湯液養竅。分析《傷寒雜病論》用粳米的五個方子，可尋其本義。

其一，白虎湯治邪傳陽明，汗出，口渴舌燥。汗出，為毛竅不利；口渴舌燥，為口竅不利。煎煮方法，「以水一斗，煮米熟，湯成去滓」。

著重在米熟湯成,這個湯含有涎滑之意。去滓,藥渣和米粒都去掉了。

其二,竹葉石膏湯治暑傷元氣,口渴,汗出。方用竹葉、粳米、半夏、石膏、人參、麥門冬、甘草。「上七味,以水一斗,先煮六味,取六升,去滓,納粳米,煮取米熟,湯成。」本方煎煮法,仍著意在湯,無米不成湯,本方仍與口竅、毛竅有關。

其三,桃花湯治少陰病,腹痛,小便不利,下利不止,便膿血者。方用赤石脂、乾薑、粳米。「上三味,以水七升,煮米令熟,去滓,溫服七合。」本方用於陰竅不利,火候是煮米令熟,後去滓服湯。

其四,麥門冬湯治咳而上氣,咽喉不利,脈數者。方用麥門冬、半夏、人參、甘草、粳米、大棗。「上六味,以水一斗二升,煮取六升。」咳而上氣,咽喉不利,亦為竅病。本方也用半夏、粳米,去滓服湯。

其五,附子粳米湯治腹中寒氣,雷鳴切痛,胸脅逆滿,嘔吐。方用附子、半夏、甘草、大棗、粳米。「上五味,以水八升,煮米熟,湯成去滓。」本方也為利竅而設,用半夏、粳米做湯,煎煮法中也著意米熟成湯。

以上五方,有三方用含有涎滑液汁的半夏、粳米共煮,立意同半夏湯,否則很難解釋傷暑及脈數的熱證為何用半夏這類熱藥。從以上看出,雖然中藥藥性理論在發展過程中因為五行歸類去掉了滑味,也丟棄了只用穀物的湯液,但追尋其本源,曾經的「以滑養竅」的樸素理論,還「煮」在《傷寒雜病論》的藥鍋中。從發生的本源考察,正是藉助穀物湯液的煎煮,中藥的藥物劑型完成了從冶末吞服向煮汁飲用,成為最廣泛的湯劑的巨大過渡。

《傷寒雜病論》由藥而成方,其中蘊藏著古代本草的思維方法和理論。金代醫學家成無己第一次全面注解《傷寒論》,他的《注解傷寒論》

成為《傷寒論》的主要傳本。成無己對《傷寒論》中的本草思維方法，也做出了很好的注釋。除粳米煮湯液、滑以養竅外，那些本身性滑的動植物類藥，也基於滑利入藥。如「若脈浮發熱，渴欲飲水，小便不利者，豬苓湯主之。……豬苓湯方：豬苓（去皮、甘平）、茯苓（甘平）、阿膠（甘平）、滑石（碎、甘寒）、澤瀉（甘鹹寒）各一兩。……上五味，以水四升，先煮四味，取二升，去滓，內阿膠烊消」。可以想像，阿膠烊化後那涎滑滴瀝、如膠似漆的樣子。因為阿膠的加入，已經煮成的水液才有了湯液的樣子。觸之滑手的滑石，同為滑利養竅，以除小便不利。成無己解釋：「滑利竅，阿膠滑石之滑，以利水道。」陰陽互生，滑澀相對，與滑藥相對的就是澀藥。容易理解的是，澀類藥或觸之礙手，或嘗之澀舌，總有令人不能伸展散發之感，故而可以收斂亡脫與不固。

唐朝甘伯宗《名醫錄》記錄張仲景「時人言，識用精微過其師」，後世循行讚譽有加，以至稱其為醫聖。明趙開美《仲景全書·醫林列傳》論張仲景：

其文辭簡古奧雅，古今治傷寒者，未有能出其外者也。其書為諸方之祖，時人以為扁鵲、倉公無以加之，故後世稱為醫聖。

晉皇甫謐重在強調張仲景是基於《湯液經法》發展創製了經方，又盛讚王叔和為傳播《傷寒雜病論》所做出的貢獻：「近代太醫令王叔和，撰次仲景遺論甚精，指事施用。」

三、《傷寒論》與《金匱要略》

《傷寒雜病論》中有關傷寒的內容，經王叔和編次，流傳於世後，後世尚有其他傳本。南朝梁有《張仲景辨傷寒》十卷、《張仲景評病要方》一卷，《隋書·經籍志》著錄《張仲景方》十五卷、《張仲景療婦人方》二卷。

第三節　醫聖立經方—張仲景論廣湯液

宋代張仲景傷寒著作有兩種傳本，校正醫書局先校訂「張仲景《傷寒論》十卷，總二十二篇，證外合三百九十七法，除重複，定有一百一十二方」，後又校訂與《傷寒論》同體異名的《金匱玉函經》，「凡八卷，依次舊目，總二十九篇一百一十五方」。

自王叔和編纂《傷寒論》到北宋校正醫書，六經辨證尚未引起醫家足夠重視。唐代孫思邈說：「夫尋方之大意，不過三種：一則桂枝，二則麻黃，三則青龍。此之三方，凡療傷寒不出之也。其柴胡等諸方，皆是吐下發汗後不解之事，非是正對之法。」可見孫思邈將《傷寒論》視為方書之一種。《外臺祕要方》「諸論傷寒八家」所列，未收錄張仲景言論，在「論傷寒日數病源」及諸家方藥時，有「張仲景傷寒論」之名。可見在唐代，《傷寒論》與當時流行的《范汪方》、《深師方》、《小品方》、《錄驗方》、《張文仲方》、《崔氏方》、《肘後方》一樣，只是方書的一種。人們未意識到《傷寒論》是授人以法的著作，故北宋校正醫書局在校正《傷寒論》時強調：

其言精而奧，其法簡而詳，非淺聞寡見者所能及。自仲景於今八百餘年，唯王叔和能學之。其間如葛洪、胡洽、徐之才、孫思邈輩，非不才也，但各自名家，而不能修明之。

《傷寒論》著論 22 篇，記述了 397 條治法，載方 113 首。其六經病內容，包括太陽病、陽明病、少陽病、太陰病、少陰病、厥陰病，除介紹各經證的特點和治法外，還說明了各經證的傳變、合病、並病。《金匱要略》以疾病名篇，全書 25 篇，以內科雜病為主，兼及外科、婦科，包括胸痺心痛短氣病、肺痿肺癰咳嗽上氣病、五臟風寒積聚病、痰飲咳嗽病、婦人妊娠產後病、婦人雜病等。

北宋校正醫書局慧眼識珠，正其根源，耀其光輝。故自宋代開始，人們從不同角度對《傷寒論》進行研究，使《傷寒論》的六經辨證體系大

放光芒。人們基於尊崇,將其稱為「方書之祖」,使其地位由方書變為經書,所載方劑被尊稱為「經方」,張仲景也被尊稱為亞聖、醫聖。

《傷寒雜病論》在醫學史上影響深遠,它指導後世醫家在臨床實踐中,遵循六經辨證治療外感、臟腑辨證治療雜病,原書處方更可在精準辨證的基礎上,照本宣科而用之。歷代醫家,如宋代的錢乙、龐安時、朱肱、許叔微,金元的成無己、劉完素、張子和、李杲、朱震亨,以及明清醫家,都重視《傷寒雜病論》的研究。《傷寒論》與《金匱要略》是學中醫的必讀經典著作,中外學者整理研究《傷寒論》、《金匱要略》而成書者,有 1,700 餘家。張仲景著述影響遠及海外,以漢文化圈的日本、北韓及東南亞國家最為明顯,尤其日本的漢方醫學家認真研究《傷寒論》與《金匱要略》,直接採用原方治病,把它們製成漢方成藥,至今廣泛應用。

第四節　葛洪煉丹石
── 開創製藥化學先河

提到煉丹說葛洪。因為葛洪堪稱中國煉丹術的祖師,可說是由他認真實踐與詳細記錄,從而創始並成就了中藥的丹藥製劑;丹藥的煉製運用到礦物的化合與分解,從而開創了製藥化學的先河。

一、葛仙翁其人

葛洪(283 ～ 363),字稚川,自號抱朴子,東晉時著名道家、煉丹家、醫藥家,丹陽郡句容(今屬江蘇)人。著有《肘後備急方》(《肘後救卒方》)、《抱朴子》、《神仙傳》等。後人尊稱其為葛仙翁。

第四節　葛洪煉丹石——開創製藥化學先河

「不學而求知，猶願魚而無網焉，心雖勤而無獲矣。」這是葛洪在治學上的一句名言。而他本人正是一位好學而後成才之人。據《晉書·葛洪傳》記載：

洪少好學，家貧，躬自伐薪以貿紙筆，夜輒寫書誦習，遂以儒學知名。性寡慾，無所愛玩……為人木訥，不好榮利，閉門卻掃，未嘗交遊……

葛洪出生於江南名門望族。他的祖父葛奚，在東吳擔任大鴻臚。父親葛悌原在東吳當官，後東吳被晉所滅，葛悌又當了晉朝的邵陵太守。葛洪13歲時父親就去世了，從此家道中落，飽受貧寒之苦。他卻能夠在艱苦的條件下，堅持白天工作砍柴度日，夜間黃卷青燈苦讀誦習。他興趣廣泛，尤其愛好神仙導引之術。身為精通儒學者，葛洪也曾踏入仕途，因平定叛亂，任命為伏波將軍。他為躲避戰亂，南至廣州任廣州刺史嵇含的參軍。嵇含被仇殺後，葛洪停留南方數年。嵇含之死，使葛洪感到「榮位勢力，譬如寄客，既非常物，又去其不可得留也。隆隆者絕，赫赫者滅，有若春華，須臾凋落，得之不喜，失之安悲」。於是絕棄世物，修習玄靜。後葛洪還鄉里，禮闢不赴。東晉初，司徒王導徵召葛洪補州主簿，後轉司徒掾，遷諮議參軍。干寶推薦葛洪任散騎常侍，葛洪推辭。後聞知交趾出丹砂，求官前往，領子姪同行。至廣州，為刺史鄧嶽所留，而止於廣東羅浮山中，既事煉丹採藥，又從事著述，直至去世。

第二章　藥苑名家　踵事增華

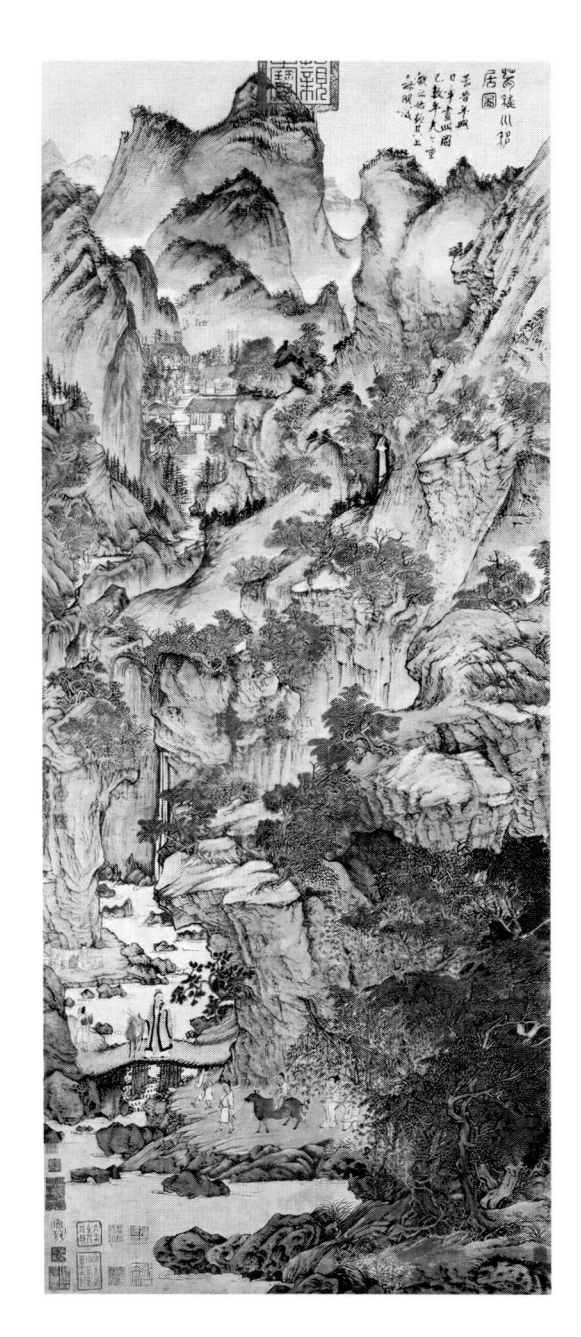

元朝王蒙《葛稚川移居圖》

對葛洪一生煉丹採藥、隱逸求仙的生活，明代陳嘉謨在《本草蒙筌》中引用《歷代名醫圖贊》的十六字詩句來概括：「隱居羅浮，優遊養導，世號仙翁，方傳肘後。」

二、博學而著書

葛洪治學嚴謹，幾十年如一日，自經史百家到短雜文章，讀書近萬卷。他對苦讀常常流露出得意之情，說自己「孜孜而勤之，夙夜以勉之，命盡日中而不釋，飢寒危困而不廢，豈以有求於世哉？誠樂之自然也。」(《抱朴子・外篇・勖學》)

葛洪不但重視書本知識，且重視實踐經驗的累積。他樂於拜有知識的人當老師。他的從祖葛玄，在東吳之時煉丹學道，有一套本事，曾授給弟子鄭隱。葛洪知道後，就專程前往拜鄭隱為師，向他學煉丹術。後來，他投奔朋友嵇含到廣州後，拜南海太守鮑靚為師。鮑靚精於醫藥和煉丹術，見葛洪虛心好學，年輕有為，不但把技術毫無保留地傳授給他，還把精於灸術的女兒鮑姑也嫁給了他。

葛洪在醫學和製藥化學領域有許多重要的發現和創造，在文學上也有許多卓越的見解。他的著作約有530卷，流傳至今的，主要有《抱朴子》、《肘後救卒方》、《神仙傳》，其他的大多已經散佚。據史籍記載，他的醫學著作尚有《玉函方》100卷、《神仙服食方》10卷、《服食方》4卷、《玉函煎方》5卷。其《玉函方》較早撰成，這是葛洪在廣泛閱讀了張仲景、華佗等人的醫書和百家雜方近千卷後，「收拾奇異，捃拾遺逸，選而集之。」(《肘後救卒方》自序)《肘後救卒方》是葛洪在廣東時編著而成的一部簡便、切用的方書。所論疾病，包括傳染病、內、外、婦、兒、口、眼各科疾病。每病記述病候，論及病因，申明治法，立方遣藥，或

兼以針灸。收錄的方藥大部分行之有效，採藥容易，購買便宜。梁代陶弘景讚其「播於海內，因而濟者，其效實多」。

三、急救敢為先

說起中醫急救，往往被認為是中醫的弱項。很多人覺得中醫善於治療慢性疾病，對生命攸關的危急、重大疾病無計可施，這種認知未免失之偏頗。急救是中醫早就專攻的方向之一，而葛洪對急救的貢獻尤其不可忽視。

數千年來，中醫守護著百姓的健康，其中自然也包括危急、重大疾病的防護與救治。提到急救，就不可忘記《肘後救卒方》，這是歷史上第一部臨床急救手冊。何為肘後？如何救卒？顧名思義，「肘後」即喻其可掛在肘後隨身攜帶，類似後世圖書的袖珍本；「救卒」就是救治緊急疾病所需，「卒」同「猝」，突然、出其不意，如猝不及防。即使在缺醫少藥的山村、旅途，也可隨時檢視用來救急，因名之曰《肘後救卒方》。

《肘後救卒方》錄自葛洪《玉函方》。從百卷的鴻篇巨帙來看，《玉函方》應該是集當時醫療經驗大成的綜合性著作，這樣厚重的書籍，在當時對一般人來說難言便利，實際情況更是難得一見。為了在危急、倉促之時可以迅速翻檢與查詢，葛洪就將其中常用救急、簡便實用的部分摘錄出來，濃縮為《肘後救卒方》三卷，讓它成為一部以治療急症為主的綜合性方書。梁代陶弘景將其整理增補為《補闕肘後百一方》，金代楊用道又增補改名為《附廣肘後方》，簡則易傳，此書多簡稱《肘後方》。《肘後救卒方》今已不可見，現在流行的《肘後備急方》八卷本，是經過後來多次增補所形成的本子。此書曾被《備急千要金方》、《外臺祕要》、《本草綱目》等多部醫藥文獻引用。

《肘後備急方》共記載常見急症 20 多種，以及一些急救措施，選方簡單，所用藥物具備簡、便、廉、驗的特點，適宜百姓救急所用，以應「備急」之名。如檳榔治寸白蟲（條蟲），密陀僧防腐，甘草、大豆、生薑汁解藥物、食物中毒，使用催吐瀉下等方法排毒，還記載了多種外傷止血法、人工呼吸法、洗胃術、救溺倒水法、腹穿放水法、導尿術、灌腸術等。

《肘後備急方》中用灌腸器進行藥物灌腸，是世界醫學史上最早的紀錄：「治大便不通。土瓜根搗汁。筒吹入肛門中，取通。」這段紀錄，從藥物灌腸的內容來說，雖晚於《傷寒論》，但《傷寒論》中關於膽汁和土瓜根汁的記載，只說到藥物，未提到器械；而不借助器械，像豬膽汁這樣的液體，是很難、或者不太可能灌腸的，只能設法製成栓劑後使用。所以從器械灌腸的角度來看，葛洪的紀錄是世界上最早的。

在處理骨折和關節脫位時採用小夾板固定法，是具有突出特點的一種傳統保守療法，葛洪的書中對其也有記載，此種技術，中醫至今仍在傳承沿用。

四、最早的發現

葛洪特別注意對客觀事物做深入細微的觀察，他的觀察力十分敏銳。《肘後備急方》記載了他對各種病症長期觀察的結果，其中有許多是醫學文獻中最早的紀錄。如晉代稱拔火罐療法為「角法」，《肘後備急方》首先做了記載。

本書首次明確提出「癘氣」為溫病的病因，反映了對傳染病高水準的了解。本書還最早描述了天花的症狀，頭、臉部與上下肢先發出豌豆大小的疱疹，短期內即蔓延全身，疱疹內含白漿，顆粒不時破裂，不時又

發出新的。書中將天花稱為「虜瘡」,指出:「比歲有病時行,仍發瘡頭面及身,須臾周匝,狀如火瘡,皆戴白漿,隨決隨生。不即治,劇者多死。治得瘥後,瘡瘢紫黑,彌歲方滅。」此病若不及時治療,嚴重者多導致死亡。即使倖免,也往往在面部遺留下紫黑色或白色的瘢痕。

他對沙蝨病的症狀、發病地域、感染途徑、預後及預防等的詳細記載,足見他細微的觀察功力:

山水間多有沙蝨,甚細,略不可見。人入水浴,及以水澡浴,此蟲在水中著人身,及陰天雨行草中,亦著人,便鑽入皮裡。其診法:初得之皮上正赤,如小豆黍米粟粒,以手摩赤上,痛如刺。三日之後,令百節強,疼痛寒熱,赤上發瘡。此蟲漸入至骨,則殺人。

這種病,是由一種形似小紅蜘蛛的恙蟲的幼蟲(恙蟎)為媒介,而散播的急性傳染病,流行於中國東南沿海各省及東南亞諸國。到1920年代,國外才逐漸發現恙蟲病的病源,是一種比細菌小得多的「立克次體」,並弄清了攜帶此種恙蟲的生活史。而葛洪早在1,600多年前,在沒有顯微鏡的情況下,就已經把它的病原載體、病狀、發病的地點、感染的途徑、預後和預防,弄得較為清楚,還明確指出此病見於嶺南,這不能不說是了不起的發現。

《肘後備急方》中還記載了一種叫猘犬咬人引起的病症,首創應用狂犬的腦髓敷貼在被咬傷病人的傷口上,用以治療被後世視為不治之症的「狂犬病」。狂犬腦髓中含有對抗狂犬病的物質,19世紀法國著名的微生物學家巴斯德對此做出肯定。書中對天花(虜瘡)症狀、結核病(鬼注)等的記載,都是醫學文獻中最早的紀錄。葛洪不僅明確記載了病狀和發病過程,還明確無誤地指出它們的傳染性,堪稱古代「傳染病學家」。

《肘後備急方》卷三〈治寒熱諸瘧方〉的那段文字,最為當今世界所矚目:

治瘧病方：鼠婦、豆豉二七枚，合搗令相和，未發時服二丸，欲發時服一丸。又方，青蒿一握，以水二升漬，絞取汁，盡服之。

正是葛洪此處的記載，使從事植物成分提取的人們，在傳統青蒿藥材的原植物之一——黃花蒿中，找到了抗瘧疾的化學成分，並把它命名為青蒿素（也曾經命名為「黃蒿素」）。青蒿素的發現，對在世界範圍內攻克瘧疾治療的難題，做出了卓越貢獻。

五、煉丹傳抱朴

《抱朴子》是一部綜合性的著作，分〈內篇〉二十卷，〈外篇〉五十卷。〈外篇〉寫作時間早於〈內篇〉，是東晉初年寫定的一部子論，論的是人間得失、世事臧否，屬儒家言。其中〈鈞世〉、〈尚博〉、〈辭義〉等篇是著名的文論著作。〈外篇〉與〈內篇〉性質各異，葛洪《抱朴子・內篇》自序說：「余所著子書之數，而別為此一部，名曰〈內篇〉，凡二十卷，與〈外篇〉各起次第也。」

《抱朴子・內篇》一書中的〈金丹〉、〈黃白〉等部分，是總結中國古代煉丹術的名篇。煉丹術在晉代之前早已有之，東漢晚期的魏伯陽著《周易參同契》，對煉丹術做了理論性概括和描述，但缺少煉丹的具體方法和實驗。《抱朴子・內篇》比《周易參同契》優勝許多。在葛洪以前，沒有像〈金丹〉、〈黃白〉這樣的專篇文字，來介紹煉丹的具體方法。〈金丹〉篇涉及的藥物有多種，如銅青、丹砂、水銀、雄黃、礬石、戎鹽、牡蠣、赤石脂、滑石、胡粉、赤鹽、曾青、慈石、雌黃、石硫黃、太乙餘糧、黃銅、珊瑚、雲母、鉛丹、丹陽銅、淳苦酒等。

葛洪十分重視實驗，這突出展現在他對煉丹術的研究上。在孜孜不倦、潛心以求的煉丹生涯中，他令人們領悟了許許多多的物質變化。葛

洪繼承和發展了前人的成果，把煉丹術具體化、系統化。他日夜守著丹爐，進行許多實驗。從《抱朴子・內篇》可以發現，葛洪曾做過汞與丹砂還原變化的實驗。書中說：「丹砂燒之成水銀，積變又還成丹砂。」丹砂，又叫硃砂，就是紅色的硫化汞，將丹砂鍛燒，其中所含的硫變成二氧化硫，而游離出金屬汞（水銀）；再使水銀與硫黃化合，便生成硫化汞，呈黑色，放在密閉容器中調節溫度，便昇華為晶體的硫化汞，呈赤紅色。

葛洪對還丹的總括描述，是煉丹術在化學領域的一大成就。葛洪還在實驗中發現了多種有醫療價值的化合物或礦物藥。至今，中醫外科使用的紅升丹與白降丹，正是從煉丹中所提煉的精製藥物。煉丹術中所涉及的氧化還原現象、昇華現象、昇華技術、金屬的置換反應等，都是當時了不起的發現。科學界公認煉丹術是現代化學的原始形式。葛洪的煉丹術，後來傳到了西歐，也成為製藥化學發展的基石。《抱朴子・內篇》是道教史和科學技術史的重要研究數據。陶弘景曾為《抱朴子》作注，陶弘景的姪子陶翊在《華陽隱居先生本起錄》裡，提到陶弘景所著道書的名目中，有《抱朴子注》二十卷，是對〈內篇〉的注解。

葛洪所撰的醫學著作中，儲存了不少中國早期醫學典籍，記載了許多民間治病的常用方劑。《抱朴子・內篇・仙藥》對許多藥用植物的特性及治病作用等，做了詳細的記載和說明，對後世中醫藥學的發展，有很大的影響。

第五節　雷公定炮炙
——中藥炮製專著誕生

中藥用於治病，藥材多需要經過一些特殊的處理。中藥炮製往往被列為中醫學顯著特色之一。

第五節　雷公定炮炙─中藥炮製專著誕生

「炮製」一詞是從「炮炙」而來的，從本草學中發展出專門炮製的學問，誕生了一部專論中藥炮製的書──《雷公炮炙論》。

一、炮者、炙者，須經火

由「炮」說製藥，中藥炮製（古用「炮炙」）的傳統傳承，成為中醫藥學十分鮮明的特色與優勢之一。

「炮」字，《說文解字》中有解：「炮，毛炙肉也。從火、包聲。」人懷孕有胎是「包」的正規化。「炮」字的構成，顯然是「火」與「包」兩正規化疊加。「炮」的本義為燒，如炮烙、炮炙等。「炙」字，《說文解字》解說：「炙，從肉，在火上。」本義即為烤肉，喻義可代指受到薰陶。由此，不難理解「炮炙」一詞直接表述了「肉被火包而烤之」的正規化。而本義的炮炙，顯然與火相關。但廣義而言，古代本草借用「炮炙」一詞，涵蓋了對中藥進行處理的多種方法；而狹義的「炮炙」，則局限於某一種特殊的用火處理方法，且通常單稱其為「炙」。

廣義的炮炙，同「炮製」，意為用烘、炮、炒、洗、泡、漂、蒸、煮等多種適宜的處理方法，將各類或各種中藥原料進行加工處理，最終製成臨床應用的飲片或某種單方劑型的過程。

宋代陸游〈夢有餉地黃者味甘如蜜戲作數語記之〉詩中云：「有客餉珍草，發奩驚絕奇。正爾取嚼齕，炮製不暇施。」說的是使用中藥前需要經過炮製。炮製的需求既是本草行業發展所形成的，也成為政府典章的具體規定。如《元典章·吏部六·儒吏》載：「其性大熱有毒，依方炮製可以入藥。若人生食，堪以損人。」由於中藥材大多為生藥，或有異味，或具毒性等，偶有不便儲存者，經過炮製處理，可使藥物純淨、矯味，乾燥而不易變質，便於製劑、服用和儲藏。重要的是，炮製還有以下的

功能：增加藥物作用，提高臨床療效；降低或消除藥物的毒副作用，保障用藥安全；改變藥物的效能功效，以擴大其適用範圍；還可以引藥入經，便於定向用藥。廣義理解中藥炮製，就是為了適應醫療的需求，將產地產出的藥材進行加工處理。

單獨就與火相關的「炙法」而言，中藥炮製的主要炙法，包括酒炙法（如酒當歸、酒白芍）、醋炙法（如醋五味子、醋附子）、薑炙法（如薑半夏）、蜜炙法（如枇杷葉、黃耆）、鹽水炙法（如鹽黃柏）、酥炙法（如酥炙淫羊藿）、米鬃水炙（如炙蒼朮）等。

二、最早的中藥炮製專書

在中國古代中藥炮製發展史上，出現最早的一部專門著作，據傳為5世紀南北朝劉宋時代雷斆所著的《雷公炮炙論》，文獻中也常簡稱為《炮炙論》。因為這是中國最早以製藥為主要內容的書籍，故千餘年來，引起廣泛的重視，而後來的製藥書，亦常以「雷公」或「炮炙」來命名。

《雷公炮炙論》原載藥物300餘種，對每味藥物詳述藥材性狀及與其易混品種區分要點，別其真偽優劣，是中藥鑑定學的重要文獻。原著早已亡佚，僅有輯校本。輯校本以唐慎微的《證類本草》為底本，其編排體例分類為上、中、下三卷，直錄炮、熬、煮、炙，列藥列方，將268種中藥按藥用部位與原著的上、中、下三品分類法相結合，編排一目錄於附錄中。該書全面總結了南朝劉宋時期以前的中藥炮製技術和經驗，是中國歷史上對中藥炮製技術的第一次大總結，為中國古代一部集大成的藥物炮製專著。《雷公炮炙論》初步奠定了炮製學的基礎，使中藥炮製成為專門的學問。

該書所記載的藥物加工炮製方法內容豐富，加工步驟也分為去除雜

質、研磨加工、洗淨乾燥等多個步驟。其將藥物炮製大致分為水製、火製、水火共製等多種不同的炮製過程。水製，主要是把藥材浸泡在液體中，包括水浸、酒浸、甘草水浸、米麤水浸、蜜浸、牛乳浸、童便浸、豬脂浸等。火製，則是用各種加熱的方法來加工藥材，包括煎、煉、炒、乾熬、炮、炙、焙、鍛等。而水火共製，則主要是對藥材進行蒸或煮，其中的液體則除用水外，還可用酒、醋、鹽湯、蜜、漿水、麻油、生羊血等，也可使用其他藥汁。

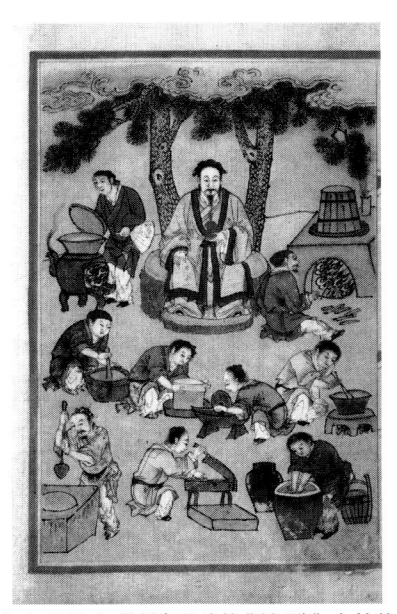

明代內府彩繪本《補遺雷公炮製便覽》中的炮製圖

此書稱製藥為修事、修治、修合等，強調製劑工藝的嚴謹度。「凡修合丸藥，用蜜只用蜜，用餳則用餳，用糖只用糖，勿交雜用。」「凡修事諸藥物等，一一並須專心，勿令交雜，或先熬後煮，或先煮後熬，不得改移，一依法則。」書中記述淨選、研磨、切製、乾燥、水製、火製、加輔料製等炮製處理方法，對淨選藥材的特殊要求亦有詳細論述，如當歸分頭、身、尾；遠志、麥冬去心等。

三、雷敩可副雷公名

《雷公炮炙論》的作者雷公，歷史上對其人有多種不同意見。雷公同名異人有多個，文獻記載眾多，但各執一端。大致有以下幾種說法。

一說雷公為黃帝侍臣。與黃帝同時代的有侍臣雷公，其精於醫藥。但雷公可以指向不同的人。就以著名的《黃帝內經》而言，其所論藥物數量尚少，與《雷公炮炙論》一書所論藥物相比，二者顯然並非同時代的文獻。最終學界認為，著《雷公炮炙論》那位雷公，與上古黃帝侍臣的雷公並非一人。

排除了黃帝侍臣的雷公，暫且認定《雷公炮炙論》的作者是一位後世雷公，但對其生平也存在爭議。從後世雷公為該書作者出發，北宋蘇頌認為，此雷公為隋人，《本草圖經》滑石注中云：「雷敩雖名隋人，觀其書，乃有言唐以後藥名者，或是後人增損之歟？」也有現代學者認為雷敩為五代時人，如宋大任、邱晨波合著《雷敩及其炮炙論》中指出，他是唐代以後、宋代以前的人物，主觀說法上可能為五代時人。此外，關於《雷公炮炙論》的成書年代也存在爭議，曾有四說：一說成於劉宋，二說成於隋，三說成於五代後梁，四說成於趙宋。

另一說雷公為西元5世紀南北朝劉宋時人雷敩。針對《炮炙論》，南朝宋有「雷敩著，胡洽重定」的記載，明代李時珍在《本草綱目》中特別分析了胡洽與雷敩之間的關係：「胡洽居士重加定述……多本於乾寧晏先生……乾寧先生，名晏封，著《製伏草石論》六卷，蓋丹石家書也。」胡洽，原名胡道洽，南朝齊人，胡洽與雷公同為南北朝時期人，各家多稱雷公為宋人，雷公在前，胡洽在後，其為劉宋時人的說法，應該是正確的。於是，李時珍在《本草綱目》中直接反駁雷公為黃帝侍臣，認定其為訛傳，他明確給出結論：

《雷公炮炙論》，劉宋時雷斅所著，非黃帝時雷公也。

現今較為公認的觀點：《雷公炮炙論》的實際撰寫者為劉宋時期的雷斅。其生平里居未詳，他對藥物炮製多有研究，除了著有《雷公炮炙論》，另著有《論合藥分劑料理法則》。然而《雷公炮炙論》並非成於一時一人之手，後世多有增刪。

相傳雷斅在寫成《雷公炮炙論》以後，並沒有得到廣泛的流傳，其人其書留下諸多空白。近代人張驥持論，原書在元代時就已經完全亡佚，所幸的是在北宋的《大觀本草》中，見到了唐慎微抄錄的《炮炙論》序和內容，而該書最早被引用，也正是在唐慎微的《證類本草》。明代李時珍在《本草綱目》中基本上是將《大觀本草》的材料原封不動地予以轉載。

雷公身分的迷霧，影響了許多代學者，從黃帝侍臣到後世專研炮炙的學者，繞來繞去，歷史上有人乾脆把他們融為一體。如明代徐春甫在《古今醫統》中說：「雷公為黃帝臣，姓雷名斅，善醫。」再如明代專門的炮製文獻《補遺雷公炮製便覽》開篇就說：「黃帝坐明堂，召雷公而問之曰：『子知醫之道乎？』雷公對曰：『誦而頗能解，解而未能別，別而未能明，明而未能彰。』黃帝因而授之，事見《內經‧著至教論篇》。由是雷公醫道益著，有《炮炙論》，其序載在本草，云公姓雷名斅。」

如此思量《雷公炮炙論》，恰可比擬《神農本草經》。神農與雷公皆有借聖賢之名以傳經典，但《本草經》作者無考，而《炮炙論》作者實另有人，是彼雷公與此雷公並存，這又是二者之不同。

四、炮炙書中通煉丹

《雷公炮炙論》是深受煉丹術影響的一部本草文獻。考察《雷公炮炙論》內容，其在操作禁忌、操作方法以及運用器皿等方面，都與道教外

丹術保持緊密關聯。文字內容有與道教丹經相互引用者，如《鉛汞甲庚至寶集成》卷一中水銀、曾青、硫黃三條下的文字，與《炮炙論》中的文字幾乎完全相同，卷四中也有水銀、曾青、雌黃、硫黃、磁石、硃砂、鐘乳、白礬、硝石、雲母等條相互引用。一些操作術語方面也相互引用，如拒火丹家指的是「燒之不飛上，謂之炬火」，《炮炙論》在序文中有「令鉛拒火，須仗修天」。伏時指的是一晝夜的時間，為丹家煉丹術語，在《炮炙論》中引用達幾十處。故有學者推斷，《炮炙論》是一本醫道兩家共同使用的製藥專書。

總之，《雷公炮炙論》是中國古代最早一部較為完備的炮製專著，對後世中藥炮製技術的發展與總結，均具有十分重要的影響。特別是明清時期有關總結中藥炮製的專著，都是受該書的影響而著成的，至現代中藥炮製學科的建立，無不充分肯定《雷公炮炙論》的開創性地位。

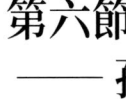

第六節　藥王傳千古
——孫思邈兩撰千金方

　　唐朝的第二位皇帝李世民，堪稱「千古一帝」。李世民即位後，在京師長安召見了一位來自鄉野的老人。其人仙風道骨，唐太宗見到他的容貌氣色、身形步態皆如同少年，不禁感嘆道：「有道之人真是值得人尊敬呀！像羨門、廣成子這樣的人物，原來世上竟是有的，怎麼會是虛言呢？」太宗想授予他爵位，這位老人拒絕了，仍回到鄉間為民醫病。他臨床診療疾病技藝精湛，倡導大醫精誠的醫學道德規範，對藥物有廣泛而深入的研究，對藥方廣為採集並加以整理。他一生完成了兩部鉅著——《備急千金要方》與《千金翼方》。這位老人就是被後世奉為藥王的孫思邈。

第六節　藥王傳千古──孫思邈兩撰千金方

一、藥王得享高壽

孫思邈，隋唐時期京兆華原（今陝西省銅川市耀州區）人。

對於孫思邈的生卒年，特別是生年，學術界是有爭議的。一般認為生於西元 581 年，卒於 682 年，活了 101 歲。然而，也有 141 歲、164 歲等說法。不管哪種說法，他肯定是一位百歲老人。他的確得享高壽，才讓他完成了兩部鉅著，令人可仰望而高不可及。他也並非無病的仙人，他重病垂危，得續命湯救治，再赴普惠人生路，救人與自救，在藥王的身上，就有著如此傳奇而又現實的風雲際遇。

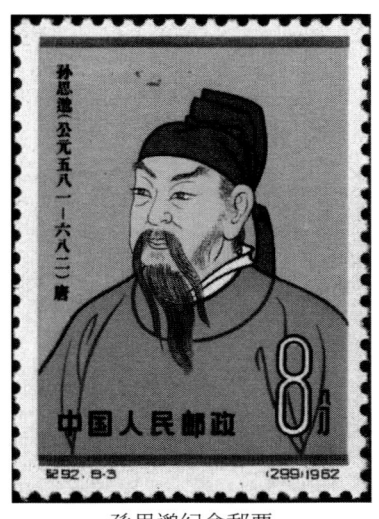

孫思邈紀念郵票

孫思邈自幼聰敏好學，有文字記載他自七歲開始讀書，一天能記誦千餘字。他一生十分勤勉，涉獵群書，對儒家、道家、佛家、歷史、天文、地理各個方面都有深入研究，是一位通經史、知百家的飽學之士。

孫思邈博學多聞，在生活、行醫中處處留心、不斷累積。比如他在《備急千金要方》中記載了這樣一件小事：

貞觀五年七月十五日的夜晚，孫思邈的左手中指不小心碰到樹上，到了第二天早晨疼痛劇烈，痛不可忍。又過了十天，疼痛逐漸加劇，瘡面日漸高大，顏色暗紅，像熟豆一樣。聽說前人有用鮮品蒲公英治療的方子，嘗試之下，收效顯著，一用即癒，疼痛消除，不到十天的工夫，瘡面平復而痊癒。孫思邈認為此方「大神效」，將它收錄在《備急千金要方》中。

　　積跬步至千里，匯小流成江海。在不斷留心與累積下，孫思邈耗費心血、花費多年的時間著書，為後人留下很多實用又有效的名方。

　　孫思邈完成《備急千金要方》時，起碼已是 70 多歲高齡。為使其「羽翼交飛」，他又繼續撰著《千金翼方》。一位古稀之年的老人，在完成一部鴻篇巨帙之後，依然筆耕不輟，其對學問不懈的追求，以及人命至重、一心赴救的醫者仁心，可見一斑。

二、兩著千金傳世

　　孫思邈流傳至今的著作主要有《備急千金要方》和《千金翼方》各三十卷，皆為鴻篇巨帙。

　　「千金」之稱由何而來？來自《備急千金要方·序》中之語：「以為人命至重，有貴千金，一方濟之，德逾於此。」

　　孫思邈認為，人世間最寶貴的就是生命，遠遠超過千金那樣的珍重。醫生如果能以醫方醫術救人性命，那自然比千金還要貴重。所以，他把自己的著作以「千金」來命名。

　　《備急千金要方》完成於西元 652 年。如此巨大的工程得以完成並澤被後世，對任何人來說，都已經是足夠欣慰、自得之事。但是，孫思邈本人卻並不滿足，他發現《備急千金要方》仍存在不足和缺漏的地方，

第六節　藥王傳千古──孫思邈兩撰千金方

「老驥伏櫪」，所以他又將自己晚年在理論、臨床上的所得匯集起來，於西元682年編纂完成了《千金翼方》。「翼」是附翼、羽翼的意思，書名載示這是對《備急千金要方》的補充。

這兩部著作涵蓋了唐以前的醫論、醫方、診法、治法、食養、導引等各方面內容，屬於綜合性的鉅著，具有中醫學百科全書的性質。

孫思邈的貢獻又集中展現在他對方劑方面的匯集整理、驗證傳承。他十分注重累積和經驗總結，所以在他蒐集的方子中，既有前代醫籍中載錄的方子，也少不了自己親歷有驗的方子，還不忘民間驗方、少數民族醫方、域外異途方藥等，來源廣博。

漢代到隋唐的數百年時間裡，臨床上的總體趨勢是注重用什麼方治什麼病，搜方、集方是重要工作。隋代編纂的《四海類聚方》多達2,600卷，收方數量驚人。這樣單純把方子匯集起來，數萬首方子，對實際應用而言，並不便利。

孫思邈也在集方，兩部著作中記載了6,500多首方子。但他是在理論體系下搜方、選方，有了理論指導，針對性增加，方劑的應用價值也相應提升。因此留下了很多傳世名方，犀角地黃湯、大續命湯、小續命湯、溫脾湯等都是現在臨床常用之方。中醫三寶之一的紫雪丹，能夠清熱解毒、息風止痙，對熱病神昏，特別是小兒高熱驚風，有很好的療效，此方就源出《千金翼方》。可見，孫思邈把藥學理論和臨床實踐進行整合，把臨床需求和實用方劑推向了高峰。後世有人評價他的兩部千金方為「妙盡古今方書之要」，的確恰如其分。

綜合施治，常勝於單一。孫思邈主張針、灸、藥綜合應用，不可偏廢。這對今天的臨床和學習，仍然具有重要意義。

孫思邈多才廣能，也使他成就眾多。他在本草、婦科、兒科、養

生、食療等方面，都有劃時代的貢獻，使他在醫學史上具有極其重要的地位。他在世時就深受百姓景仰，同時也受到皇家看重。唐太宗李世民曾稱讚他：「巍巍堂堂，百代之師」。足見他的地位之高，影響之大。

三、食治為先　食療養生

孫思邈特別重視食物對養生治病的重大意義，他在《備急千金要方》卷二十六特別列出〈食治〉一門，此即後人專門匯集刊行的《千金食治》。孫思邈在其食療專論中，對食療治病、養生的重要作用做了專門探討，系統性的闡述食療學思想，並透過弟子孟詵總結的《食療本草》，成為中醫食療在全世界的引領者。

1. 首論食療重要意義

食物是安身立命之本，是人體生命活動的物質和能量基礎。食物營養豐富，較藥物更為平和，能有效地扶助人體正氣，達到調理臟腑機能、增強體質的效果。多資於食是一種生存與生活態度，飲食使人悅神爽志也是一種生活享受。飲食調養促進身心健康更為重要，是最重要的養生之術。所以，孫思邈高度評價善於應用食物來「平痾、釋情、遣疾」的醫師，稱讚他們為良工，亦即良醫。

安身之本，必資於食。救疾之速，必憑於藥。不知食宜者，不足以存生也；不明藥忌者，不能以除病也。斯之二事，有靈之所要也，若忽而不學，誠可悲夫！是故食能排邪而安臟腑，悅神爽志以資血氣，若能用食平痾、釋情、遣疾者，可謂良工。長年餌老之奇法，極養生之術也。

2. 藥食並重而食療為先，藥食兩攻互相結合

孫思邈在行醫濟世的經歷中，就曾用穀糠預防腳氣病；用動物肝臟治療夜盲症；用海帶治療甲狀腺疾病等……他本人深有所獲，更為醫

界傳頌。孫思邈認為，對疾病的治療應當藥食並重，要把藥療與食療結合，提倡用藥食兩攻的方法。他在《千金翼方》卷十二〈養性〉篇指出：「藥食兩攻，則病無逃矣」。考量到食物性質平和，較少毒副作用，而藥物則不能。「藥性剛烈，猶若御兵，兵之猛暴，豈容妄發？」孫思邈疾呼用藥要十分謹慎，告誡人們對治療疾病可以採用「藥食兩攻」的緩和方法，且要優先考量安全可行的食療方法：

夫為醫者，當須先洞曉病源，知其所犯，以食治之。食療不癒，然後命藥。

醫生在為病人治病時，首先要弄清楚疾病的症狀及發病原因，先選用食療的方法，由此在老百姓的養生理念中，產生出人人皆知、耳熟能詳的所謂「藥補不如食補」。如果食療無效，再考慮用藥。孫思邈「藥食兩攻」並首重食療的治療學理念，迄今仍相當精闢且得當。

3. 食療基本原則和飲食宜忌

基於對食療的實務與推行理念，孫思邈還對食療法的基本原則及飲食宜忌做出闡述。在《千金翼方》卷十二的「養性禁忌第一」中，孫思邈提出養生有十項大要：一曰嗇神，二曰愛氣，三曰養形，四曰導引，五曰言論，六曰飲食，七曰房室，八曰反俗，九曰醫藥，十曰禁忌。

他將飲食列為養生第六大要，並特別強調飲食有節：

凡常飲食，每令節儉，若貪味多餐，臨盤大飽，食訖，覺腹中彭亨（注：脹大）短氣，或致暴疾，仍為霍亂。又夏至以後迄至秋分，必須慎肥膩、餅臛酥油之屬。此物與酒漿瓜果理極相仿。夫在身所以多疾者，皆由春夏取冷太過、飲食不節故也。

孫思邈的主張展現以「道法自然」為養生宗旨，要求人的生活起居、飲食衛生都要取法自然，順天應時，如此才能發揮攝生保健的作用。

「藥王」之名，得於大眾。大家習稱孫思邈為「藥王」，不僅僅是因為他在藥學方面有突出成就，而是他對整個中醫學，從道德規範到醫藥學術的集大成，都有不可替代的重要貢獻。他的大德與奉獻，在民間被神化了，一傳十，十傳百，百傳千千萬，從而成為百姓眾口不易的中華「藥王」。

第七節　瀕湖舉綱目
——李時珍藥學築高峰

丹溪河間，瀕湖東垣。

靈山秀水之間，中華醫藥菁英輩出。《本草綱目》得立於世界物質文化遺產「世界記憶名錄」之林，它的作者，正是李時珍。

明朝所處的整個 16 世紀，是中國歷史經歷巨大震盪的時期。社會動盪在加劇，政治有革新舉措，商品經濟有發展，既為李時珍的成長提供了有利的條件，但也不乏種種困境，萬般磨難。李時珍最終衝破艱難險阻，脫穎而出，攀上了科學的高峰，為人類奉獻出偉大的藥物學著作——《本草綱目》。

一、雨湖畔三代業醫

李時珍（1518～1593），字東璧，晚年自號瀕湖山人，黃州府蘄州（治今湖北省蘄春縣）人。

蘄州位於長江中下游北岸，大別山南，山清水秀，有美麗的雨湖。

「蘄州美，雨湖春水綠。蘄州美，荷池多鮮藕⋯⋯」李時珍的家就在雨湖的湖畔。大別山山脈此起彼伏，像龍蛇般一直延伸到近處，與桐柏

第七節　瀕湖舉綱目─李時珍藥學築高峰

山共位於西北方；長江水浩浩蕩蕩，彎曲像玉帶般漂流過蘄州又東流，呈現環抱形狀。雨湖之地，如此依山傍水，風景秀麗，「幾回煙波入畫中」，人傑地靈出奇才，物華天寶著新篇。李時珍的一生，正是從蘄州的雨湖開始，他將畢生心血賦予一項偉大而崇高的事業，成就了一項壯舉。而最終他又於雨湖之畔長眠。

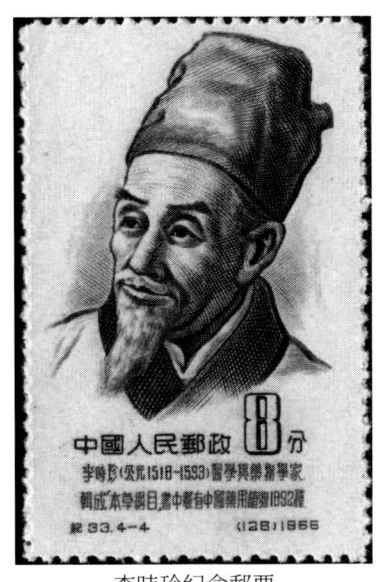

李時珍紀念郵票

明正德十三年，農曆五月二十六日（7月3日），李時珍出生於一個醫生家庭。他的祖父是一位走方的「鈴醫」；父親李言聞，號月池，承父之蔭，以醫學為業，醫術非常高明，在當地頗有名氣，曾被薦為太醫院吏目。受到祖父和父親的影響，李時珍從小對醫藥有一定的興趣。

李時珍聰穎過人，童年學了寫詩、作文。在他14歲時，參加黃州府舉行的「童試」（又稱童子試，科舉時代參加科考的資格考試），兩門考試科目都獲得好成績，中了秀才。父親因此希望他透過科舉獲得功名，這卻並非李時珍真正感興趣的事。李時珍第一次參加鄉試，鎩羽而歸。就

第二章　藥苑名家　踵事增華

在第二次鄉試的那一年，因為生活上的不謹慎，他生了一場高燒不退的骨蒸病，持續一個多月。雖然也請其他醫生診治，卻毫無效果，幾至不救，「皆以為必死」。萬般無奈之下，他父親想到了李東垣的方法，用大劑量的黃芩煎湯，終於治癒了李時珍的病。當年的科舉結果可想而知，他經歷了再次失敗。堅持之下，1539 年，他第三次參加鄉試，結果仍然名落孫山。23 歲的他，放棄了「科舉夢」，決心繼承家學，透過習醫來實現自己的抱負。

二、精醫術、鑽研醫典

關上一扇門，開啟一扇窗。

十年寒窗苦讀，未竟科舉之路，對李時珍而言，並非完全是壞事，反而成為他獻身醫學，並攀登本草高峰的重要契機。一味黃芩救命，也許正是他從醫轉藥、從臨床到著書的真正緣起。而十年的讀書之功，更為他打下了各方面的知識基礎，使他眼光開闊，為他以後博識廣覽奠定了基礎。

從科舉失利中轉換視野，李時珍說服了父親，正式隨父學醫。經過三、四年的刻苦學習，並經常跟隨父親臨證實踐，他逐步掌握了基礎理論與臨證技術，26 歲時開始獨立行醫。

學而有成，醫名漸盛。1545 年蘄州地區遭遇大旱，接著又遇水災，繼之瘟疫流行。李時珍跟隨父親為民眾治病、防疫，據稱「千里就藥於門，立活不取值」，深受民眾愛戴。

次年（1546 年），李言聞補了貢生，與名門頻有交往。當地望族郝家儒而好醫，家藏眾多醫書，李時珍借父輩之誼，經常出入郝家，借來醫書，閒暇即刻苦鑽研，人們對他有「讀書十年，不出戶庭」的說法，正是

說他這一段經歷。既有臨證的實踐，又有書本知識的滋養，他在醫藥方面的進步很快。

從青年時隨父行醫，到學成為鄉親們治病，李時珍也遇到過辨錯藥、抓錯藥的情形。而他在向古人與前人學習，閱讀醫藥書籍的過程中，發現古代本草典籍中存在著不少缺點和錯誤，或一藥而誤為幾種，或幾藥而混為一談，或主次不清，或圖文不符。因此，他冒出糾正本草典籍謬誤的念頭，並最終下定決心，要認真、嚴謹地編纂一部全新的本草。

1552 年，他毅然結束了自己單獨開業行醫的生涯，開始了重修本草之舉。此後他將全部精力與心血投入到撰著《本草綱目》這本彪炳史冊的壯舉之中，雖一路坎坷，卻散發給後世萬道光輝。

三、跋涉萬里路，書考八百家

在下定決心撰著《本草綱目》後，從 1552 年到 1578 年共 27 年的時間裡，李時珍踏萬水千山，穿風霜雨雪，採藥集方；更遍查歷代典籍，考證諸家本草，糾誤求真。他歷嚴寒酷暑，焚膏繼晷，用了近 30 年，方完成了藥物學鉅著《本草綱目》的修撰。其工作大致分為兩個階段：前 16 年，採藥集方，廣泛蒐集數據；後 11 年，釐訂綱目，三次修訂定稿。

1. 萬里跋涉，採藥集方

李時珍曾以「附子和氣湯」治好富順王兒子的病。楚王獲悉此事，聘李時珍為奉祠正，掌良醫所。在擔任楚王府奉祠正期間，楚王世子突然昏厥，李時珍「立活之」。楚王因而將李時珍薦舉到朝廷，擔任太醫院判。僅履職一年，李時珍即辭官告歸，行醫民間，為民眾治病。

李時珍遠出四方，不怕山高路遠，不避嚴寒酷暑，跋山涉水，識

藥、採藥、辨藥。足跡遍及湖北、河南、安徽、江西、湖南、江蘇等地，登過武當山、大別山、廬山、茅山、伏牛山等名山。他採集藥物標本，觀察、記錄藥物生長習性，對藥物作用進行分類記載。他虛心向漁民、獵人、樵夫、農民、鈴醫學習鳥獸、百草、五穀、民間驗方等知識。豐富可靠的數據與多種知識的儲備，為著書奠定了雄厚基礎。

2. 深思熟慮，創新分類

年到五十，人生過半。大約在李時珍51歲時，本草編撰工作進入關鍵階段。他以北宋唐慎微《證類本草》為基礎，書考八百家，經過約11年的時間，去偽取真，去蕪存菁，分門別類，文稿的輪廓逐漸清晰，綱目最終確立。這個時期著重的是文字工作，他在三易其稿之後，最終參以南宋朱熹《通鑑綱目》之名，定名為《本草綱目》。全書定稿於萬曆六年（1578）。

《本草綱目》既是李時珍全部心血凝聚而成，也是他帶領著弟子與子孫眾人鼎力共舉的結果。

這部本草學與博物學鉅著，蘊含了李時珍的全部心血。他極盡觀察與類比的方法，詳察自然萬物之根本，博識本草陰陽之化用，析綱振目，匯於一帙，達到了廣聞博識致用的高峰。

四、成就生前身後名

明代大儒王世貞與李時珍生活於同一時期。王世貞曾當過南京刑部尚書，晚年託病辭官，隱居在家鄉江蘇太倉。

李時珍在編著完《本草綱目》兩年後，仍遲遲找不到願意出版的書商。萬曆八年（1580）秋天，63歲的他背著沉重的書稿，從蘄州乘船沿江東下，日夜兼行，舟車勞頓，終於在九月九日這天到達了江蘇太倉

第七節　瀕湖舉綱目─李時珍藥學築高峰

王世貞的家。見面後，李時珍講述了著書的意圖和經歷，請王世貞為其作序。

王世貞與李時珍進行了交流，並留下了書稿供翻閱，但他真正完成序文，卻經歷了較長的時日，以至於有十年方成的說法。王世貞筆端所流淌出的文字，對李時珍本人褒揚有加：「楚蘄陽李君東璧……其人，晬然貌也，臞然身也，津津然談議也，真北斗以南一人。解其裝，無長物，有《本草綱目》數十卷。」一位留下皇皇鉅著的醫聖，李時珍並沒有自我標榜的文字，甚至連一張畫像都沒有留下。王世貞的寫實文字成為後來李時珍「畫像」最珍貴的依據。

打開《本草綱目》進行仔細展讀，王世貞更忍不住對這部鉅著給出無以復加的讚譽：

如入金谷之園，種色奪目；如登龍君之宮，寶藏悉陳；如對冰壺玉鑑，毛髮可指數也。博而不繁，詳而有要，綜核究竟，直窺淵海。茲豈禁以醫書覯哉，實性理之精微，格物之通典，帝王之祕籙，臣民之重寶也。

王世貞在作序完稿後的當年就去世了，但世人看到王世貞的序文，卻打開了包裹鉅著的幔布，得識了它的耀眼輝光。南京書商胡承龍立即答應承印《本草綱目》，但因《本草綱目》篇幅實在太長、圖文刊刻太複雜了，僅僅核對和刻印工作，就用了整整四年的時間。

《本草綱目》開始刻版，但李時珍已經衰老病重，自知時日無多的他，寫了一篇遺表，傾訴自己編寫《本草綱目》的初衷，懇請朝廷「恩准禮部，轉發史館採擇，或行太醫院重修」，以便此書能惠及眾生。他交待子孫，務必將此書獻給國家，以為後世所用。1593年，李時珍與世長辭。

李時珍去世後不久，為了充實國家書庫，明神宗朱翊鈞下令全國各

093

地向朝廷獻書。李時珍的兒子李建元，遵從父親遺命，將《本草綱目》獻給朝廷。

南京胡承龍承擔刊刻此書，刻書工作始於李時珍生前，但耗時數年，終於在明萬曆二十四年（1596）完成其刊刻行世的全部工作，這就是《本草綱目》的金陵初刻本，而這已是李時珍去世三年之後了。

瀕湖鼎力舉綱目，歷二十七載春秋。博物鉅著舉世無雙，本草高峰經典永光。李時珍不辭辛勞，克服重重困難，摘取人類醫藥學智慧的碩果，被人們尊稱為「醫中之聖」，他樹立了中華民族醫藥學發展史上的一座豐碑。

第八節　恕軒補缺遺 —— 趙學敏綱目拾遺

《本草綱目拾遺》是繼《本草綱目》之後又一部傳世的本草鉅著，它補充了大量民間醫藥學寶貴內容，增收了李時珍未收或未全之藥物，為民間醫藥學發展提供了寶貴數據與經驗。完成這個本草著述的是一位民間醫藥從業者，叫趙學敏，他是繼李時珍修撰本草之後，錦上添花，舉個人之力修撰本草的又一成功典範，是民間力量對中華本草的又一不朽奉獻。

一、棄儒轉醫，植藥研藥

趙學敏（約1719～1805），字恕軒。他前期主要生活在福建，其後主要生活於浙江，一般著述中均載其為錢塘（今浙江杭州）人。他對李時珍鑽研醫藥學的堅韌毅力深為敬佩，對其鉅著之豐富內容很是讚賞。經過仔細研讀學習，他又有了自己的看法，認為《本草綱目》並非包羅無

第八節　恕軒補缺遺──趙學敏綱目拾遺

遺，也不是完美無缺：「瀕湖之書誠博矣，然物生既久，則種類越繁。」他認為必須及時予以補充，若「此而不書，過時罔識」。因此，他下定決心以李時珍為榜樣，用一己之力「拾」《本草綱目》之「遺」。

趙學敏出身官宦之家，其父晚年方得子，長子即趙學敏，次子趙學楷。趙父本想讓長子學敏習儒，以致力仕途；讓次子學楷學醫，以濟世救人。為了創造良好的學習環境，趙父在書齋「養素園」中收藏了許多醫書，又開闢土地、設為藥圃、栽植藥材。學敏、學楷兄弟二人多年在園中吃住，本是分別接受儒學和醫學教育，但趙學敏雖被指定學儒，其興趣卻轉向醫藥。趙學敏博聞強記，興趣廣泛，對醫藥、曆法、天文、方技、術數、卜算等書籍皆有涉獵。閒暇時，他還與學楷以「針灸銅人圖」作為日常遊戲。學以趣為先，趙父見到如此情形，遂轉念給予寶貴的支持。

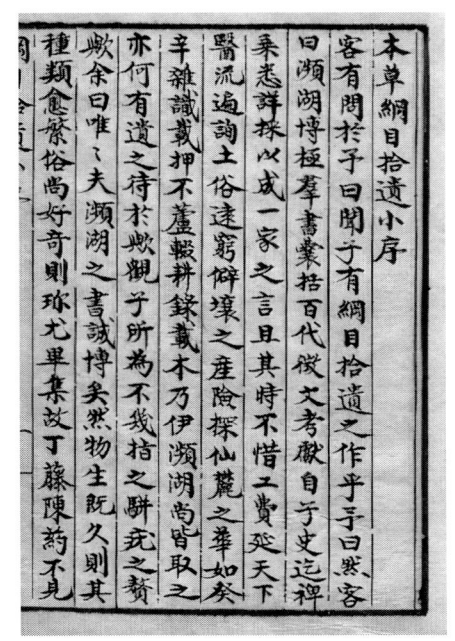

趙學敏為《本草綱目拾遺》所作小序書影

二、多方知識，廣涉偏遠

《本草綱目拾遺》一書中，所涉及地域非常廣闊，足證趙學敏蒐集數據之博採聚珍，其中不僅有他生活地區的藥物，還有東北、西北及西藏等偏遠地區的藥物。

以西藏地區為例，趙學敏透過書籍、訪談，對該地區的藥物進行整理，記載了野馬豆、藏紅花、藏香、雪荷花等藥物，如其詳載野馬豆即是一例。

以東北地區為例，趙學敏整理了聽聞中關於人參中參鬚、參葉等內容，參鬚部分來源於其弟趙學楷的著作：

《百草鏡》：參鬚，寧古塔來者色黃粗壯，船廠貨次之，鳳凰城貨色帶白為劣，煎之亦無厚味。

再如雲南地區，趙學敏在書中記載了該地區的大量藥材，如象鼻草、普洱茶、離情草、雪茶、青花豆、貓睛石、金剛簒、紫銅礦、八角蓮、料絲、石腦油等。趙學敏友人王鼎條患心腹痛，剛巧客人從雲南帶來法落梅，王鼎條服後即痊癒。趙學敏不僅記載藥物內容，還將友人服用藥物的效果一併記載，以令人信服。

三、近親遠疏，皆資廣聞

《本草綱目拾遺》全書中，涉及近二百位具體的人物，有的是知曉藥方或了解藥物知識的人，還有的是他請教過的其他各類不同行業或身分人士。趙學敏能夠得到許多新鮮的素材，正是透過多方管道，對醫方的傾力蒐集。

首先，有鮮活的民間經驗可資獲取。趙學敏虛心求教，不恥下問，

但凡知識來歷明確，「辛苦勞碌人」、「漁海人」、「山村人」、「某嫗」、「士人」等，都是他素材的來源者。如民間醫者越醫全丹若云：「(米油)黑瘦者食之，百日即肥白，以其滋陰之功，勝於熟地也。每日能撇出一碗，淡服最佳。若近人以熟粥絞汁為米油，未免力薄矣。」楊靜山云：「曾有人患癰破爛，內生蟲蛆，纍纍千百計，治以殺蟲藥無效。一老醫以海參片焙末敷之，蛆皆化黃水，然後以生肌膏貼之，癒。據言，凡一切金創及疽毒破爛，交暑內潰生蛆，唯海參末可療。」治一切癰疽，淳安陳老醫云：「用臭牡丹枝葉搗爛，罨之立消。」

其次，儒醫或御醫們也提供了知識經驗或藥物數據。如御醫陳彬介紹治癬方：「陳別駕彬，曾任太醫院官，有治各種癬方：用馬料豆，以瓦罐，不拘多少，裝入罐內，罐口以銅絲罩格定，使豆不能倒出；然後用大高邊火盆一個，盆鑿一孔，將罐倒合孔上，四圍以乾馬糞壅之，火燃罐底，盆底下用磚墊空，安碗一個接油；上火煨，罐內豆自焦，有油從盆底滴入碗中，色如膠漆，以此搽癬，三次即癒。」又如御醫盛天然介紹獨角蓮：「庚戌，予在臨安，有醫士盛天然言其地古城與餘杭接界，產獨葉花，生山坑，不見天日，其形一葉，中含紅花一朵，儼如蓮花狀。其花從葉心透出，下有根，作獨蒜狀。」

再者，還有更值得信任與依賴的親人提供文獻數據。由親至遠，貴在學識。親人中，其弟趙學楷為代表，書中稱其「楷弟」。考《本草綱目拾遺》中，他引用趙學楷《百草鏡》次數最多，共計180餘次。學敏、學楷兄弟二人，致力醫藥，堪稱雙雄，亦成佳話。趙學楷自幼至長，「銳意岐黃，用承先志，雖未敢自信出以應世，然親串間有請診者，服其藥無不應手癒。居恆喜著書，所纂有《百草鏡》八卷，《救生苦海》百卷，皆言中肯綮，解洞玄微，誠有裨於斯道者不淺」。

趙學敏對民間驗方的重視，也在書中有充分的展現。他對自己或家

人治療有效的驗方，記載得更為詳實。《本草綱目拾遺》卷四所載翠羽草，又名翠雲草，即為一例，所記述誠為一珍貴醫案，極具傳世價值。

嘉慶癸亥，予寓西溪吳氏家，次子年十五，忽腹背患起紅瘰，蔓延及腰如帶，或云蛇纏瘡，或云丹毒，乃風火所結，血凝滯而成。予疑其入山樵採染蟲毒，乃以蟾酥犀黃錠塗之，不效。二三日瘰越大，作膿。復與以如意金黃散敷之，亦不效。次日，瘡旁復起紅暈，更為擴大。有老嫗教以用開屏鳳毛，即翠雲草也，搗汁塗上，一夕立消。

四、糾誤納新，異域新知

傳聞既得之於人，學識更深資於書。對既往眾多醫家紀錄的各類素材，也是《本草綱目拾遺》中所採擷的寶貴素材來源。

《本草綱目拾遺》收錄藥物 900 餘種，或為《本草綱目》未載，或為所載但有誤或記載不詳。如糾正李時珍將蕗菜指稱為田園小草；鳳仙花雖收錄，卻列為「有名無用」類，且沒有描述其形態；金鎖匙的古方被李時珍誤列在杜蘅之後等。

蕗菜好生高山泉源石上，與石菖一類，其味辛辣……李東璧謂為田園小草，則誤。

鳳仙花，一名透骨草，以其性利能軟堅，故有此名。《綱目》有名未用，收透骨草，瀕湖引集效經驗諸方，載其主治，而遺其形狀。

草藥有金鎖匙，俗稱金鎖銀開，乃藤本蔓延之小草也。土人取以療喉症極驗。又名馬蹄草，非馬蹄細辛也；馬蹄細辛即杜蘅。瀕湖於杜蘅條後附方，引《急救方》中之金鎖匙，認為杜蘅，誤矣。

趙學敏秉承本草學開放的眼光，採取「拿來主義」，為我所用。《本草綱目拾遺》中還收錄、吸收了眾多域外藥物、藥物知識及治療經驗。以南方藥物胖大海（膨大海）以及海外名藥金雞納（金雞勒）為例：

胖大海，出安南大洞山……土人名曰「安南子」，又名「大洞果」……治火閉痘，服之立起，並治一切熱症勞傷，吐衄下血，消毒去暑，時行赤眼，風火牙痛。

查慎行《人海記》：西洋有一種樹皮，名金雞勒，以治瘧，一服即癒。嘉慶五年，予宗人晉齋自粵東歸，帶得此物，出以相示，細枝中空，儼如去骨遠志，味微辛……治瘧，澳番相傳，不論何瘧，用金雞勒一錢，肉桂五分，同煎服，壯實人金雞勒可用二錢，一服即癒。

我們自然還可從《本草綱目拾遺》中找到趙學敏對外來先進製劑經驗的掇菁擷華。對於西洋藥露，他在書中〈各種藥露〉部分有載述：

凡物之有質者，皆可取露，露乃物質之精華。其法始於大西洋，傳入中國。大則用甑，小則用壺，皆可蒸取。其露即所蒸物之氣水。物雖有五色不齊，其所取之露無不白，只以氣別，不能以色別也。時醫多有用藥露者，取其清冽之氣，可以疏瀹靈府，不似湯劑之膩滯腸膈也。

對國外的外用藥品，甚至新劑型，書中同樣有選載。例如鼻沖水：「出西洋，舶上帶來，不知其製……番舶貯以玻璃瓶，緊塞其口，勿使洩氣，則藥力不減，氣甚辛烈，觸人腦，非有病不可嗅……治外感風寒等症，嗅之大能發汗」；刀創水：「出西洋，不知何物合成，番舶帶來粵澳門市之。治金創，以此水塗傷口，即斂合如故」；日精油：「泰西所製……治一切刀槍木石及馬踢犬咬等傷，止痛斂口，大有奇效」。

五、為求其真，親力親為

趙學敏對《本草綱目拾遺》的編撰力求親力親為，具體到四個方面：親聆口述、親自檢視、親臨體驗、親自栽培。

1. 親聆口述

有好友為其介紹某些藥物的效用，他一經核驗，便記錄下來，飯蠅加冰片外敷治走黃為一例。

嘉慶庚申，偶在東江晤柴又升先生云：「昔在臺州患面疔，初起即麻木，癢幾入骨，不可忍。山中倉卒無藥，有教以用飯蠅七個、冰片一二釐，同研爛敷之，即不走黃。」如言，果癢定，次日漸瘥，旬日而癒。

2. 親自檢視

對於可以見識到的藥物，趙學敏更傾向於親自檢視，去考核聽說的內容。如對新傳入的東洋參進行檢視：

又一種東洋參，出高麗、新羅一帶山島，與關東接壤，其參與遼參真相似，氣亦同，但微薄耳；皮黃紋粗，中肉油紫，屠舞夫攜來，予曾見之。據云性溫平，索價十換，言產蓐服之最效，其力不讓遼參也。

3. 親臨體驗

在臨證治療時，趙學敏也會將聽來的臨床案例再次付諸實踐，親驗其真。「紙上得來終覺淺，絕知此事要躬行。」他是以行動踐行了陸游詩句所倡導的「親自實踐」。如「六月霜」條：

丁未，余館奉化，邑人暑月俱以此（六月霜）代茶，云消食運脾，性寒，解暑如神。五月內……予以百錢買得一束，如乾薄荷狀，而長大倍之，莖上綴白珠成穗。土人云：「子能下氣消食，更甚於枝葉，偶得痞悶不快，因取一枝沖湯代茶飲，次日，即健啖異常，所言信不妄也。」

對六月霜的功效，記載為：

性苦寒，亦厚腸胃，止痢開膈，食之令人善啖。凡傷寒時疫，取一莖帶子者煎服之，能起死回生。屢試皆效。又善解毒，洗瘡疥，皆癒。

4. 親自栽培

栽培藥材，得益於趙父預先的設計，更成為趙學敏的習慣。撰寫《本草綱目拾遺》因此可避開許多冤枉路，滿手數據，真真切切。

癸丑，余親植此草（石打穿）於家園，見其小暑後抽薹，屆大暑即著花吐蕊，抽條成穗，儼如馬鞭草之穗。其花黃而小，攢簇條上，始悟馬鞭草花紫，故有「紫頂龍芽」之名；此則花黃，名「金頂龍芽」，與地蜈蚣絕不相類。因此草亦有「地蜈蚣」之名，故《百草鏡》疑為石見穿也。

然而，一己之力，終有不逮。《本草綱目拾遺》一書，仍難免留下一些錯誤和遺漏。總體客觀地給予評價，其主要成就，是繼《本草綱目》之後，奉獻了又一部具有重要價值的本草著作。趙學敏學風認真，審慎編撰，其申言：「草藥為類最廣，諸家所傳，亦不一其說，予終未敢深信……茲集間登一二者，以曾種園圃中試驗，故載之。否則寧從其略，不敢欺世也。」他更是嚴斥部分人「率以醫為行業，謂求富者莫如醫之一途」的行為。由此可見，趙學敏不僅在傳承和撰寫本草典籍方面做出了重要貢獻，且具有高尚的醫德醫風，亦堪稱本草名家中的典範，與一眾藥苑名人垂範後世。

第二章　藥苑名家　踵事增華

第三章
本草典籍珍珠層積

　　神農嘗本草，開創中華本草之始，歷代典籍構成了本草學大系。而珍珠般層積的傳承特點，使本草垂之千古不致淹沒。《神農本草經》託神農以為名，尊古循經崇大道，上、中、下三品分類，藥收三百六十五味，恰合法天之數。南朝梁陶弘景匯名醫經驗，以副品倍增藥味，《本草經集注》始成。《新修本草》，唐政府組織編纂，藥典源頭，世界無出其右。本於藥食同源，匯成食藥和鳴，唐朝孟詵撰著《食療本草》。北宋唐慎微類纂雜錄，為層積特色最鮮明者，匯成《證類本草》，得此使得「書有名亡而實不亡」。明代李時珍析綱目，糾謬誤，奉獻博物鉅著《本草綱目》；草木有情，救荒度飢，朱橚主持編撰《救荒本草》，彰顯人間大愛。考名求實，鑑圖明辨，清代吳其濬著《植物名實圖考》，植物學與本草學雙臻高峰。

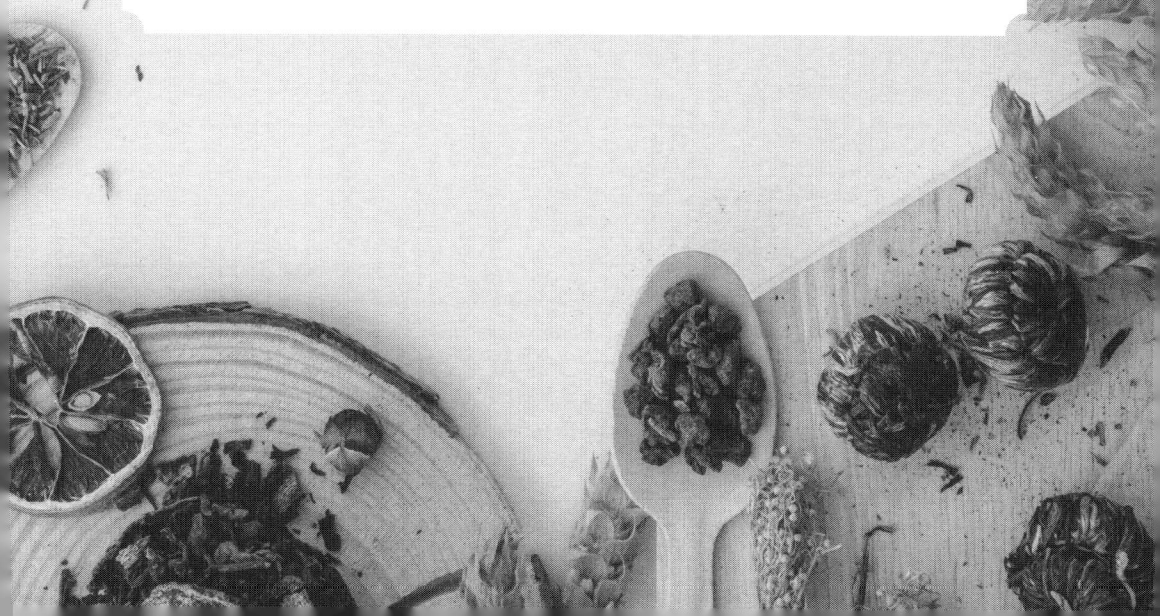

第一節　本草奠基：《神農本草經》

《神農本草經》，又稱《神農本經》，多簡稱《本經》，是中國現存最早的一部本草典籍，或者說中藥學典籍。

一、「本草」二字必重草木

古代有關中藥內容的著作，多賦「本草」二字。「本草」究竟為何意呢？首先，從對中藥的認知來看，《說文解字》釋：「藥，治病草也，從草。」這說明最早的中藥應用，當肇始於植物的運用。「神農嘗百草，一日而遇七十毒」，這個古老而眾口一致的傳說，從某種程度上反映了對「百草」的口嘗身受，身邊可及的植物，是遠古人類對中藥認識的起始。豐富的植物藥，最早被了解與嘗試，最終歸入藥材的分類所屬，其植物來源者最多，遠遠超過動物藥與礦物藥。藥物之中草最多，以草為本成事實。正是基於這樣的認知和現實，歷史上著有《蜀本草》的五代時人韓保昇，就曾給出這樣的說法：

> 藥有玉石、草木、蟲獸，而直云本草者，為諸藥中草類最多也。

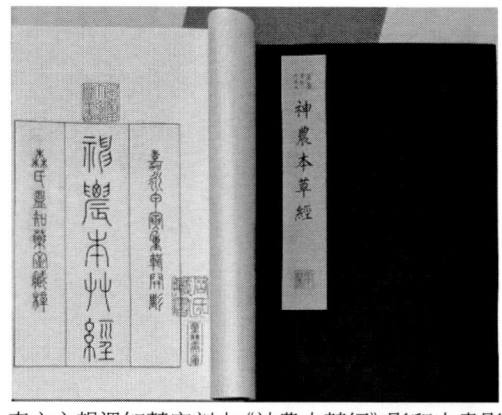

森立之輯溫知藥室刻本《神農本草經》影印本書影

二、「本草」連用由來溯源

「本草」一詞，首見於漢代文獻中。《漢書‧藝文志》提到：「凡方技三十六家，八百六十八卷。方技者，皆生生之具。」其中所指的方技三十六家，包括醫經七家、經方十一家、房中八家、神仙十家。在「經方十一家」下的解題中道：「經方者，本草石之寒溫，量疾病之淺深，假藥味之滋，因氣感之宜，辨五苦六辛，致水火之齊，以通閉解結，反之於平。」這雖是經方解題，但說的是中藥治病的本質，「本草」二字連用首見於此。然其「本草石」與「量疾病」動賓之用，與後世「本草」為專有名詞，顯然有所不同。其中的連結，也許古人就是從「尊經」的目的而出發，取用其中「本草」二字，以示尊經崇道而成為這個專門學科的開創。

《漢書‧郊祀志》中有「本草待詔」官職的記載，使它與職業或學科產生連結：「候神方士使者副佐、本草待詔七十餘人皆歸家。」顏師古注：「本草待詔，謂以方藥本草而待詔者。」此處「本草」顯然是與「方藥」相近的學問或學科，其藥學的性質已經顯現。用「本草」二字代指藥物著作，最早見於《漢書‧游俠傳》中對樓護的記載：「樓護字君卿，齊人。父世醫也，護少隨父為醫長安，出入貴戚家。護誦醫經、本草、方術數十萬言。」

在運用與演變過程中，有了一本以「本草」為內容的書被尊崇為「經」，並託言為古代聖賢神農所著，具有崇高地位的《神農本草經》終於得以面世，並流傳至今。

三、由「最早」而成就「奠基」地位

《神農本草經》是本草學的奠基之作，代表著古之本草、今之中藥的學問已發展成為一門獨立的學科，稱其「奠基」，是由於它占有數個「最早」的紀錄。

第三章　本草典籍珍珠層積

第一個最早，是成書年代。本書的確切成書年代雖無法考證，但後人據書中涉及的藥物名稱、功效以及產地等相關數據推斷，此書約成於東漢時期。書中內容恰是對秦漢時期寶貴用藥經驗的系統總結。

第二個最早，是藥物分類法的創立。中藥的來源是廣泛的，「物以類聚」，何以細分？《神農本草經》首開「三品分類法」的藥物分類法之先河，它將所載錄的365味藥物，分為上品、中品、下品。該書「序錄」中即申言上、中、下三品藥的種類與屬性：

上藥一百二十種為君，主養命以應天，無毒，多服久服不傷人。欲輕身益氣不老延年者，本〈上經〉。

中藥一百二十種為臣，主養性以應人，無毒，有毒，斟酌其宜。欲遏病補虛羸者，本〈中經〉。

下藥一百二十五種為佐使，主治病以應地，多毒，不可久服。欲除寒熱邪氣、破積聚、癒疾者，本〈下經〉。

此即中藥的「三品分類法」，上應天、中應人、下應地，顯然其本於天、地、人的三才思想。從上、中、下三品，與天、地、人三才思想相連結，又彰顯了本草學科自創立之始即根植於中華傳統文化，所運用的正是東方哲學思想的認識論與方法論。

第三個最早，是中藥藥性理論的創立。《神農本草經》在其「序例」中首次明確提出了「藥性」一詞，象徵中藥藥性理論的正式創立。藥以治病，性為引領。何種效能，可治何種疾病呢？道法自然，辨物識性。透過賦予藥物「寒熱溫涼」等不同的性質，對應「治寒以熱，治熱以寒」等醫經理論，就可以運用「熱藥治療寒性病症」，運用「寒藥治療熱性病症」。溫熱為陽，寒涼為陰，如此的本草學理論，執簡馭繁，將物性化為陰陽而為用。

《神農本草經》一書的早期傳本，在隋唐以前尚有所存，至北宋開始，流傳逐漸減少，乃至亡佚。然而，本書的內容卻透過《本草經集注》、《新修本草》、《開寶本草》、《證類本草》、《本草綱目》等書，輾轉傳抄轉述，較完整地保留了下來。後人便從上述古籍中輯錄出《神農本草經》的內容，重新編排成書。

在《神農本草經》的諸多輯本中，目前可以考證到其最早的輯本為南宋王炎的《本草正經》，但也已經亡佚了。其後輯佚此書的代表人物，有明朝的盧復，清朝的孫星衍與孫馮翼、顧觀光；晚清時期日本人森立之；現代的尚志鈞、馬繼興等，共有輯本二十餘種。

四、借名「神農」彰顯本草學問

神農氏，即炎帝，三皇五帝之一，為農業的發明者，識藥之祖。神農氏不畏艱險，遍嘗百草，找尋治病解毒良藥，以救夭傷之命，後因誤食有毒藥物而死，故《神農本草經》依託於神農的耀眼光環而冠之於書名。不可否認的是，該書必定是古人集體智慧的結晶。學者認為，該書的主體形成當在秦漢一統之後，約在西漢時成其形，而後又經東漢醫藥家的「修飾」貢獻，在漢朝以後才逐漸發展成為一部系統性的本草著作，受到醫藥家的高度認可。然後又在「尊經」思想的影響下，終成就其學科經典的地位。

儒而知醫，本草多識，格物致知。如此的學問本源，就在清代嘉慶四年宣城張炯為輯本《神農本草經》所作的序言中進行了強調：

儒者不必以醫名，而知醫之理，則莫過於儒者。……孔子曰：「多識於鳥獸草木之名。」又曰：「致知在格物。」則是書也，非徒醫家之書，而實儒家之書也。其遠勝於（繆）希雍、（盧）之頤諸人也固宜。或以本

草之名始見《漢書·平帝紀》、〈游俠傳〉，幾有疑於《本草經》者⋯⋯因三百六十五種注釋為七卷，見於陶隱居《別錄》矣。增藥一百十四種，廣為二十卷，《唐本草》宗之。增藥一百三十三種，孟昶復加釐定，《蜀本草》又宗之。至郡縣本屬後人所附益，《經》但云生山谷、生川澤耳。

五、從內容、結構看《神農本草經》

總體看來，《神農本草經》的內容分為兩大部分。

第一部分內容是總論，書中稱作「序錄」。內容涉及基礎理論，如分類、藥性、採收、鑑別、調劑、用藥服藥法、七情、配伍等多個方面，很多至今仍是中醫遵循的原則，也因此成就了本書在本草史中的奠基地位。

另一部分內容是各論。全書載藥365種，「法三百六十五度，一度應一日，以成一歲」，與一年365日相合。其實當時人們所掌握的藥物，應該超過書中的記載，孕育於中華傳統文化的本草學問，深受術數思想的影響，故首次恰取365之數而成書。各論部分，也就是具體的藥物條目。365種藥物，按上、中、下三品分成了三類。

經過考證，《神農本草經》收錄藥物恰合365種，應當是經過陶弘景整理過的結果。「苞綜諸經，研括煩省，以《神農本經》三品合三百六十五。」陶氏稱，此前有各種傳本，「魏晉以來⋯⋯或五百九十五，或四百三十一，或三百一十九」，當時並無統一。之所以釐定為365種，可能與陶弘景深受道家思想的影響有關。如宋朝鄭樵解釋：「經有三品，合三百六十五種，以法天三百六十五度。」其365種藥物，包括植物藥252種、動物藥67種、礦物藥46種。後來的許多本草書，都是在《神農本草經》基礎上發展起來的。

至於各種藥物的記載，每種藥物在正名之下，包括性味、主治、別名、產地、採收、炮製等分項內容。茲舉例植物藥人參（上品）內容如下。

人參，味甘，微寒。主補五臟，安精神，定魂魄，止驚悸，除邪氣，明目，開心益智。久服輕身延年。一名人銜，一名鬼蓋。生山谷。

由於輯者不同，版本有異，現存《神農本草經》就有三卷本與四卷本兩種模式，主要的差別在於是否將「序錄」部分作為獨立的一卷。

六、以歷史的眼光予以評價

漢代煉丹服食盛行，而道家思想對古代藥物學的影響是深遠的。

王充在《論衡》中說：「道家或以服食藥物，輕身益氣，延年度世，此又虛也。夫服食藥物，輕身益氣，頗有其驗，若夫延年度世，世無其效。百藥癒病，病癒而氣復，氣復而身輕矣。」

王充的話先否定了藥物延年度世的功效，認為「此又虛也」，但隨後透過分析百藥癒病的原理，「病癒而氣復，氣復而身輕」，又認可了服食藥物輕身益氣的效驗。或許此中就存在道家的「身輕」與醫藥家「身輕」二者之間既有關聯而又各有所表的差異。受到當時歷史文化的影響，《神農本草經》中「不飢」、「輕身」、「增壽」、「益壽」、「不老」等功效出現頻率很高，甚至有用「神仙」、「行千里」等詞彙，來表達藥物的功效。

「丹砂」等現今確定有毒的礦物藥，被刻意安排，出現在《神農本草經》中「多服、久服、不傷人」的上品藥中，也是有其類似原因的。現代學者也肯定其道醫相關的淵源或源頭。

時代背景的影響不可避免，書中分類亦有不足，個別或存在界限不清，或所分不確、功效認知或存偏頗，或存謬誤的情形，需要加以鑑別

第三章　本草典籍珍珠層積

與揚棄。但其不足，卻是值得辯證而歷史地予以評價的，是絕對不可全盤否定的。

作為現存最古老的中藥學專著，《神農本草經》成為中華本草發展的基石，其本草史中的奠基地位得到完全肯定，既具有極其重要的歷史典籍價值，又有千年傳承仍存其真的重要實用價值。該書所載的藥物，大部分仍為當今中醫臨床所沿用，諸多功效確證不謬，確切療效惠澤眾生。古人載述，詞簡而旨深，更令經典珍寶深藏，潛隱而未能全發，這為未來的深入挖掘並以之為鑰來探尋中華文明的密碼，不可或缺。

第二節　增廣藥味：《本草經集注》

《本草經集注》是陶弘景在《神農本草經》基礎上，增補魏晉名醫藥物紀錄形成的又一部重要本草典籍。從《神農本草經》載錄 365 味藥物，到《本草經集注》載錄 730 味藥物，藥物數量成倍呈現。僅在本草典籍所載藥物數量得到「倍增」這件事上，陶弘景已經可以稱為「厥功甚偉」了。

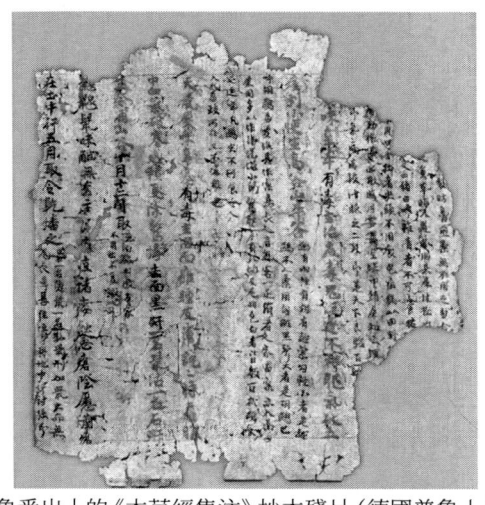

新疆吐魯番出土的《本草經集注》抄本殘片（德國普魯士學院藏）

一、陶弘景儒道醫全才

　　陶弘景（456～536），字通明，自號華陽隱居，學者稱其為貞白居士，丹陽秣陵（今江蘇南京）人。陶弘景一生歷經南朝之宋、齊、梁三朝，集儒、醫、道三重身分於一人。儒家推崇「知醫為孝」，陶弘景在《本草經集注》的〈序錄〉中也提到過「內護家門，旁及親族」。陶弘景潛心修道，是道教上清派宗師，南朝宋末之時，為諸王侍讀。喜好攝生，精研藥術，長於煉丹鑄劍，於天文、曆算、地理無所不通，琴棋書畫無所不工，博學多才，著作豐碩。他對當世影響很大，雖不願為朝廷所用，選擇在山中隱居，卻在幕後屢為梁武帝出謀劃策，時有「山中宰相」之譽。

二、名醫副品助成書

　　當時的社會因素、本草學術發展、名醫經驗整合，以及陶弘景本人充足的知識儲備等，共同玉成了《本草經集注》的面世。

　　魏晉南北朝時期，戰亂頻繁，政局動盪不安，社會長期處於動亂割據狀態。戰亂之後，繼發饑荒、瘟疫等，社會對藥物資源供給與疾病的治療，有了更迫切的需求，促成了醫藥的「逆勢」發展。隨著這種發展，醫學理論和經驗，得到不斷累積和豐富，原有的醫藥學知識與書籍，已經無法滿足醫家臨床運用的需求，對醫學著作進行整理，漸次成為學術研究的內容之一。如脈學里程碑式的著作——王叔和的《脈經》，正是成書於這個時期。本草學的學術發展，也是如此。

　　陶弘景出身於書香士族世家，其父陶貞寶亦精通醫術，「博涉子史，好文章」，「祖世以來，務敦方藥」。陶弘景家學淵源，自幼聰明且好學，10歲便「讀書萬卷餘，善琴棋，工草隸」，儒學功底深厚，又得葛洪《神

仙傳》，有養生志向，成年後擅醫術。以上這些，都成為他編撰《本草經集注》的重要條件。

如前文所述，《神農本草經》經過多年流傳，至齊梁時期已有多種版本，內容、品質參差不齊。另外據《中國醫籍考》著錄《藥總訣》文字，對此種情形也有記載：「本草之書，歷代久遠。既靡師受，又無注訓。傳寫之人，遺誤相繼。字義殘闕，莫之是正。」這些都說明了當時本草著作面臨亟需整理的境況。陶弘景所做，正如該書序言中所描述：

輒苞綜諸經，研括煩省，以《神農本經》三品，合三百六十五為主，又進名醫副品，亦三百六十五，合七百卅種。精粗皆取，無復遺落，分別科條，區畛物類，兼注銘時用，土地所出，及仙經道術所須，並此〈序錄〉，合為三卷。

三、重在增廣與補注

陶弘景既然將所完成的這部本草命名為「集注」，主要工作是他對《神農本草經》做了增廣和補注。

「增廣」，是在原有 365 味藥物的基礎上，根據當時醫學名家累積的用藥經驗，又新增了所謂「名醫副品」的 365 味藥物，使藥物數量一下子得到「倍增」，或曰「翻番」。

「補注」，則是根據當時醫學名家累積的經驗，使藥物數量擴大了一倍以後，又對未盡事宜給出了陶弘景個人的注釋和說明，其稱「子注」。

《本草經集注》這個體例，據文獻記載，較早的是《漢書集注》，惜已亡佚。由之，《本草經集注》成為現存最早採取這種體例的一部古籍。

《本草經集注》目前僅存有兩種殘卷：一是出土於敦煌石窟的殘卷，只存一卷；一是出土於新疆吐魯番的殘卷，為一殘片。現均收藏於國外。

恥看本草必庸醫。以下是從敦煌殘卷本中所能看到的陶弘景對《神農本經·序錄》中「夫大病之主」一節所作注文：

今庸醫處治，皆恥看本草，或倚約舊方，或聞人傳說，或遇其所憶，便攬筆疏之，俄然戴面，以此表奇。其畏惡相反，故自寡昧；而藥類違僻，分兩參差，亦不以為疑脫。偶爾值差，則自信方驗；若旬月未瘥，則言病源深結。了不反求諸己，詳思得失；虛構聲稱，多納金帛。非唯在顯宜責，固將居幽貽譴矣。其五經四部，軍國禮服，若詳用乖越者，正於事蹟非宜耳。至於湯藥，一物有謬，便性命及之。千乘之君，百金之長，何可不深思戒慎邪？

陶弘景很注意收錄民間實踐的經驗，如他在〈序錄〉中所說：「或田舍試驗之法，殊域異識之術。如藕皮散血，起自庖人；牽牛逐水，近出野老；餅店蒜齏，乃下蛇之藥；路邊地松，為金瘡所祕。」這說明他對民間用藥經驗是很重視的。

《本草經集注》的內容，陶弘景在序言中進行了介紹，得存於唐慎微《證類本草》卷一，明示為「梁陶隱居序」。但顧觀光輯《神農本草經·序》，卻誤認為是《名醫別錄》的序。因《證類本草》所錄，與後來敦煌出土的陶弘景《本草經集注》卷一〈序錄〉前半截全同，足可以糾正顧觀光之誤。

四、朱墨分書析文獻

《本草經集注》首創朱墨分書的抄錄方法，後世本草對此承繼，從而形成本草典籍「層積」式著錄的編撰方式。

本書的一大特點是編寫體例的首創。該書內容由《神農本草經》原書的內容、魏晉以來名醫們增補的內容（即「名醫副品」）、陶弘景注（即

「子注」）三部分組成。為區分文獻來源，陶氏採用朱墨分書、大小結合的撰寫方法，即：朱（紅）字為《神農本草經》內容，墨（黑）字錄《名醫別錄》內容；大字為藥條正文，小字書陶氏自己的疏解。這種書寫體例，有重要文獻學意義，可區分文獻出處，不致雜糅，顯示出陶氏嚴謹的治學態度。

由陶弘景所首用的這種朱墨分書形式，為後世醫藥古籍——特別是本草的整理——提供了範例。現代從新疆吐魯番出土的殘簡，和甘肅敦煌藏經洞發現的《新修本草》殘卷中，可窺見這種體例的原貌。

五、自然屬性分藥物

《本草經集注》另一個顯著特點，是首次採用按自然屬性分類的方法，將藥物分為玉石、草木、蟲獸、果、菜、米食六大類。另外單設「有名未用」（有的輯本作「有名無實」）一類，專收一些來源不明，或當時已棄用的藥物。因而全書藥物共分七類。先前的《神農本草經》，內容雖分為三品，其實是「草石不分，蟲獸無辨」的混亂情況，在後世輯本中所見上、中、下三品中，又有自然屬性分類的情形，其實是據陶弘景整理後的分類原則，而另行組織所形成的。

陶弘景雖然創立了新的自然屬性藥物分類法，但每一類仍保留《神農本草經》三品分類的正規化，將二者結合起來。他是將自然屬性的每一類再分為上、中、下三品。這一複合分類法，根據藥物作為自然物本身的形態和屬性歸類，而不僅僅依靠功用分類，顯然更加清晰，較之《神農本草經》三品分類，在客觀上由此開創了延續數百年的以藥物基原為重點的藥物發展格局。

六、藥有通用歸其類

「諸病通用藥」是《本草經集注》的又一首創，記錄在〈序錄〉中。這是一種以病為綱，辨病用藥、類別藥物、注出藥性的臨床實用用藥指南。如首列「治風通用」中有防風、防己、獨活等；治「大腹水腫」通用藥有大戟、甘遂、澤漆、葶藶、芫花、巴豆、豬苓等；治「黃膽」通用藥有茵陳、梔子、紫草等。

〈序錄〉中對「諸藥採治之法」的論述，提出了「諸藥所生，皆有境界」，這是中藥道地性的形成之始；還提出了採藥有時月，也是講求藥材品質的重要舉措。強調合藥須解節度，詳列有「合藥分劑料治法」。其中陳藥的概念，也由〈序錄〉中所列的一組宜陳之藥引出，如《本草經集注》中的橘皮，後來因為「陳久者良」，始得陳皮之名。

> 凡野狼毒、枳實、橘皮、半夏、麻黃、吳茱萸，皆欲得陳久者。其餘唯須新精。

《本草經集注》還創設了「解毒」專篇，即「解百藥及金石等毒例」。該篇介紹了各類中毒的處理方法，包括解蟲獸毒 5 條、解病邪毒 3 條、解藥毒 25 條、解食物毒 7 條、解服藥過劑悶亂 1 條，共 41 條。這是本草中最早的「解毒」專篇，不僅有利於臨床用藥合理、提高療效，還深刻影響了後世本草的編寫體例。後世方書中，往往也是將解毒急救的方法匯集在一起，方便檢索與選用。

■ 第三節　藥典之爭：《新修本草》

行業有典，標準先行。從中藥、西藥的藥業性質與歸屬，自然聯想到藥典的標準與規範作用。

第三章　本草典籍珍珠層積

凡事皆有源頭，「問渠那得清如許，為有源頭活水來」。藥典自然不是一步登天而進入現代的，而是從古代就已有濫觴。

當西方肯定其第一部藥典時，他們自認《佛羅倫斯處方集》或更後的《紐倫堡藥典》是歐洲第一部藥典。他們也許沒有把目光聚焦到東方的本草典籍並進行比較，而透過對比，我們完全可以自信地宣告，唐代《新修本草》是世界上最早的一部國家藥典。

這個持論本已得到廣泛的認可，但仍舊有人並不怎麼想承認它，認為《新修本草》並不是世界上第一部國家藥典，至於哪一個才是第一，卻不曾提出一個標竿。《新修本草》這個第一，究竟稱得上還是稱不上呢？由此「藥典之爭」為引，可以追溯這一部唐代政府官修本草，兼述人事緣由等，窺探其內容並評價其成就。

一、《新修本草》的那些人

《新修本草》是唐代由政府組織編撰的官修著作，代表政府的是皇帝，他親自批准編寫。本書的兩個簡稱——《唐本草》與《英公本草》——值得一說。

《唐本草》的簡稱，是由宋朝人口中或筆下傳下來的。宋朝屢屢修訂本草，省稱為便，不讓「新修」二字超越本分，加上「唐」字。大膽揣測，對於熱衷重修本草的宋朝學人而言，被前人所占用的「新修」二字實在是「刺眼」，或許因此而被有意迴避掉了。

《新修本草》又名《英公本草》。其實是重在彰顯「團隊」首位，是標明誰領銜負責的一種有意做法，而其背後自有「主持人」變動的原因。

唐顯慶二年（657），蘇敬上書倡修本草，迅速得到唐高宗批准，由政府組織人員在前世本草的基礎上進行修撰，因有「新修」之名。據《新

第三節　藥典之爭：《新修本草》

唐書・藝文志》載，參加編寫人員共 23 人，由掌握重權的李勣、長孫無忌領銜，蘇敬為編寫實務負責人。

　　蘇敬，又名蘇恭，因宋朝避諱宋太祖趙匡胤祖父趙敬的名諱而改為恭。蘇敬曾任右監門府長史，主司門禁出入事。他雖非醫官，卻深通醫藥，《外臺祕要》、《醫心方》、《新唐書》等書對他多有記載。唐朝重修本草的動議，是由蘇敬奏請的。

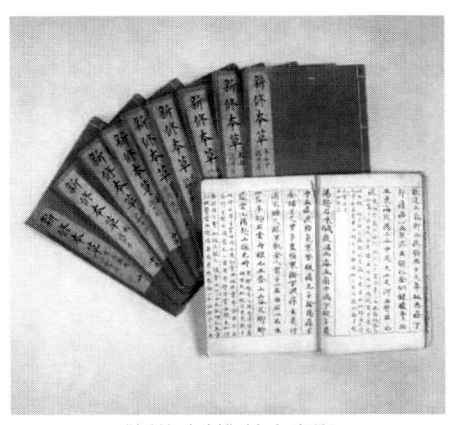

《新修本草》抄本書影

　　重修本草，成為皇帝恩准的國家大事，展現的是政府行為。最先受命領銜的是長孫無忌，後來換為李勣。唐顯慶四年（659），《新修本草》編寫完成，這年正月，由李勣領銜進呈，後《新修本草》得以頒行。李勣曾被封為英國公，所以《新修本草》又被稱為《英公本草》。強調英國公李勣的功勞，或許就有「無視」或讓人「忽視」長孫無忌曾經主持過此事的用意。

　　為《新修本草》撰寫序言的是大儒孔穎達之子孔志約。他在序言中提到，該書編撰時，上下動員，「上稟神規，下詢眾議」，且重視求證，「普頒天下，營求藥物」，既注重廣泛調查，又重視集體討論，因此具有很高的權威性。

《新修本草》開創了上下動員、遍求藥物、求證以真、參以眾議等措施的編撰方式，更成為本草史上的創舉，直到當今，在編撰藥材標準規範的時候，仍得到沿襲、運用。

二、內容構成及價值

《新修本草》共 54 卷，由三部分組成。其主體為正文，含有正經 20 卷、目錄 1 卷；其二為藥圖 25 卷，目錄 1 卷；其三為圖經 7 卷。原書共收藥 844 種，以陶弘景《本草經集注》為藍本，由於「江南偏方，不周曉藥石，往往紕繆」，所以逐一考證，經合併或分條，新增藥物 114 種，豐富了藥物品種。

該書藥物分類法繼承了《本草經集注》，釐分為玉石、草木、蟲獸、果、菜、米食、有名無用等類。撰寫時依據序言中所述原則：「《本經》雖闕，有驗必書；《別錄》雖存，無稽必正」，糾正了《神農本草經》、《本草經集注》中的錯誤，同時對藥物性味、產地、功效、採集、炮製等做了詳細補充，具有較高的實用價值。體例沿襲《本草經集注》所開創的「朱墨分書」方式，正文中《神農本草經》文字為朱書，《名醫別錄》文字和修訂新增文字為墨書。有先、有後、有發展，前後層次清楚，如珍珠般「層積」，如雪球般越滾越大。如此修撰本草，從陶弘景開創，到《新修本草》沿用，陶弘景邁出第一步，至此又走出了重要的第二步。層積傳承的路，由此越走越遠。

《新修本草》新增藥物中收錄許多外來藥物，這與唐朝中外文化交流頻繁有密切關係，也展現了盛唐時期「萬方來朝」的盛況。域外藥物如龍腦、安息香、訶子、阿魏、鬱金、胡椒、底野迦等，其中一些藥物至今仍為臨床常用。

當時朝廷將重修本草之事詔告天下，廣求藥物，有圖譜描繪藥物的形狀，圖經則是考證異同，決定留取，所以原書編撰圖文並茂。較之正文，其中的藥圖和圖經部分，對藥材更有直觀的辨識價值。到了北宋時期，其藥圖、圖經部分即已亡佚，僅正文有殘卷存世，部分內容透過後世《蜀本草》、《本草圖經》等，被輾轉儲存於宋朝的《證類本草》中。

三、歷史影響及地位

《新修本草》在藥物學發展史上影響非常大，開創性地進行全國藥物資源的普查，實屬難能可貴。據《舊唐書‧職官志》載，唐政府曾規定該書為醫學生必讀書籍。

在《新修本草》問世300年後，五代後蜀進行修訂，刊行了《重廣英公本草》，即《蜀本草》。北宋初年，朝廷重視醫藥文獻的整理，開寶年間對本草進行了兩次修訂，其成果，即開寶六年（973）的《開寶新詳定本草》和開寶七年的《開寶重定本草》。由於雕版印刷術的發明，《開寶本草》首次以雕版印刷的方式進行傳播，逐漸取代了《新修本草》的地位。

據日本江戶末期抄本署有「天平三年」（731）文字，顯示此年代之前，該書已傳入日本。日本平安時代中期延喜五年（905）律令《延喜式》載：「凡醫生皆讀蘇敬《新修本草》」，並規定需讀「三百一十日」。可見《新修本草》撰成後，對唐代和後世，以及國內外，均產生了重大的影響。

四、回答藥典之爭

「藥典」的英文單字「pharmacopoeia」，它是有「處方書」本義的。藥典是一個國家記載藥品標準、規格的法典，一般由國家藥典委員會組織

編纂、出版，並由政府頒布實施，具有法律約束力。這顯然是現代意義上的解釋。

無論國內還是國外，都有一部最早的藥典。先從外國的說起，15世紀印刷術的進步，促進了歐洲近代藥典的編纂。許多國家都相繼制定各自的藥典。1498年，由佛羅倫斯學院出版的《佛羅倫斯處方集》，一般視為歐洲的第一部法定藥典。

另一部被認為是世界上較早的藥典，是《紐倫堡藥典》。當年，紐倫堡的瓦萊利烏斯醫生編著了一本《藥方書》，贏得很高的聲譽，此個人著述，被紐倫堡當局承認，被定為第一本《紐倫堡藥典》，於1546年出版。值得注意的是，這是一本由「個人著述」而更名的「藥典」。

而中藥行業的藥典源頭，該指向哪一個呢？目標自然指向了唐代由政府組織編纂的著作《新修本草》，它是由國家的最高統治者皇帝批准編纂的，政府組織編寫「團隊」，舉全國上下之力完成此事，並出版。《新修本草》遠比《佛羅倫斯處方集》早，不用說，也比《紐倫堡藥典》更早，它毫無疑問地登上了世界第一部藥典的寶座。

懷疑論與反對者上場，其觀點或者不承認它是第一部藥典，或者懷疑它怎麼能是第一部呢？

有比較才能有鑑別！就以國外認可的歐洲第一部藥典為標竿進行比較好啦！對比六個方面，分別是：A. 編寫任務來自哪裡、B. 編寫的授權者、C. 完成編寫的人員性質是集體還是個人、D. 出版情況、E. 頒布的機構。至於正式出版年度，直接署在書名之後。

《新修本草》(659年)：A. 國家、B. 國家最高統治者皇帝、C. 集體編寫、D. 正式出版、E. 國家頒布。

第三節　藥典之爭：《新修本草》

《佛羅倫斯處方集》(1498 年)：A. 學院、B. 學院決策階層、C. 集體編寫、D. 正式出版、E. 所在城市政府頒布。

《紐倫堡藥典》(1546 年)：A. 個人、B. 個人行為、C. 個人編寫、D. 更名以「藥典」名義正式出版、E. 所在城市政府頒布。

與歐洲 1498 年出版的《佛羅倫斯處方集》、1546 年出版的《紐倫堡藥典》相比較，由政府組織編纂的《新修本草》，顯然是年代更早、具有藥典雛形的藥學典籍。在用「對比」回答了懷疑論者與反對者之後，顯然最終的結論，應當成為各方學者的共識——《新修本草》稱得上是世界最早的一部國家藥典。

承認《新修本草》為藥典發源，也基於學界普遍承認，中華藥典是從本草學、藥物學以及處方集的編著演化而來的。至於中國何時出現帶有「藥典」二字的文獻，也值得回溯。

「藥典」這個名詞，作為法典，第一次正式出現是在 1930 年，即民國十九年《中華藥典》頒布時。這是第一部以「藥典」為名的中文藥品標準，是民國時期唯一一部國家性藥典，正式出版時署為「中華民國十九年第一版」。《中華藥典》共載藥物 718 種。

中文的藥典，與英文「pharmacopoeia」、日文的「藥局方」是相同概念。當時的《中華藥典》為何要選用「藥典」這個名詞，是有過一番考量的。據孟目的、陳璞在 1930 年的《中華醫學雜誌》(第 16 卷第 23 期)上聯合撰寫的專稿〈《中華藥典》編纂經過〉介紹，當時最初是擬用日文翻譯的「中華藥局方」命名，後來調整為「中華藥典」，主要是考量「增加其重要性」。「典者，法典之意」，「海關檢查進口藥品及各藥房調製方劑，均當奉為準繩，已進而成為一種法律矣」。

第四節　食藥合鳴：《食療本草》

民以食為天，述及本草的發生，自然有「藥食同源」的觀點。食養、食療與食治，中華本草史上，就有食療養生界「開山鼻祖」的第一本著作《食療本草》。其作者孟詵，為著名學者、醫學家、飲食家。《食療本草》是世界上現存最早的食療專著，該書集唐代及以前食療之大成，啟迪後世中醫食療學，乃至現代營養學，為世界醫藥學的發展做出了重大貢獻。為此，孟詵當之無愧地被譽為世界食療學的鼻祖。

一、孟詵其人

孟詵（621～713），唐代汝州梁（治今河南汝州市西南）人。孟詵是著名思想家孟軻（孟子）的第31世孫，是與孫思邈齊名的唐代四大名醫，另兩位分別是王冰（孟詵的徒弟）和王燾。據《舊唐書·卷二百一》載，上元元年（674），孫思邈「辭疾請歸，特賜良馬，及鄱陽公主邑司以居焉。當時知名之士宋令文、孟詵、盧照鄰等，執師資之禮以事焉」。孟詵是孫思邈的弟子，曾跟隨藥王學習陰陽、推步、醫藥等。

孟詵進士及第，授尚藥奉御。垂拱初年（685）在朝廷中任鳳閣舍人。睿宗李旦在藩時，召為侍讀。曾為同州刺史，故世稱「孟同州」。

年輕時，孟詵愛好醫藥與養生之術，並進而精通。在家居住期間，常去伊陽山採集草藥，按方炮製，不時施藥，濟世救人。到老年時，他仍力如壯年。有人問他是怎樣保養身體的，他說，想保身養性，常須善言莫離口，良藥莫離手。人們聽了，十分信服。

孟詵多識，窮究物理。據說有一天他在鳳閣侍郎劉褘之的家裡，看見朝廷賞賜的金子。辨識之後，忍不住對劉褘之說：「這是用藥水塗抹過

的假金子，一燒便知。」劉禕之放火中一燒，果然應驗。此所謂孟詵「識破藥金」。此事被武則天皇后所知，便將他貶為臺州司馬，後來才升為春官侍郎（禮部副職）。

長安三年（703），孟詵拜同州刺史，加銀青光祿大夫。神龍初（705），告老還鄉，歸伊陽之山，煉製方藥養生服食等。西元710年，李旦當了皇帝，是為睿宗，十分想念孟詵，便下詔召他入朝當官，孟詵以年老為由，婉言謝絕。次年，睿宗不忘舊好，賜給他綢緞百匹，又命河南府（治所在洛陽）於春秋二季送去肥羊、美酒與麋粥。孟詵享年93歲而逝。

二、《食療本草》其書

《食療本草》共三卷。一般署為唐代孟詵撰，張鼎增補改編。約成書於唐開元年間（713～741），或認為其書當成於西元689年之後。原書早佚，大量條文透過《醫心方》、《證類本草》等文獻引用而留存。20世紀初，敦煌出土此書的殘卷，為五代時寫本，其朱書藥名，墨書正文，雖僅存完整條目二十餘條，卻能窺原書面貌，彌足珍貴。晚近有輯佚本。

《新唐書·藝文志三》載：「孟詵《食療本草》三卷，又《補養方》三卷，《必效方》十卷。」另據《嘉祐本草》引書解題，提到《食療本草》云：「唐同州刺史孟詵撰，張鼎又補其不足者八十九種，並舊為二百二十七條，皆說食藥治病之效。凡三卷。」孟詵所著《食療本草》，因以「本草」為名大顯於世。

據記載，原書有條目138條，張鼎補充了89條，又加以按語（冠以「案經」，或作「謹按」），編為本書。據敦煌殘卷中殘存的26味多為瓜果類，推測原書是按物類分卷的。全書共涉及260種食療品，其內容在

諸品名下，僅註明藥性的溫、平、寒、冷，未載其味，然後述功效、禁忌、單方、食法等，間或有藥物形態、修治、產地等論述。書中還記述了動物臟器療法和藻菌類的食療作用，也涉及飲食禁忌和疾病忌食方面的內容。

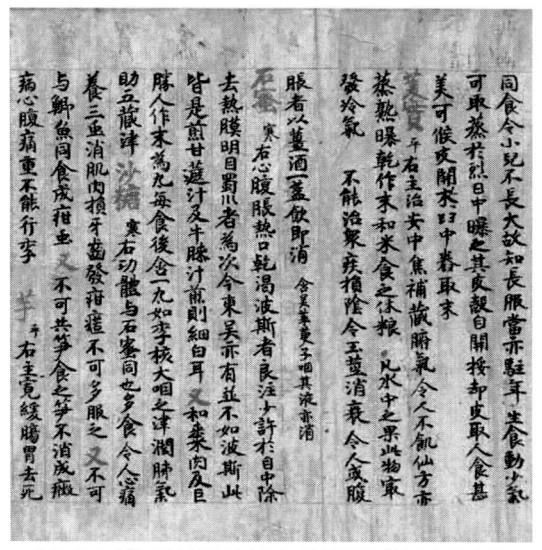

《食療本草》敦煌殘卷紙本（英國大英圖書館藏）

書中不少為唐代初期本草書中未記載的食物藥，如鱖魚、鱸魚、蕹菜（空心菜）、菠薐（菠菜）、白苣（萵苣）、胡荽、綠豆、蕎麥等，還收錄了波斯石蜜、高昌榆白皮等部分中亞地區的食療物品。所錄食療經驗多切實際，食物來源廣泛，充分顧及食品毒性、宜忌及地區性，為唐代較系統、全面的一部食療專著。其內容多為後世本草所引述，在中醫飲食療法與養生保健發展史上，占有重要的地位。

《食療本草》的內容，既有承藥王孫思邈《千金食治》之義，又有參唐代《新修本草》之文。所謂「食療」，其實與「食治」同義，當出於避唐高宗李治之諱。關於每個條目的具體內容，以「茗（茶）」條為例，《食療本草》云：

茗葉，利大腸，去熱解痰。煮取汁，用煮粥良。又，茶主下氣，除好睡，消宿食，當日成者良。蒸、搗經宿，用陳故者，即動風發氣。市人有用槐、柳初生嫩芽葉雜之。

其內容，應當是延續了《千金食治》而又有所發展。其中「主下氣，除好睡，消宿食」，乃是根據《新修本草》增補；而「用陳故者，即動風發氣」，應該是針對《千金食治》說茗葉「微動氣」的補充說明。

一方水土，養一方人。孟詵是深諳此種觀點的人，他非常重視、強調地域與食宜的關係。可證的就是《食療本草》在很多條目下，都提到南北方飲食的差異。一如「海藻」條說：「南方人多食之，傳於北人，北人食之，倍生諸病，更不宜矣。」再如「昆布」條說：「海島之人愛食，為無好菜，只食此物。服久，病亦不生。遂傳說其功於北人。北人食之，病皆生。」究其原因，認為「是水土不宜爾」。又如「羊（楊）梅」條說：「若南人北，杏亦不食；北人南，梅亦不啖。」對此有解釋：「皆是地氣鬱蒸，令煩憒，好食斯物也。」這些內容，頗似得自經驗之談。文以載道，這應當是孟詵有意向世人傳達地域與食宜的一些理念。

三、價值評價

藥食同源源於「吃」。《湯液經法》的作者伊尹有確切的文獻記載，他廚師的身分更是肯定的。傳說他根據做飯時不同食材和調味料配比的經驗，悟出中藥湯劑的配伍，此結論雖然小存爭議，卻極其符合中藥湯劑配伍的發生學觀點。

毫無疑問，《食療本草》是中華歷史上第一部系統論述「藥食同源」的書。其書名中的「食療」二字，就對其進行了彰顯和昭示。《食療本草》是中醫食療集大成者，開創了藥食同源食療學，理論上引領了現代營養

學,至今仍有極高研究價值。

《食療本草》開創中醫食療專門的學問,引導後世中醫食療的發展方向,實乃中醫食療學的精髓所在,對著有《本草拾遺》的陳藏器、著有《本草綱目》的李時珍等後世醫家,產生重大影響。書中的經驗方,也使其成為很有臨床價值的一本經驗方集。

總結《食療本草》的醫學歷史價值,當有數條。其一,重視食藥禁忌。詳細記錄食藥的禁忌,如胡瓜性寒,不可多食;楊梅多食,損人齒及筋。其條目內容與實際十分符合。還注意到產婦及小兒的飲食問題。其二,確立動物臟器的食療功效,提出因人、因時、因地、與四時季節變化相應的思想。其三,記述食物的採集時間、加工儲存和食用方法,對食藥採收時節的記錄更加詳細,如甘菊,「莖,五月五日採;花,九月九日採」,「莧,九月霜後採之」。對食藥的炮製加工、食用方法做了精細記述。其四,收錄有豐富藻菌類的食療應用,包括靈芝、松茸、紫菜、船底苔、乾薑、海藻、木耳等品種。其五,食療驗方有傳。除了記錄食藥的性味、主治、食物宜忌外,還附有很多簡便、實用的食療驗方等,實用性很強,在民間得以廣泛流傳。

孟詵之學,繼承了唐代著名醫藥學家孫思邈的學術成就,並有所補充和發揮。《食療本草》與孫思邈的《千金食治》比較,有許多新穎而獨到的見解。

第五節　本草整合:《證類本草》

有宋一代,儒學復興,文化繁榮。觀其典籍,可見宋朝崇尚編纂篇幅巨大的書籍,諸如北宋四大類書。對此,近代思想家章太炎說:「宋人專門之學鮮,而類纂雜錄之書繁。」

第五節　本草整合：《證類本草》

　　寬厚統治，北宋仁政。皇皇大宋，名醫輩出。從皇帝、官吏到醫家、士人兼及道士、僧人，都積極支持醫書編纂與傳播，醫藥書籍的編寫出版極為繁榮與活躍。在中醫基礎理論、臨床診斷方法、疾病症候分類、臨證處方用藥、綜合本草等方面，紛紛獲得重大進展，約有上千部醫藥著作問世。聚焦本草典籍，由唐慎微編纂的《經史證類備急本草》（簡稱《證類本草》）堪稱「文獻淵藪」。該書也是「類纂雜錄」而成，雖然不是類書，卻在一定程度上兼具類書的性質，是既往本草典籍的集大成者。

一、唐慎微其人

　　唐慎微，字審元，蜀州晉原（今四川崇州）人，其生卒年無考，約出生於宋嘉祐年間（1056～1063），生活在11世紀至12世紀間。他出身於世醫家庭，耳濡目染，學醫有成，終成北宋著名的醫藥學家。唐慎微的容貌性格，他的同鄉宇文虛中有著如此描述：

　　貌寢陋，舉措語言樸訥，而中極明敏。其治病百不失一，語症候不過數言，再問之，輒怒不應。其於人不以貴賤，有所召必往，寒暑雨雪不避也。其為士人療病，不取一錢，但以名方祕錄為請。以此士人尤喜之，每於經史諸書中得一藥名、一方論，必錄以告，遂集為此書。尚書左丞蒲公傳正，欲以執政恩例奏與一官，拒而不受。

　　唐慎微醫術造詣頗深，療效達到「百不失一」的極高水準。他對病人一視同仁，不分貴賤，有召必往，風雨無阻。而對病家問及疾病相關的事，卻往往疏於回答，其口訥如是。據宇文虛中回憶，元祐年間，當自己還是兒童時，家裡有位長輩宇文邦彥患了非常嚴重的「風毒病」，請唐慎微治療後很快就好了。但是，唐慎微指出，這病以後還會復發，倉促發作可能一時難請醫生，於是交待了密封好的預留藥方，囑咐病人家

屬在某年某月舊病復發時，將預留藥方啟封，如法治療。果然，到了唐慎微預想的時間，其病突然復發，家裡人趕忙取出唐慎微預先留下的藥方，並依法救治，經過半個月的時間就痊癒了。唐慎微對疾病的診斷、預判、用藥，神奇如茲。

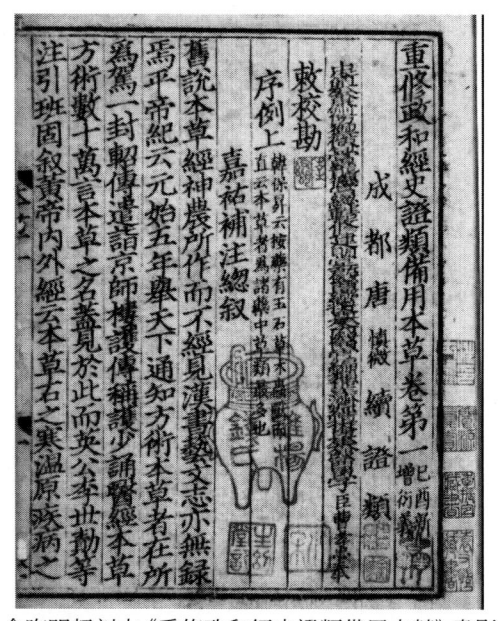

金晦明軒刻本《重修政和經史證類備用本草》書影

全心全意付諸編書。他為讀書人治病從不收錢，只求以名方祕錄為酬，因此學者喜與交遊。他每於經史諸書中得一方一藥，必錄而相諮，從而累積了豐富的藥學數據。增廣見識，累積知識，一切都是為編撰本草做準備。他將宋初《嘉祐補注神農本草》（簡稱《嘉祐本草》）與《本草圖經》（又名《圖經本草》）兩書合併，廣輯經史百家文獻所載方藥和民間醫藥經驗，於北宋元豐六年（1083），編成了《證類本草》初稿，後來應當有所增補，而在元祐八年（1093）之前完成終稿。元祐年間（1086～1093），唐慎微應蜀帥李端伯邀請到成都，從此定居於華陽（當時成都府東南郊），以醫為業。

唐慎微雖然「深於經方，一時知名」，但並不因此恃才傲物，作風非常樸實，為人治病、診斷處方始終謹慎如初。他終生熱愛醫學事業，不為官祿所動。當他完成《證類本草》的編著後，尚書左丞蒲傳正準備為他請官，唐慎微堅決謝絕，仍埋頭於醫業。後來還把自己的兩個兒子和一個女婿都培養成名醫。

二、《證類本草》其書

《證類本草》是北宋以前中華本草學集大成之作，它經歷過多次修刊，並數次作為國家法定本草頒布，沿用近500年之久。

今存《證類本草》有兩個主要的版本系統：一是源於大觀二年（1108）初刊的《大觀本草》，另一是源於政和六年（1116）奉詔校正的《政和本草》。兩個系統的版本共有40餘種，主要內容相同，但文字、藥序、藥圖仍有不少差異。元代張存惠晦明軒《重修政和經史證類備用本草》（1249）刊行較晚，包含有宋代寇宗奭《本草衍義》的全部內容，是後世易見且較好的版本，當代業經影印出版。

《證類本草》初稿雖已完成，但限於條件，唐慎微個人無力刊刻，僅存抄本。其後經過增補的終稿，也是抄本，且流傳不廣。後來，終於被集賢院學士孫升（1038～1099）發現，他青睞此書，加以刻刊，這成為其初刊。但《證類本草》初刊本不顯，即其初刊者孫升之名亦不顯。刊刻了《大觀本草》的艾晟在《大觀本草・序》中述及此事，僅僅簡述為：「集賢孫公，得其本而善之，邦計之暇，命官校正，募工鏤版，以廣其傳，蓋仁者之用心也。」

初刊之後，仁和縣尉艾晟對其進行了校正、增補，將四川醫家陳承的《重廣補注神農本草並圖經》中的「本草別說」和林希序加入，於大

觀二年（1108）刊行了《經史證類大觀本草》，簡稱《大觀本草》。未及十年，《大觀本草》就迅速得到重修並刊行，政和六年（1116）宋徽宗命醫官曹孝忠重加修訂，這就是《政和新修經史證類備用本草》，簡稱《政和本草》。此本由政府參與，流傳遠較《大觀本草》更廣，後世的復刻本更多。紹興二十九年（1159），醫官王繼先奉敕再次修訂，撰成《紹興校定經史證類備急本草》，簡稱《紹興本草》。

唐慎微著述的《證類本草》，共三十二卷（含〈目錄〉一卷）。卷一、卷二為「序例」，收載前代重要本草的序文和總論部分；卷三至卷二十九為各論，將藥物分為玉石、草、木等十部，每部又分上、中、下三品；卷三十為「有名未用」類，即古本所載，但後世不詳其用途者。增補的藥物主要來源自唐及五代幾部本草書，為北宋開寶、嘉祐年間兩次官修本草未入選者，可據此了解藥物發展的概況。全書內容廣泛，尤其是炮製和附方兩部分內容大大充實。各藥記述內容包括正名、別名、性味、毒性、藥效、主治、產地、形態、採製、炮製法以及單方、藥論、史料、醫案等。

《證類本草》行文層次分明、先後有序，對數據出處均詳加標注，由此書可以清晰看出宋以前主要本草書的發展脈絡。全書載古今單方、驗方 3,000 餘首，方論 1,000 餘首，為後世儲存了豐富的民間方藥經驗。總結全書，主要特點大致如下：

其一，本草學集大成。對北宋以前的本草學進行全面總結，以《嘉祐本草》和《本草圖經》為基礎，參閱了《新修本草》、《本草拾遺》等 240 多種專著，總結北宋以前歷代藥物學成就。全書共載藥 1,558 種（重修政和本為 1,748 種），新增加藥物 500 種左右，配有眾多藥物插圖。

其二，蒐集、儲存大量珍貴的古代醫藥學文獻數據。除醫藥著作

外，還輯錄了「經史外傳」、「佛書道藏」等書中有關醫藥方面的數據。諸如《毛詩注疏》、《春秋左傳注疏》、《爾雅注疏》、《史記》、《說文解字》等，凡其中的醫藥數據無不加以引用，引用歷代本草多是原文照錄。

其三，大量增補新藥，且重視道地藥材。除了全部照錄《嘉祐本草》和《本草圖經》所收藥物外，還將其他本草已經收載而為官方本草所遺漏者500餘種補入，唐慎微本人還增補了一些新藥，如靈砂、降真香、緣桑螺、蟬花、醍醐菜等。重視藥材道地，出藥地計有144州，較唐代孫思邈《千金翼方》中，「其出藥地凡一百三十三州」有所發展。唐慎微為四川人，故對四川道地藥材記載尤為詳實，如戎州（治今宜賓市）產巴豆、益州（治今成都市）產升麻等。

其四，內容充實，注釋詳盡。對藥物的形態、產地、採集、真偽鑑別、加工炮製方法及主治功效等，均有系統性論述。所載內容構成了全面系統的本草知識。

其五，開創本草學典籍羅列附方的先例，許多已散失的醫方賴其得以留存。宋以前的本草，一般只記載藥物功能主治，不附處方，醫生在學習和使用時，還需重檢方藥，極為不便。《證類本草》採錄了經典醫著和歷代名醫方論，蒐集單方、驗方共3,000餘條，分別載入相關藥物項下。

三、本草知識層積的傳承特色

在《證類本草》以前，北宋政府已先後編修了《開寶本草》（《開寶新詳定本草》和《開寶重定本草》）、《嘉祐本草》及《本草圖經》。其中《嘉祐本草》在《開寶本草》基礎上，增補了50餘種文獻中的藥物數據，取材精審；《本草圖經》則反映了嘉祐年間全國藥物大普查的豐碩成果。但

第三章 本草典籍珍珠層積

此二書獨立成書，不便檢閱，於是唐慎微將其融合，又從240餘種醫藥及經史百家書中補充、摘引了大量藥物數據，使《證類本草》囊括了北宋以前主要本草的精華。

《證類本草》在編撰體例上，凡《本草圖經》藥圖均列於藥物之前；正文部分採用大小字、黑白字，引文原著書名縮寫，注以「唐附」、「今附」、「新補」等字樣，準確標示各部內容的出處。

分析《證類本草》在編寫上的「層積」傳統，可以揭示此前本草遞進的清晰次序。除了以「珍珠層積」加以形容，或有比擬為俄羅斯娃娃或洋蔥式包裹。

《證類本草》以《嘉祐本草》為框架，將《本草圖經》的內容，按條目逐一綴合到每一藥物下，與該藥物相關的經史文獻、醫方本草，也附錄於該條目下。因此，最外的一層娃娃，或最外面的洋蔥皮，就是兩部獨立的文獻——《嘉祐本草》和《本草圖經》。《本草圖經》不可再分割了，而《嘉祐本草》可以繼續提取娃娃，或再剝一層洋蔥皮。

《嘉祐本草》是以《開寶重定本草》為藍本進行補充的，從《嘉祐本草》中又可以分離出《開寶重定本草》的內容，這是第二層的娃娃或洋蔥皮。

《開寶重定本草》是唐代《新修本草》的修訂本。前者對《新修本草》的條目雖有所調整，但沒有大的改動，所謂「唐附」的內容，顯然屬於《新修本草》，而「今注」、「今按」者，是編輯者的意見或引用之書，所謂「詳其解釋，審其形性，證謬誤而辨之者，署為今注；考文記而述之者，又為今按」。掀開了《開寶重定本草》，又令人看到了《新修本草》的面目，這又是一層。

《新修本草》是《本草經集注》的增訂本，揭開《新修本草》，就露出

了陶弘景的《本草經集注》。而揭開《本草經集注》，那最後的核心娃娃、洋蔥核心也就出現了。真正的核心，就是本草典籍的源頭——《神農本草經》。

由核心而外圍，它們的層層累積，關係如下：《神農本草經》→《本草經集注》→《新修本草》→《開寶重定本草》→《嘉祐本草》。《嘉祐本草》+《本草圖經》→《證類本草》。

這種「層積」的本草編撰傳統，令本草古籍得到很好的儲存，所謂「書有名亡實不亡論」（《通志》），具體就是：「《名醫別錄》雖亡，陶隱居已收入《本草》；李氏本草雖亡，唐慎微已收入《證類》。」

《證類本草》的層積引用，為後世儲存了大量的醫藥文獻。《神農本草經》、《本草經集注》、《新修本草》、《雷公炮炙論》、《開寶本草》、《海藥本草》等已散失的珍貴本草文獻的主要內容，都依靠《證類本草》得以儲存下來，利於後世輯復。

總之，《證類本草》規模巨大、內容詳博、藥物眾多、方藥並舉，集宋代以前中藥學成就之大成，是一部研究中藥學的重要歷史文獻。《證類本草》刊行後，受到後世醫藥學家的重視，後世不少本草書都以此書為基礎。就連李時珍撰寫《本草綱目》，也以此書為基礎和藍本，李時珍對唐慎微有很高的評價：「使諸家本草及各藥單方，垂之千古不致淪沒者，皆其功也。」

此書在 12 世紀傳入日本，14 世紀傳入北韓。著名科技史家、英國李約瑟博士（Noel Joseph Terence Montgomery Needham）在《中國科學技術史》（*Science and Civilization in China*，又名《中國之科學與文明》）中稱讚該書的某些版本「比 15 世紀和 16 世紀早期歐洲的植物學著作高明得多」。

第六節　草木有情：《救荒本草》

說鳳陽，道鳳陽，鳳陽本是個好地方。

自從來了朱皇帝，十年倒有九年荒。

這首鳳陽民歌，又稱〈鳳陽花鼓〉，唱的是古代饑荒年代百姓之苦！唱詞中的朱皇帝，是指明代開國皇帝朱元璋。

荒年難度，貧苦民眾悲慘的境遇，連皇子親王也心生惻隱。明朝貴為皇子的朱橚（1361～1425），曾為救荒而專門撰著了一部《救荒本草》，從而在中華本草史上留下不可磨滅的印記。朱橚的一生也與鳳陽有著密切關聯，而他的這一份「草木之情」，令中華本草充滿了人間大愛。

一、民間疾苦識草木

朱橚是明太祖朱元璋第五子。洪武三年（1370），朱元璋北伐節節勝利之時，朱橚被封為吳王。後來朱元璋考量到吳地是朝廷財賦重地，不宜封王，於是在洪武十一年，將朱橚改封周王，其封地在原宋朝的故都開封。此時諸王年齡尚幼，並沒有前往封地，而在宮中接受教育。後來安排朱橚隨諸王兄弟前往鳳陽練兵數年，隨著年齡漸長，洪武十四年，朱橚就藩開封。

初到藩地，朱橚按父皇的要求履行藩王職責，定期和其他諸王進京朝見，每次都能獲得大量賞賜。洪武二十二年（1389），朱橚擅離封地，到了他年少時練兵的鳳陽，此舉有違明朝綱紀。朱元璋得知後震怒，將其貶謫到雲南，以示懲戒。雖然朱橚赴雲南履職的一切安排妥當，朱元璋卻忽然改變主意，把他留在了京師。兩年後，朱元璋認為朱橚已悔過，令他回到開封。

第六節　草木有情：《救荒本草》

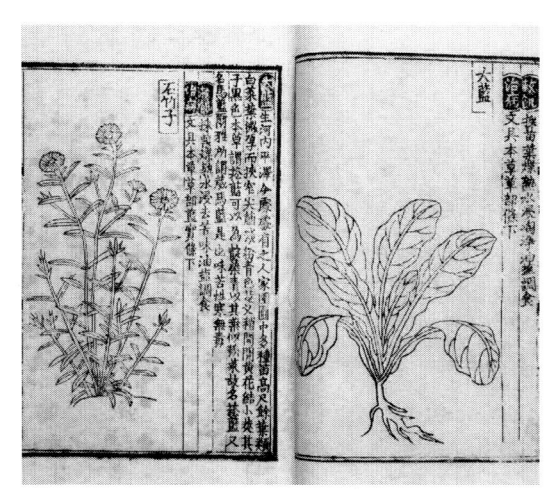

《救荒本草》刻本書影

朱元璋病逝後，因太子朱標早亡，皇太孫朱允炆繼承皇位，是為建文帝。朱允炆年幼，畏懼藩王勢力，大肆削藩。因燕王朱棣在藩王中勢力最大，謀士認為應先去除燕王羽翼，而周王朱橚與燕王乃同母所生，自然首當其衝。當此時，朱橚不僅被押到京師，還被革去王位，貶為庶民，遷至雲南。

朱橚正是在廢徙雲南期間，有機會接觸到邊遠地區的民眾，了解到他們缺醫少藥、缺吃少穿的疾苦。在此期間，他曾留心醫學，這為他之後組織編寫一系列醫學著作打下了基礎。

二、《救荒本草》的編纂

建文四年（1402），皇帝朱允炆派人把朱橚從雲南召回京師並囚禁。同年，朱棣奪取皇位，他釋放了胞弟。朱橚得以復爵，回到藩地開封。在自己的封地，他從醫藥救助百姓的目的出發，利用特有的政治和經濟地位，組織一大批學者進行醫藥研究和醫書的編寫，蒐集大量圖文數據，甚至還為了驗證草藥的藥性，進行實地考察。

朱橚先組織編寫了《普濟方》。在《普濟方》成書的同年，開始主持編纂《救荒本草》。《救荒本草》雖以本草為名，但編纂的用途卻不是臨床遣方用藥，而是用於饑荒之時救災應急。之所以編纂這部書，既與他被貶謫有關，也與他受到的教育有關。朱橚被貶，遷居雲南，備受困辱，對民生艱難感同身受，這是激發他編纂《救荒本草》的主因。另外，明太祖朱元璋唯恐皇子們不知民眾勞苦，經常要諸皇子從事勞動並感受飢寒，還教育皇子飲食用度要節儉，平日行事要務實，注意體察民情，這無疑促進了朱橚救荒濟民思想的產生。

《救荒本草》於永樂四年（1406）得以編寫完成。洪熙元年（1425）朱橚卒，諡「定」，故又稱周定王。故《明史·藝文志》對《救荒本草》一書題為「周定王撰」。李濂（1525年）在書的序言中稱：

> 永樂間周藩集錄而刻之。……（朱橚）購田夫野老得甲坼勾萌者四百餘種，植於一圃，躬自閱視，俟其滋長成熟，乃召畫工繪之為圖，仍疏其花實根幹皮葉之可食者，匯次為書一帙，名曰《救荒本草》。……或遇荒歲，按圖而求之，隨地皆有，無艱得者，苟如法採食，可以活命，是書也有助於民生大矣！

三、內容、分類與特色

朱橚撰《救荒本草》的態度是嚴肅認真的。他不惜親自到開封、嵩山、華山、太白山等地實地考察。為觀察植物生長規律，他還建立了植物園，將所採集的400餘種野生植物種植在園中，仔細觀察，了解這些植物的生長、發育、繁殖情況，查驗植物的習性、味道、用法等，獲得第一手可靠數據。

1. 分部析種，按部編目

《救荒本草》是明代早期一部專論地方性植物，並結合食用方面、以救荒為主的植物誌。全書分上、下兩卷（後有析為四、八、十四卷者），記載植物 414 種，各附精美的墨線圖，並解說產地、形態、性味、良毒及食用方法。其中出自歷代本草已記載的有 138 種，並注「治病」二字，新增加的 276 種。分為五部：草部 245 種，木部 80 種，米穀 20 種，果部 23 種，菜部 46 種。

2. 有毒植物減毒處理

飢餓難耐之下的入口之物，有時也有並不適口的有毒草木。經過「加工」，可以提高安全性，救人一命，度過饑荒。比如在這部書的「救飢」項下，專門記載對有毒的罌粟科白屈菜加入「淨土」共煮的方法，目的是除去它的毒性：

（白屈菜）採葉，和淨土煮熟撈出，連土浸一宿，換水淘洗淨，油鹽調食。

這種處理方法的解毒過程，其實主要是利用淨土的吸附作用，分離出白屈菜中的有毒物質，是植物化學中吸附分離法的應用。此方法和現代植物化學的分離手法相比，顯得很簡單，但在當時卻是難能可貴的，它和俄國植物生理學家茨維特 1906 年發明的色層分析法，在理論上是一致的。

3. 植物可食，分別歸類

《救荒本草》按照可食部位進行分類，在各部之下進一步分為葉可食、根可食、實可食、莖可食、根筍可食、花可食等。對於草本的野生穀物，其歸入種實可食部的稗子、雀麥、薏仁、䔛草子、野黍、燕麥

等，都是禾本科植物；米穀部的野豌豆、山扁豆、胡豆、蠶豆、山綠豆，都是豆科植物。同類排在一起，既方便辨識，也反映了它們之間有相近的親緣關係。

《救荒本草》描述植物形態，展示了中國當時經濟植物分類的概況。書中對植物資源的利用、加工炮製等方面，也做了全面的總結，對植物學、農學、醫藥學等學科的發展，都有一定的影響。

4. 地域廣採，詳加展示

《救荒本草》新增的植物，除開封本地的食用植物外，還有接近河南北部、山西南部的太行山地區的輝縣，以及接近嵩山地區的新鄭、密縣（今新密）等地的植物。為了便於辨別，作者對採集的許多植物不但繪了圖，且著意描述形態、生長環境及加工處理、烹調方法等。歷史上的本草書多記載植物的醫療功效，而《救荒本草》主要探究本草的食用價值，針對每種植物，除品名、狀貌、毒性、禁忌外，還言及烹飪方法，這涉及野生食用植物的研究，使該書成為藥食兩用的一部著作。

四、刊本、流傳與評價

《救荒本草》深有價值，然而此書問世之初，卻鮮為醫藥學家重視，而是受到植物學家的青睞，《四庫全書》將其歸屬於「子部」的「農家類」。

《救荒本草》明永樂四年（1406）初刻本已經亡佚。後有嘉靖四年（1525）畢昭刊本，此為現今所見最早的刻本。稍後有嘉靖三十四年陸柬刊本，該版的序中，誤以為書是周憲王（朱橚長子）編撰，後來李時珍的《本草綱目》和徐光啟的《農政全書》都沿襲了這個錯誤。以後還有嘉靖四十一年刊本、萬曆十四年（1586）刊本、萬曆二十一年胡文煥刊本。《農政全書》把《救荒本草》全部收入。

17 世紀末，《救荒本草》流傳到日本，引發學界關注，多次被刊刻，有享保元年（1716）皇都柳枝軒刊本，還有多種手抄本。尤其在日本德川時代（1603～1867）曾受到很大重視，當時相關的研究文獻達 15 種。1940 年代，日本出版的食用植物書籍仍在引用本書。

此書得到歐美植物學家、藥理學家的研究，贏得國際學界的重視和好評。英國藥學家伊博恩（Bernard Emms Read）將其譯成英文。他在英譯本前言中指出，專家於 1851 年就已開始研究這本書，並對其中 176 種植物定了學名。伊博恩本人除對植物定出學名外，還做了成分分析測定。透過比較，他指出《救荒本草》的原版木刻圖比《本草綱目》的更好。美國植物學家也在書中讚頌該書繪圖精細，超過當時歐洲的水準。美國科學史家薩頓（George Sarton）在《科學史導論》（*Introduction to the History of Science*）中，對朱橚的工作給予很高的評價，認為朱橚是一位有成就的學者，《救荒本草》可能是中世紀最傑出的本草書。

著名的科技史專家、英籍學者李約瑟博士認為，朱橚等人的工作，是在人道主義方面的一個很大的貢獻，朱橚既是一位偉大的開拓者，也是一位偉大的人道主義者。

第七節　博物巨典：《本草綱目》

有綱有目，綱舉目張。此與《本草綱目》之命名有關。

《本草綱目》為中華本草學的巔峰之作，是明代李時珍畢一生精力所撰。全書共計 52 卷，含藥圖兩卷。

一、如何區分「綱」和「目」

「物以類從，目隨綱舉。」所謂「綱目」，綱者，概要總則；目者，具體細則。

毫無疑問，在傳統藥物分類上做出貢獻最大的人，必屬李時珍。《本草綱目》在廢除三品分類法、改變部類的基礎上，建立了十六部、六十類分類法，使全書結構井然，面貌煥然一新。

李時珍對「綱」與「目」的劃分有兩個層次：一是部類的綱目——以部為綱，以類為目；二是各藥的綱目——標名為綱，列事為目。其總原則（「總例」）所遵循的是「不分三品，唯逐各部；物以類從，目隨綱舉」。

1. 從部到類，是「以部為綱，以類為目」

各部按「從微至巨」、「從賤至貴」，既便於檢索，又展現出生物進化的思想。部下各類，將相近的同科屬生物排列在一起。

李時珍將 1,892 種藥物，歸入十六部下的六十類中。他所分類的十六部，具體內容包括：水、火、土、金石、草、穀、菜、果、木、服器、蟲、鱗、介、禽、獸、人。

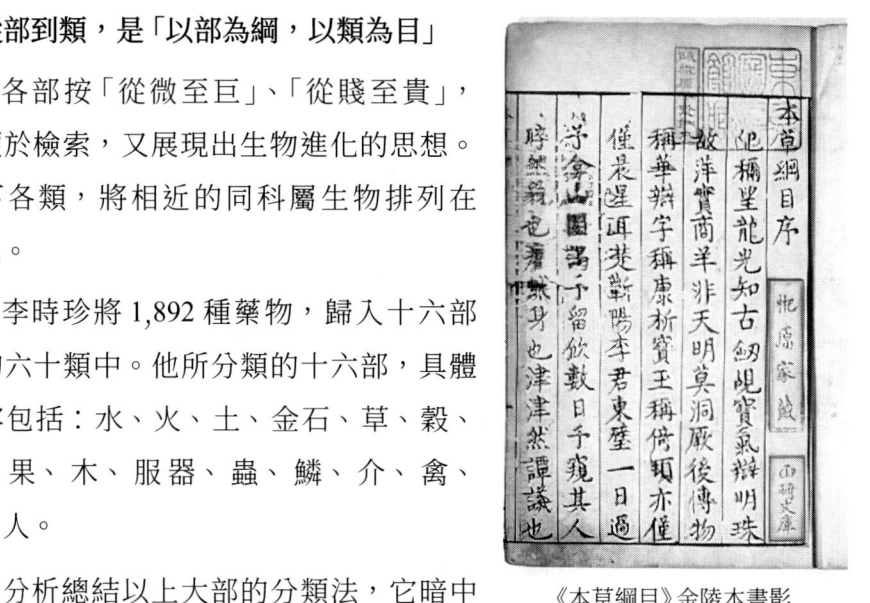

分析總結以上大部的分類法，它暗中

《本草綱目》金陵本書影

貫徹了三大部類的分類原則，先分無機物和有機物，有機物中又分植物與動物，遵循「從賤至貴」的原則，基本上符合「進化論」的觀點。其分類方法具有哲學思想作指導，在無機物中，先列水、火，因其對維持生

命極為重要,符合金、元以來中醫學界的基本觀點。然後,萬物生長離不開土,金石出於土中,故列入其後。植物從草本到木本,先低階、後高階,再從植物到動物,動物亦然,人居最後,展現「人為萬物之靈長」。

六十類的名稱與其所屬各部,舉例如下:水部,分天水和地水,由天及地。草部,分山草、芳草、隰草、毒草、蔓草、水草、石草等共十類。果部有五果、山果、夷果等六類。

2. 各藥內容,是「標名為綱,列事為目」

何為事?李時珍在每一味藥名之下,列出了八個專案,即所謂「事」。其中:「釋名」,列舉別名,解釋命名意義;「集解」,介紹藥物出產、形態、採收等;「辨疑」(或「正誤」),類集諸家之說,辨析、糾正藥物記述之疑誤;「修治」,述炮製方法;「氣味」與「主治」,闡述藥性理論,指示用藥要點;「發明」,主要是李時珍對該藥物的分析與獨到見解;「附方」則以病為題,附列相關方劑。

整部典籍的內容,廣泛涵蓋了植物、動物、礦物、化學、天文、氣象等許多領域,吸取歷代本草著作的精華,考證過去本草學中的若干錯誤,提出了當時最為科學且實用的藥物分類方法,融入先進的生物進化思想,反映了豐富的臨床實踐經驗,並有很多重要的發現和突破,其規模和高度,超過以往任何一部本草著作。

二、構成廣博的知識體系

全書約 190 萬字的內容,收納諸家本草藥物 1,518 種,在前人的基礎上,增收了藥物 374 種,合 1,892 種,其中植物藥有 1,195 種。輯錄了古代醫藥學家和民間單驗方共 11,096 則;書前附藥物形態墨線圖 1,100

餘幅。概括《本草綱目》的內容，大致包含了三大方面的知識體系：

其一，本草主體，醫藥相容。作為本草著作，它是匯聚豐富的藥物學寶庫，知識宏豐。「藥為醫之用，醫為藥之本。」醫藥必互通互依。李時珍既是藥學家，又是醫學家，論藥處處結合論醫，故此書又是一部醫學著作。它成為此後歷代研究中醫學、中藥學的必讀之書。

其二，資源所繫，廣涉各業。臨床所用中藥，包括植物藥、動物藥、礦物藥三大類。本書論述動物藥、植物藥的生態、生長環境、培植繁育方法等，論述礦物藥的特性、產地及開採手法等，涉及大量關於生物學、礦冶學知識，以及農、林、牧、漁等生產技術知識。

其三，博識廣覽，通達藥性。李時珍對各種藥物都做了詳細的歷史考察和理論分析，《本草綱目》又成為研究中華醫學史、藥學史和古代歷史、地理、考古、農學等其他方面重要的參考書。

本草通識，博物巨典。《本草綱目》雖為中藥典籍的專書，但展現了本草學科廣泛的視角，博學通識，涉及範圍極其廣泛，對植物學、動物學、礦物學、物理學、化學、農學等亦有很多記載。如在礦物學方面，對石油的產地、性狀做出了詳細記述；在化學方面，闡述了檢驗石膽真偽的方法；在物理學方面，以空氣中的溼度變化，來推測雨量的大小；在農學方面，闡述用嫁接技術，來改良樹木品種的方法……等。本書透過對藥名的探索與考證，闡明某些漢字的字形、讀音；也載述其他民族和其他國家或地區的藥名讀音與含義。如書中記載了契丹族用羊皮、羊骨占卜和寫字；吐蕃人用燕脂化妝等習俗；蒙古族裹牛皮治療外傷的方法等。

李時珍書考 800 餘家，緝闕繩訛。《本草綱目》書中，列舉了《神農本草經》、《名醫別錄》、《雷公炮炙論》、《新修本草》等 41 種本草著作，

並加簡要評介，如「劉完素曰：製方之體，欲成七方、十劑之用者，必本於氣味也」，以此得「欲為醫者，上知天文，下知地理，中知人事」，三者俱明，然後可以討論人之疾病。不然，則如無目而去夜遊，無足而去登攀，動則撲倒殞命，這樣就想把疾病治癒，從來沒有過。又引用醫書 277 種，經史百家書籍 440 種，透過引述前人專論，詳其主治，編次有序，供臨證參考。

三、海外傳播，世界揚名

1596 年《本草綱目》金陵版刊行後，引起較大回響，但因「初刻本未工，行之不廣」。1603 年江西本面世，其刻工與插圖都「較前倍覺爽目」，很快傳到近鄰國家，後來又遠傳歐洲等地。這一鉅著不僅將中華醫藥學提升到一個新水準、新高度，而且成為世界醫藥學和科技史的寶貴典籍。

江西本《本草綱目》刊行後不久，日本江戶時代學者林羅山於 1607 年從長崎得到一套《本草綱目》，獻給德川家庭，被奉為「神君御前本」。1637 年京都出版的《本草綱目》為日本最早的刻本，在中文旁用日文片假名填注、標音、訓點，也可視為《本草綱目》最早的日文版本。不久日本學界掀起「本草熱」。《本草綱目》金陵初刻本也曾由中國傳入日本，並得到著名本草學家森立之（1807～1885）校讀，後來又由日本傳入美國，最終被美國國會圖書館收藏。

《本草綱目》約在 18 世紀初傳到北韓。李朝肅宗三十八年（1712）成書的《老稼齋燕行錄》「所買書冊」項下，始見有《本草綱目》。從英祖（1725～1776）、正祖（1777～1800）起，《本草綱目》成為李朝醫家的重要參考書，到李朝末期，其影響尤為顯著。

第三章　本草典籍珍珠層積

《本草綱目》相繼傳入並深刻影響近鄰後，對西方科學與文化也產生了廣泛的影響。

至遲在 18 世紀，在華的西方傳教士最先注意到《本草綱目》，並介紹到歐洲。《本草綱目》第一個用外文公開出版的節譯本，出現在 1735 年巴黎法文版《中華帝國全志》中。當時無法通曉中文的歐洲本土學者，最初透過它了解《本草綱目》，引起各界人士的注意。1736 年，《中華帝國全志》被譯成英文，題為《中國通史》。1747～1749 年，其法文版又譯成德文，題為《中華帝國及大韃靼全志》。1774～1777 年，《中華帝國全志》又被譯成俄文。俄籍學者貝勒是 19 世紀後半葉知名的《本草綱目》研究家。18 世紀以來，《本草綱目》陸續被介紹到西方，為西方各國醫藥界及博物學界開闊了視野，他們從中華醫藥寶庫中發現了許多可資借鑑的奇珍，把本草學的研究推向新的高度。

19 世紀，英國著名生物學家達爾文在《物種起源》（*On the Origin of Species*）中曾引用《本草綱目》的內容為例證，來說明動物的人工選擇問題。1887 年，倫敦大英博物館所藏漢籍書目中，有《本草綱目》江西本、張雲中本及英德堂本等的記載。

19 世紀以來，《本草綱目》傳入美國，美國學者也開始對《本草綱目》進行研究。現今美國國會圖書館藏有 1596 年金陵版及 1603 年江西本。

《本草綱目》是中華醫藥寶庫中的一份珍貴遺產，是對 16 世紀以前中醫藥學最系統、最完整、最科學的總結，被譽為「東方藥物巨典」，也是一部具有世界性影響的博物學與科學史著作。《本草綱目》問世至今，深深影響著自然科學的多個領域，在世界科技史中，有著廣泛和深遠的影響，令這部鉅著的學術價值迄今依然熠熠生輝，成為世界各國人民共同的科學財富。英國著名科學史家李約瑟在其《中國科學技術史》中對《本草綱目》做出這樣的評價：

毫無疑問，明代最偉大的科學成就，是李時珍那部在本草書中登峰造極的著作《本草綱目》。至今這部偉大著作，仍然是研究中華文化的化學史和其他各門科學史的一個取之不盡的知識泉源。

第八節　索圖求真：《植物名實圖考》

1840 年是中國歷史的分水嶺。19 世紀中葉，晚清的大門逐漸被「撞開」，西方科學各個學科統以「賽先生」之名，也已經擁在大清帝國門檻的內外。在風雲際會、社會激盪的背景下，1848 年《植物名實圖考》在山西太原正式刊刻行世了。

《植物名實圖考》是古代植物學的最後一部鉅著，作者是吳其濬。其書、其人的命運與李時珍堪有一比：吳其濬花費全部心血著書求實，卻在這部書正式刊刻行世的前一年溘然去世。

《植物名實圖考》雖然沒有直接用到「本草」二字來命名，然而它既然為植物學溯源求真，就當之無愧地成為以植物為主體的本草學科重要著作，其廣涉藥用植物亦不離傳統中藥的內涵，從而成就了本書的本草典籍之實。

一、從長編到圖考的過程

吳其濬（1789～1847），字瀹齋，號吉蘭，別號「雩婁農」，河南省固始縣人。他出身於官僚家庭，嘉慶二十二年（1817）考中狀元時，年方28歲，且為清代河南省唯一的狀元。他先後任翰林院修撰、江西學政、兵部侍郎，湖北學政，湖南、雲南、福建、山西等省巡撫，並署理湖廣總督、雲貴總督。在多地為官的經歷和好學不倦的精神，令他在政務之

外，成為著名的植物學家、博物學家。他在植物學、農學、醫藥學、礦業、水利等方面，均有突出成就。

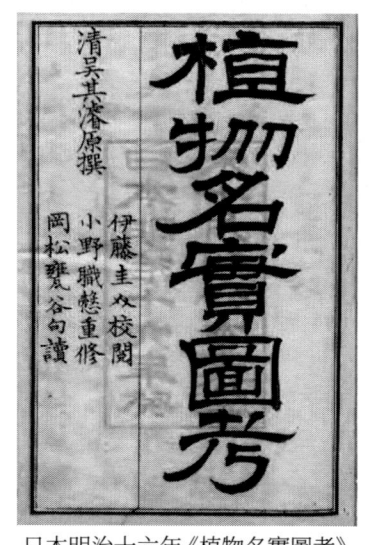

吳其濬「宦跡半天下」。他宦遊各地，酷愛植物，每至一處，必蒐集標本，繪製圖形，並於庭院中培植野生植物。在植物學方面，他先後著成《植物名實圖考長編》與《植物名實圖考》，其成就甚至大於他身為一名封疆大吏的歷史影響。

丁憂八年謀長編。道光元年（1821），吳其濬的父親吳烜在北京病逝，他辭官奉柩回到祖籍固始安葬父親。辦完喪事，丁憂在家，他需要按照當時的禮制，為父守制 27 個月。在此期間，其兄吳其彥和母親也先後病逝。最終，吳其濬連續在家丁憂了八年。在回到固始的第二年，他便在縣城東邊買地，建起了名為「東墅」的植物園。他一邊親自栽培、觀察各種植物的生長，一邊更加深入地研讀相關本草學著作，並寫了《植物名實圖考長編》初稿的主要框架。

日本明治十六年《植物名實圖考》重刻本書影

在《植物名實圖考》成書之前，他先用數年時間完成了 22 卷，約 89 萬字的鉅著《植物名實圖考長編》，分為 11 大類，著錄植物 838 種，且從其所閱覽的各種書籍中輯錄出草木類，有的繪成圖形。這些內容為「圖考」的問世做了數據上的充分準備。《植物名實圖考》正是在「長編」的基礎上，進一步深入各地實地調查研究，逐年累積，經七、八年時間編著而成。全書注重每種植物「名」、「實」是否相符的考證，尤其重視植物同名異物和同物異名的考訂，糾正歷史性的錯誤，配以精細逼真的繪圖，更直觀，且幫助鑑別，故名《植物名實圖考》。

繁忙的政務，再加上長年累月地致力於植物學的研究，吳其濬積勞成疾。道光二十六年（1846），他從山西巡撫兼提督鹽政的任上「乞病歸」，回到家鄉固始不久後病卒。兩年後，山西太原知府陸應谷十分感佩吳其濬矢志不渝的治學精神，為其整理遺稿，並校勘印行。

二、內容與分類特點

《植物名實圖考》是一部專門記載植物，又集中反映其生物學特性的植物學專著。它是中國古代一部科學價值很高的植物學專著或藥用植物誌。它既在植物學史上占有重要地位，也是中國第一部大型的藥用植物誌。

《植物名實圖考》全書 38 卷，約 71 萬字，所收植物共 1,714 種，並有附圖 1,800 多幅。書中諸多糾正前人舛誤之處，對古代本草學的發展極具價值。其書主要以歷代本草書籍作為基礎，結合長期田野調查而得以完成。它的編寫體例不同於歷代的本草著作，實質上已經進入植物學的範疇，書名中以「植物」二字引人矚目，或可喻其為「傳承古代本草志，前瞻領先植物學」，使它成為研究植物學、本草學、生藥學的重要歷史文獻。

該書的分類方法，大體與《本草綱目》相近。共分十二大類，即穀、蔬、山草、隰草、石草、水草、蔓草、芳草、毒草、群芳、果、木。每類列若干種，每種著重敘述名稱、形色、味、生態習性和用途等。其收載的植物品種，比《本草綱目》的植物藥還多 519 種。

書中所記載的植物涉及中國 19 個省區，特別是雲南、河南、貴州等省的植物。《植物名實圖考》所記載的植物，在種類和地理分布上，都遠遠超過歷代諸家本草，對近代植物分類學、近代中藥學的發展，都有很大的影響。

三、植物學與本草學同輝

1. 內容專注於「植物」，成為連結古代植物學與近代植物學的橋梁

《植物名實圖考》在繼承前人成果的基礎上又有創新和發展，被譽為中國古代植物學水準的最高峰，成為連結古代植物學和近代植物學的橋梁。

吳其濬突破了歷代本草包羅動物、植物和水、火、礦物（土、金、石）等藥物的模式，專門收載植物而摒棄其他，從而使本書成為繼《南方草木狀》、《救荒本草》等之後名副其實的植物學專著。

他對植物的分類繼承了同族為鄰、同科類比的方法，對植物形態特徵的記述更為仔細、準確，使用了更多術語；對花器官的記述，已運用形態解剖學的觀察研究方法，把花朵各個部分拆解下來，弄清其構造和著生部位，然後詳述之。對植物經濟用途的記述更加全面，包含糧食、果木、蔬菜、花卉、糖料、油料、纖維、芳香、有毒、染料、藥用、木材、薪炭、飼蠶、釀料、救荒植物等各種，大大超過前人。

2. 內容廣涉本草，誠為糾誤求真、融會新知的本草學專著

吳其濬經過認真仔細的觀察，考證分析，發現了本草著作或相關記載植物文獻中的錯誤，以及經常出現同名異物、同物異名的混淆現象，並給予糾正和補充。如李時珍在《本草綱目》中將五加科的通脫木與木通科的木通混為一種，同列入蔓草類，吳其濬就把通脫木從蔓草中分出，列入山草類，糾正了李時珍的錯誤。他還在冬葵條中批評李時珍：「謂今人不復食，殊誤。」將冬葵從菜部移入隰草類是錯誤的，並指出冬葵為百菜之主，直至清代在江西、湖南民間，仍栽培供食用，湖南稱冬寒菜，江西稱蘄菜，因而他又將冬葵列入菜類。

3. 重視民間與民族醫藥經驗，從而充實與豐富了本草學新知

吳其濬見聞廣博，他十分重視民間草醫、草藥或民族醫藥經驗，在以考證植物學為主體的同時，還大量記載了草醫、草藥或民族醫藥的經驗或新知。如「鹿銜草」條：「……土醫云性溫無毒。入肝、腎二經，強筋，健骨，補腰腎，生精液。」在「牛膝」條按語中，記錄了江西使用的一種土牛膝治療喉蛾具有良好療效：「江西土醫治喉蛾，用土牛膝根搗汁，以鹽少許和之，點入喉中，須臾血出即癒。雖極危，亦可治，試之良驗。」「黃精」條記載，當地土人能夠辨識黃精的不同來源，而吳其濬更是採得後進行了仔細觀察比較：「余採得細視，有細葉而多白鬚，如藥肆所售者；亦有大根與黃精同者。土醫謂根如黃精者是葳蕤，多白鬚者乃別一種……土人頗能辨之。」「瓊田草」條記載：「瓊田草生福州。春生苗葉，無花，三月採根、葉焙乾，土人用治風，生搗羅，蜜丸服之。」如此相關的諸多記載，保留了民間與民族醫藥的寶貴數據，更充實與豐富了本草學新知。

諸多事例充分說明，吳其濬突破了歷代本草學僅限於性味用途的描述，而著重於植物的形態、生態習性、產地及繁殖方式的描述，也突破了原有功效認知的局限而有新的發現，為本草學融會新知樹立了典範，大大豐富了傳統本草學相關的植物學內容。

四、精美而寫實，圖考成特色

《植物名實圖考》的顯著特點之一是圖文並茂，以圖助識助考的目的，在書名中就有展現。作者以野外觀察為主，參證文獻記述為輔，反對「耳食」，強調「目驗」，每到一處，注意「多識下問」，虛心向老農、老圃學習，把採集來的植物標本繪製成圖。其繪圖，既精美又逼真，直

至現在還可以作為鑑定植物的科、屬，甚至種的重要依據。

這部書主要以實物觀察為依據，作為一種植物圖譜，在當時是非常精密的，是實物製圖上的一大進步。由於這部書的繪圖清晰逼真，能反映植物的特點，許多植物或草藥，在《本草綱目》中查不到，或和實物的相差很大，或是弄錯了的，都可以在這裡找到，或互相對照、加以解決。如《植物名實圖考》中藿香一圖，突出藿香葉對生、葉片三角狀卵形、基部圓形、頂端長尖、邊具粗鋸齒、花序頂生等特徵，和現代植物學上的脣形科植物藿香相符。而對照《本草綱目》所附的繪圖，明顯差別很大，無法鑑別具體是哪一種植物。

1870年，德國學者在《中國植物學文獻評論》中認為，《植物名實圖考》是植物學著作中非常有價值的書，「歐美植物學者研究中華植物，必須一讀《植物名實圖考》」。

書中記載，不僅從藥物學的角度說明植物的性味、治療和用法，還對許多植物種類著重同名異物和同物異名的考訂，以及形態、生態習性、用途、產地的記述。讀者結合植物和圖說，就能掌握藥用植物的生物學性狀，來辨識植物種類，可見《植物名實圖考》一書對藥用植物的記載，已經不限於藥性、用途等內容，而進入了藥用植物誌的領域。

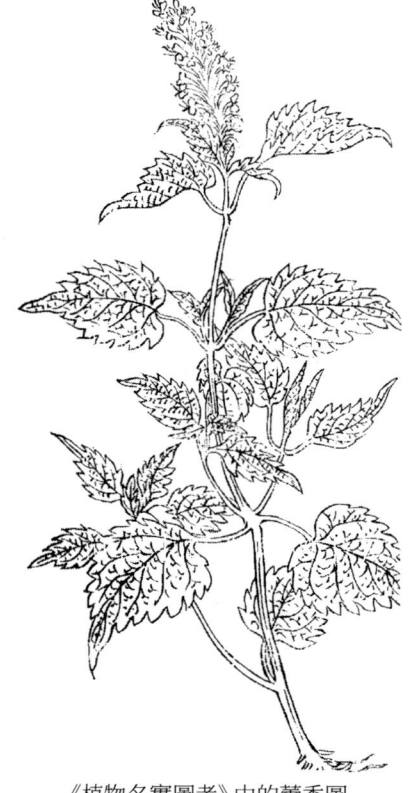

《植物名實圖考》中的藿香圖

五、影響深遠而廣泛

　　《植物名實圖考》初版後有光緒六年（1880）山西浚文書局據初刻本原版重印本。1883年日本據光緒六年本翻刻刊行，由伊藤圭介作序，書名為《重修植物名實圖考》，此本通稱日本明治刻本。1915年雲南圖書館又據日本明治刻本石印。此後又有山西官書局刻本（1919年）、商務印書館鉛印本（1919年）、萬有文庫本（1936年）、商務印書館校勘本（1957年）、中華書局重印本（1963年）等。

　　《植物名實圖考》的問世，推動了植物學、本草學的研究和發展。植物學上不少中文科、屬名稱都源出於該書。現代的植物學工作者鑑定植物時，有時也會參考本書。該書在國際上也享有很高的聲譽。日本明治十六年（1883）初次重刻這部書，伊藤圭介所作序言，對其給予高度評價：

　　　辨論精博，綜古今眾說，析異同，糾紕繆，皆鑿鑿有據。圖寫亦甚備，至其疑似難辨者，尤極詳細精密。

第三章　本草典籍珍珠層積

第四章
市因藥成集散四方

　　草在華夏可為藥，藥經岐黃始生香。醫藥需求，引領藥品流通，形成各地藥市，藥商畢至，藥味飄香。東南西北著名藥市，集散四面八方藥材，來來去去，互通有無，備而有用，凡物成珍。藥市中必有藥材生產的淨選加工，更有炮製製藥的技藝傳承，品種求全，技藝求精。披覽各地藥市，有四大稱雄：安徽亳州，遍地芍藥盛開；河南禹州，中原藥市雄居；河北安國，北方祁州藥市；江西樟樹，南方藥味碼頭。藥品聚散之間，傳播華夏醫道。中華本草，脈系四方，綿延久長。

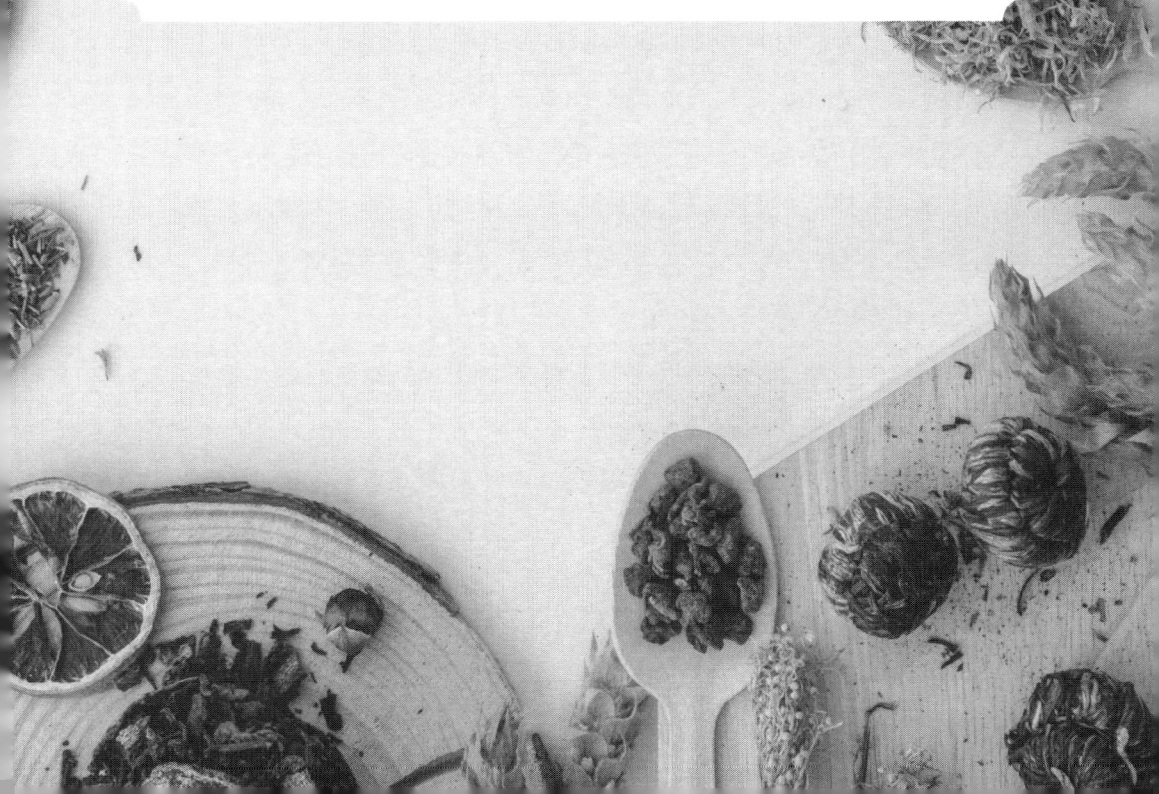

第四章　市因藥成集散四方

第一節　安徽亳州藥市
——小黃城外芍藥花，十里五里生朝霞

安徽亳州是歷史文化名城、著名的中藥材集散地，素有「中華藥都」之稱。

亳州自商湯建都至今，已有3,700年的文明史。自東漢末年神醫華佗在此開闢藥圃，亳州中醫藥文化歷經了1,900多年傳承發展，明清時期就已成為四大藥都之一。清末之時更是藥商雲集，藥店林立，藥號大廠密布，經銷中藥材達2,000多種。亳州藥材產銷的盛況，促進了當地商業的發展，如清《亳州志》載：「豪商富賈，比屋而居，高舸大舳，連檣而集。」可見亳州商業之興盛。

一、亳州地理

亳州地處安徽省西北部，素有「南北通衢，中州鎖鑰」之稱。其交通便利，為商業的發展提供良好的地理條件。渦河穿過亳州，上通黃河，下達淮河，自古是水上交通要道。亳州的陸地交通也較為便捷，途經亳州的陸路有兩條，一條是從淮安府由荊山至亳州，另一條是從徐州經永城至亳州。亳州之所以能成為聞名的中藥材集散地，與亳州便捷的水路與陸路交通優勢有關。

中藥材的生長、分布，都必須依賴適宜的氣候條件。亳州地處暖溫帶南緣，屬於暖溫帶半溼潤氣候區。這裡地勢平坦，氣候溼潤，季風明顯，雨量適中，日照充足，水資源發達，多方面的自然條件，都對此地適宜中藥材品種的分布與生長十分有利，從而形成特有的藥材生產與集散優勢。

二、藥材資源

檢索中藥辭典，發現冠以亳字的藥材就有亳白芍、亳菊、亳白芷、亳天南星、亳蒺藜和亳桑皮，其中尤以亳白芍產量最大，品質上乘。亳州白芍粉性足、光澤好、品質上乘，深受東南亞各國使用者歡迎。

亳州當地產的藥材資源較為豐富。亳州早期的物產藥材已難以考證，據明嘉靖四十三年（1564）《亳州志》記載，當時著名的物產藥材已有山藥、蒼耳、皂莢等 41 種。亳州藥材種植的歷史悠久，相傳東漢華佗在譙縣（今亳州市譙城區）開亳州藥材種植先河，他闢藥園、鑿藥池、建藥房。明代以前，亳州地產藥材以野生品種為主，栽培品種尚少。白芍是亳州地區最早栽培的特色藥材之一。

三國魏文帝曹丕《皇覽》中有亳州種植芍藥的記載，是亳州栽培芍藥較早的文獻記載。明嘉靖四十三年《亳州志》和萬曆二十年《蒙城志》記載芍藥主要作為花卉栽培。明代末期，亳州地產藥材已有 40 多種，除了蜂蜜、露蜂房、蟬蛻等少數動物藥品種，主要還是以植物藥為主體，且主要依靠野生資源。

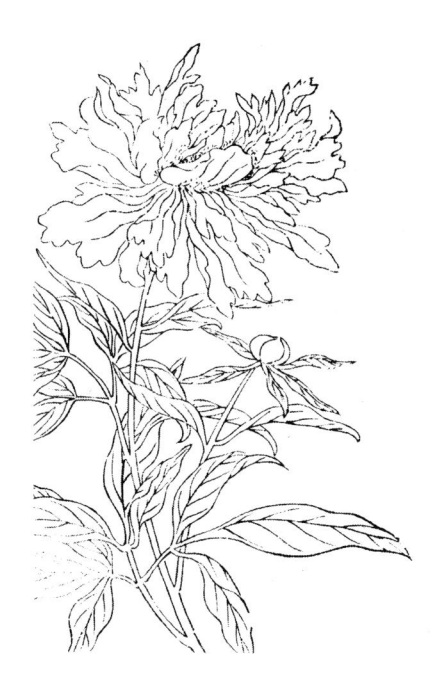

《植物名實圖考》中的芍藥圖

第四章　市因藥成集散四方

清初，亳州藥材市場進入鼎盛時期。伴隨著藥材市場的興起，野生藥材繼續應用，而藥材栽培始具規模，承繼前期已有的芍藥栽培，此地尤以白芍栽培為最。栽培芍藥，觀花、藥用兩相宜，因而清代文學家劉開有詩專門讚頌此地此景。其詩曰：

小黃城外芍藥花，十里五里生朝霞。

花前花後皆人家，家家種花如桑麻。

清光緒二十年（1894）《亳州志》記載，亳州著名的中藥材已有 45 種。清代此地栽培的藥材品種擴大到紫菀、白芷、菊花、葫蘆巴等，藥材種植種類發展到 50 多種，清初亳州種植藥材農戶達 200 多戶。民國時期亳州傳統的道地藥材白芍、菊花、紫菀、紅花、桔梗等被栽培，其亳菊花、亳白芍更是被冠以地名，彰顯其質優。目前，亳州承繼傳統的優勢道地藥材品種有亳白芍、亳花粉、亳菊花、亳桑皮、亳紫菀等。

亳州對中藥的加工炮製，雖然可追溯到東漢末年華佗對中藥的應用，但與華佗相關的本草記述較少。華佗弟子的著作《吳普本草》、《李當之本草》中，強調注重炮製方法。華佗醫學的影響和炮製經驗的總結，為亳州中藥炮製奠定了基礎。經過漫長的發展，亳州藥幫的中藥加工炮製技藝不斷完善。明清時期，亳州藥市的繁榮，也包括中藥加工炮製業的興盛。亳州藥幫從中藥的採集、加工、炮製、儲藏、保管，都累積了豐富的經驗。

酒為百藥之長。酒也成為亳州藥都一大特色的中藥資源。中國最早的一部完整農書《齊民要術》中記載，東漢建安年間，曹操將家鄉沛國譙郡產的九醞春酒敬獻給漢獻帝，並上表說明九醞春酒的製法技藝，這就是被譽為「中華第一貢」的古井貢酒，其後古井貢酒成為亳州最具盛名的酒。中醫學認為，酒乃水穀之氣，辛甘性熱，入心肝二經，有活血化

瘀、疏通經絡、祛風散寒、消積冷健胃之功效。亳州古井鎮有 30 多家酒業公司，當地還專門修建古井酒文化博覽園，用於展示當地的酒文化。

三、亳州藥市發展歷程

亳州早期的藥材交易缺乏明確的文獻數據，口耳相傳的歷史，最可能的就是與民間自發的廟會相伴而生。因為此地是東漢末年名醫華佗的故鄉。

唐宋時期，為祭祀神醫華佗，亳州興建了華祖庵。華祖庵為中藥材的交易提供了契機，附近的醫家、藥師，重陽節時都會前來朝拜、祭祀，並在廟前接診施醫，百姓也藉此機會販賣自採自種的藥材。祭祀華佗的盛典也就逐漸演變成廟會性質的中藥材貿易集市，吸引外地的藥商紛紛前來購買和銷售中藥材，這可能是亳州藥市的雛形。

明清時期，亳州藥市已經十分興盛，商賈雲集，經濟繁榮，有「七十二條街，三十六條巷」之稱。「明洪武元年（1368），朱元璋詔令全國藥商集結至鈞州，集散藥材範圍擴展到歸德（商丘）、懷慶（沁陽）、祁州（河北安國）、亳州（安徽亳州市）等地。」另外，安徽省相關書籍也有記載：「明末清初亳州遂成藥材集散地……至清朝中葉，亳州發展為『淮西一都會』，成為當時與河南禹州、河北祁州、江西樟樹齊名的四大中藥材集散地之一。」

外地客商雲集於此之後，形成不同地域的幫派。藥商分鄉幫而立門戶，有兩廣幫、兩江幫、兩湖幫、山陝幫、雲貴幫、徽州幫、金陵幫等。各幫藥商為便利經營，集資營建各自的會館，諸如河南會館、徽州會館、江寧會館、藥業會館等。各地商幫在亳州建立的會館，最多時達 30 餘處，其中以藥業行業會館居多。位於亳州城西北隅的山陝會館，

第四章　市因藥成集散四方

是由山西、陝西兩省鐵幫、藥幫商人共同經辦，始建於清順治十三年（1656）。山陝會館樓門前聳立一對蟠龍飛鳳鐵旗桿，為陝西藥幫出資鑄造，是清代亳州藥市興盛的見證。清代時，亳州中藥材業分為藥號、藥行、藥棧和藥店四種，其中僅藥棧就有近百家，外地藥商創辦的有60多家，還成立了藥業公會。亳州城內花子街有200多家從事藥材加工或自切出售者，稱為「花子班」。花子班是亳州特有的藥材加工組織，也是資金最為微薄的經營組織，成員由亳州城內外的貧民組成。「花子班」的存在，說明當時亳州中藥業分工微小細密，出現了具有資本主義萌芽性質的僱傭勞動。整個亳州城內藥商雲集，藥棧林立，藥號大廠密布，經銷中藥材達2,000多種。

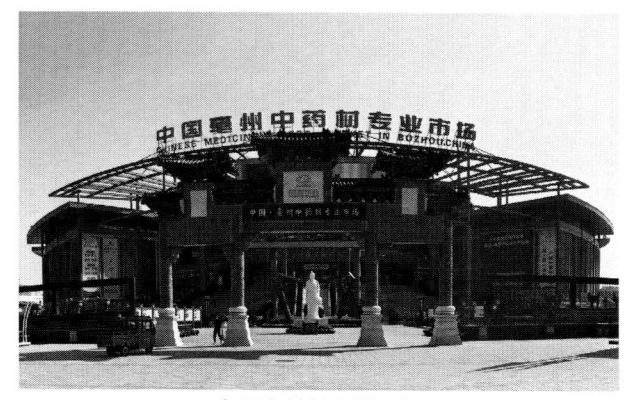

亳州中藥材專業市場

亳州藥市的繁盛，自清朝一直延續到民國初期。從其品種的齊備情況而言，亳州集「川廣雲貴浙，西北懷山土」的道地藥材，貴到犀角山參，賤到菟絲枯草，無所不有，可謂「進了亳州城，一覽天下藥」。當時亳州城內的「泰山堂」、「松山堂」、「松壽堂」三大知名藥店，專門從事中藥材炮製的藥工有上百名，所炮製的中藥材品質上乘，還包括了阿膠的生產，暢銷上海等地。

民國時期，此地資本雄厚的中藥材公司達20多家。民國《亳州志

略》記載：「亳縣為產藥區域，如白芍、菊花均為出產大宗，其他如瓜蔞、桑白皮等，產量亦豐。在昔藥號，共二十餘家，營業十分暢旺，如德泰、保全、勝祥數家，每年營業達三十萬元。」

1925 年，亳州藥市遭受較為嚴重的摧殘，當時的軍閥孫殿英三次禍亳，大肆燒掠，「城市精華，付於一炬」。令亳州的商業活動元氣大傷，藥材貿易也是日漸凋敝。導致一段時期眾多的藥號相繼停業，能勉力維持的僅剩 10 家左右。

第二節　河南禹州藥市
——山中採藥賣都市，藥過陽翟倍生香

魅力禹州傳藥香。「禹州有藥城，中原傳藥香」，人們以此來描繪地處中原的四大藥市之一的河南禹州藥市。

禹州，其地名以華夏人文始祖的大禹來命名，地處河南省中部，被譽為華夏第一都。約西元前 21 世紀，大禹治水有功，被封於夏邑，即今之禹州，因此禹州被尊崇為中華民族的重要發祥地之一。此地在戰國時期為韓國都城，稱陽翟；漢代置陽翟縣，屬潁川郡；金元時期為鈞州治所；明代萬曆年間，改鈞州為禹州；民國時期，廢州為縣，稱禹縣。

禹州市位於中原腹地，主要地形有山區、丘陵、平原，整體地形從西到東順次變化，以潁河為主的 50 餘條大小河流，自西向東貫穿全境，提供豐富的水資源，因此創造了禹州得天獨厚的地理氣候。境內有具茨山文化、伏羲文化、黃帝文化、大禹文化、鈞瓷文化、中醫藥文化等古文化；孕育出韓非、呂不韋、吳道子、晁錯（鼂錯）、褚遂良、邯鄲淳、郭嘉、司馬徽等歷史名人，擁有大量的歷史文化遺存和深厚的歷史底蘊。

第四章　市因藥成集散四方

一、禹州藥市歷史沿革

從唐朝開始，陽翟的藥市出現萌芽。藥王孫思邈曾在此地行醫，所著《備急千金要方》、《千金翼方》，收載藥物800餘種，驗方5,000多個，包含眾多中原名藥。孫思邈去世後，當地百姓在禹州城區建立了「藥王祠」來緬懷和紀念他。慢慢地，這裡形成了一條「藥王祠街」。北宋仁宗年間，陽翟古城寺東所產南星、白芷、菊花、薏米等，被推崇為地產優質品種。這些藥物的盛名，讓此地的醫藥文化名聲遠揚，時任河南縣主簿的文學家梅堯臣在遊覽了陽翟之後，留下了專涉醫藥題材的著名詩句：

雲外陽翟山，實與嵩少接。

山中採藥人，能自辨苗葉。

自元世祖至元元年（1264）始，禹州之地因採藥者眾多，甚至有意種植一些藥材，已經出現了藥材市場的雛形。據《禹州市志》描述的情形，陽翟已成為藥材匯集之區，農家深山大壑採藥者往來不絕。陽翟盛產白菊、白芷、南星、薏米、防風、荊芥、罌粟之屬，動連畦陌。與百穀桑麻相掩映，杜仲森森成林，紫蘇、薄荷、山藥、百合、牛蒡子之類，雜植蔬圃成片。

《禹州市志》與《禹州中藥志》中均有載，明洪武元年，朱元璋號令全國藥商集結鈞州，學界據此認為這是禹州成為藥材集散地的起源。既然有政府的號令，各地藥商紛紛響應，從此明代鈞州（禹州）每年三月定期舉辦藥市交易藥材，集散藥材範圍擴展到歸德、懷慶及河北祁州、安徽亳州等地。明崇禎時，全國藥商已結幫而至，並在禹州籌建會館、公家宿舍，令當時的藥市達到十分興盛的程度。明末各地藥商陸續在禹州建房駐地經營，業務規模逐漸擴大，如當時的一家中等藥商「德興茂」，年進出藥材達6,000餘件。禹州初步形成全國性市場。

清康熙二十五年（1686），禹州知州更多方招徠藥商，藥市地點位於城內南街。藥市中有晉商來此，專門販賣南參、血竭、沉香等珍貴藥材，號稱「洋貨棚」。康熙年間，山西藥商駐禹州經營藥材貿易期間，在城內西北隅建成「山西會館」。

　　乾隆十三年（1748），州判何宏瓚將密縣洪山廟的藥商遷到禹州做買賣，藥市規模擴大，衍溢城內數條大街。〈十三幫創始碑記〉載：「禹郡藥材會之興也，蓋始於乾隆二十七年……此其濫觴也。」說明清代乾隆年間禹州藥市已形成規模，藥商會聚，從而於乾隆二十七年建立了十三幫。後藥市因兵亂始遷西關。

　　清朝乾隆時期的禹州藥市，已有大小藥店2,000餘家。固定日期的禹州「藥商會」，由清明節一個會期，增加到春、秋、冬三個會期，分別以四月二十、八月二十、十一月二十為止期。每到會期，「內而全國二十二省，外越西洋、南洋，東極高麗，北際庫倫，皆舟車節轉而至」。西路內蒙古的甘草，甘肅的大黃、當歸，以及寧夏、青海等地的藥材，用駝幫運至洛陽、登封，途經阿林口，轉用人擔、土車翻伏牛山進入禹州。南路兩湖、兩廣、雲、貴、川等地的藥材，如沉香、黃連、川芎、茯苓等，由水路運至湖北老河口，裝車轉運至禹州。東南路蘇、皖、浙、閩諸省的藥材如浙八味、肉桂及進口南藥，順安徽蚌埠、界首水運至河南周口碼頭，轉乘馬車運至禹州。北方各省的藥材，則由黃河經水運至鄭州氾水下游，經鄭州轉入禹州。西洋、南洋等域外的藥商也來到禹州做藥材交易。

　　此時是禹州藥市的鼎盛時期，經營藥材品種達800餘種。藥店種類龐雜，分為藥行、藥棚、洋貨棚、山貨棚、藥莊、丸散鋪等，合計150多家，藥戶達400餘家，城內居民十之七八以經營藥材維生。當時的禹州藥市還有兩個特別之處：一是騾馬商販見禹州三月藥市交易興盛，也趕來開展交易，

形成禹州獨特的騾馬、藥材交流會同時舉行的盛況。二是會期夜幕降臨，大街小巷，店鋪門前，張燈結綵，各行店職員，手提燈籠，走遍各個角落招攬生意，形成與藥市相伴的燈節，增添了藥市喜慶氣氛。

乾隆二十九年，山西藥商集資擴大了山西會館的規模。道光二年（1822），晉豫藥商聯合再次擴建山西會館。咸豐元年（1851）禹州藥行發展到40家，藥棚80家，丸散鋪70家，專為藥材經營服務的人員達5,000餘人。同治十年（1871），各藥幫會首集資創修十三幫會館；同年，懷慶藥商集資籌建懷幫會館。懷幫會館獨自籌建，也間接反映出懷幫藥材經營的繁盛。同治十二年，藥行幫、藥棚幫、甘草幫、黨參幫、茯苓幫、江西幫、懷慶幫、祁州幫、陝西幫、四川幫、老河口幫、漢口幫、寧波幫等十三個藥材商幫，集資續建十三幫會館。各幫會館均布局嚴謹，建築風格古樸典雅，磚雕、木雕、彩繪藝術生動形象。現存懷幫會館，其大殿內仍保留著古代部分彩繪與雕刻藝術，根據大殿橫梁上所繪西洋人物畫像推測，曾有西洋商人前來進行中藥材貿易，所留存的古蹟也在一定程度上反映出清代禹州作為天下藥都的繁華景象。

民國初期，時局動亂，軍閥混戰。禹州藥業雖受影響有所衰減，但仍為當地經濟支柱。民國十八年（1929），禹縣有藥行81家，藥店200家，藥棚91家，丸散鋪7家，從業人員6,000餘人。至1948年底，西關藥市仍有藥行28家，藥莊60家，藥棚50家。

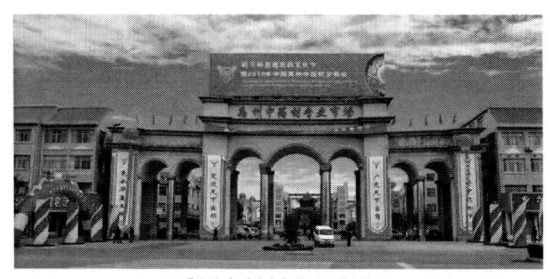

禹州中藥材交易市場

二、禹州藥材資源

禹州地處伏牛山餘脈與豫東平原的過渡地帶，氣候溫暖溼潤，光熱資源充足，山區、丘陵、平原地勢順次變化，地形錯綜複雜，各類地貌齊全，適宜多種中藥材生長，形成了禹州獨特的中藥材資源分布：西部山區為野生藥材主產區，中部和東北部潁川平原為家種藥材的主產區，北部山區及丘陵區灌木層中生長著大量藥用動植物。

禹州藥材生產歷史悠久，道地藥材種類較多。早在北宋仁宗年間，陽翟古城寺以東即有南星、白芷、菊花、薏米等種植。至元代，盛產的白菊、白芷、南星、薏米、防風、荊芥、罌粟、杜仲、紫蘇、薄荷、山藥、百合、牛蒡子等藥材已負盛名。明嘉靖三十二年（1553）的《鈞州志》載境內時有大宗藥材45種。清順治八年（1651）的《禹州志》載境內時有大宗藥材56種。現今禹州道地藥材有禹白芷、禹南星、禹白附、禹密二花、禹州漏蘆、禹全蠍、禹糧石、禹韭、白朮、菊花、山茱萸、翻白草、何首烏、淮山藥、淮地黃等著名品種。

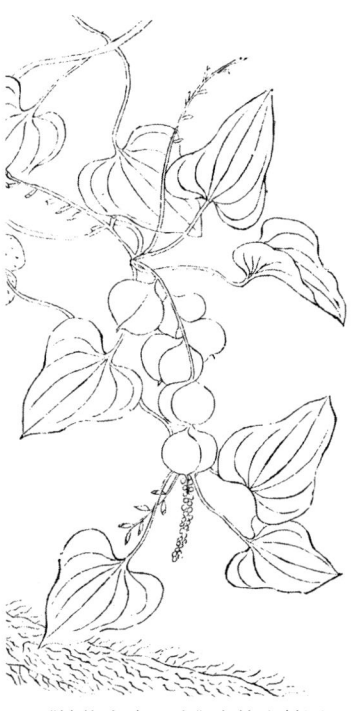

《植物名實圖考》中的山藥圖

第四章　市因藥成集散四方

　　禹州不僅是著名的藥材集散地，且形成了對中藥炮製、加工技術十分講究的中醫藥文化傳統。早在唐代，藥王孫思邈長期旅居陽翟行醫採藥，著成對後世有較大影響的《備急千金要方》。明代周定王朱橚到嵩山之陽的鈞州考察，辨識並採集植物，宣傳其藥食用途，撰成《救荒本草》並刊行於世。清宣統三年，名店藥堂趙隆泰加工炮製的「九蒸九製大熟地」，味甘如飴，色黑如漆，補而不膩，藏而不黴，被選送至德國舉辦的萬國博覽會上參展，之後成為清宮貢品。加工藥材自成其派，如一種藥刀，近滿月形，刀刃鋒利，刀口嚴實，藥工操作刀工好，飲片美。「陳皮一條線，枳殼鴨嘴片，厚朴像盤香，澤瀉像銅錢，半夏不見邊，白芍飛上天。」所以有「藥不經禹州不香，醫不見藥王不妙」及「藥工在禹，藥過生香」的傳說。

　　禹州在藥材包裝方面也很考究。過去西北的當歸是用竹攀泥裝，來到禹州，則會按等級改選，分裝為上品、中品、下品、次品。又如厚朴，要選湖北和四川產根皮為上品，枝皮為下品。此外，對黃耆、牛膝、生地黃、天南星、白附子、全蠍等的上等貨，皆以木箱包裝，豬血封口，供外銷裝運。

三、禹州藥市文化

　　禹州境域，藥材交流發達，更形成了中醫藥文化的深厚根基。依靠獨特的氣候優勢、地理位置，禹州成為道地藥材發源地之一。在中華文明史的傳說時代，神農嘗百草、伏羲創九針、伊尹製湯液的故事，也與禹州相關；傳說黃帝亦在禹境具茨山、崆峒山訪仙問道，教民治療百病；南朝宋陽翟人褚澄醫術高明，著有《褚氏遺書》、《褚氏雜藥方》等醫學著作，開啟了禹境先人醫學著述的先河。唐朝初年，藥王孫思邈長期隱居

嵩山，在嵩山之陽的陽翟懸壺問診、行醫採藥，禹州成為孫思邈的「第二故鄉」。據傳孫思邈去世後葬在禹州，當地民眾在禹州西關購地建立「藥王閣」永久紀念，所以在當地民間有「藥王爺在禹州」的說法。

到宋代，禹州形成了以古城寺以東為代表的道地藥材種植區域，完成了從亦官亦民的醫藥文化，到社會化系統的醫藥文化的過渡。明清時期，伴隨著藥市交流的繁盛，境內中醫藥文化氛圍也越發深厚。明洪武年間，朱元璋詔令全國藥商匯集鈞州，鈞州成為全國性中藥材集散地。此後，周定王朱橚長期在禹州境內考察辨識植物的藥食多用，著有《救荒本草》傳世，此書被美國著名科學家薩頓譽稱為中世紀偉大的醫學著作。元末明初至清代，禹州先後出現了 3 位太醫和 14 位頗有影響力的名醫，其著述流傳全國，乃至海外，完成了從博採眾長的區域醫藥文化與世界醫藥文化的交流與融合。

第三節　河北安國藥市
——一夜秋風度，十里飄藥香

河北安國是四大中藥材集散地之一，被評定為「藥材之鄉」和首批中藥材種植無公害生產示範基地。河北安國與安徽亳州、河南禹州、江西樟樹並稱為「四大藥都」，素有「舉步可得天下藥」的美譽。

安國隸屬河北省，漢朝建立初年，高祖劉邦取安邦定國之意，封王陵為安國侯。西漢武帝元狩六年（前 117），始置安國縣。宋景德元年（1004），因祁州治所遷至此，故安國古稱祁州。從北宋移州至此到 1913 年，沿用祁州之名 900 年。祁州之名，歷史較久，影響亦大，故人們習慣稱安國為祁州。民國初廢州立縣，復用古名安國縣。

第四章　市因藥成集散四方

一、安國藥市發展歷程

安國因藥業繁榮而聞名遐邇，蜚聲海內外。安國的中藥產業發展經歷了漫長的過程，自宋代始，逐漸成為一大商業都會，安國藥市素有「千年藥都」之稱，也有「天下第一藥市」之譽。

1. 藥市的興起與藥王廟

安國之地，其藥業的興起約始於宋。安國藥市的出現，與藥王廟的興起有關。現存的這座古廟建築群，匯集有宋、元、明、清的建築特色，宏偉壯觀。清嘉慶九年（1804）的〈重修皮王閣神碑記〉載：「夫廟宇之建，肇於宋，擴於明，而當廟宇未建之先，舊有皮王閣一座，在今廟之右後北偏南向，上下六間，外有圍牆、大門，雖與廟連，別為一院，蓋皮王之故宮也。」其皮王神閣，也就是俗稱的皮場王廟，說明宋代建廟之前，此處已有皮王神閣。相傳皮王神閣始建於東漢初年，從東漢到北宋，皮王一直僅被當地百姓祭祀，其神閣沒有發生大的變化，對皮王的尊稱也並未更新到藥王。自宋朝始，歷代帝王一再加封，促進了此地藥王廟的屢次擴建和修繕。藥王的影響越來越大，藥王的靈驗也越發被神化。自此，皇封藥王名揚天下。

安國藥王廟內的藥王究竟是誰，是否就是皮王的延續？對此迄今並未有確切的定論。但在多數文獻中，普遍將邳彤與皮王、藥王連結在一起，皮王被認為是藥王邳彤，他是漢光武帝劉秀的二十八將之一。據清乾隆二十一年《祁州志》載，「漢邳彤王墓，在南門外」，「漢將邳彤王廟，俗呼為皮場王，即藥王也，在南關」。相傳，邳彤精通醫理，隨劉秀征戰時，常為士兵療傷，也為當地百姓行醫治病，百姓深念其恩德，在他去世後修建了皮王神閣，予以供奉。

既有供奉，就有所求，因求袪病為多，其藥王之稱逐漸顯現。一般

民眾有病求於藥王，善男信女，常來進香，香火旺盛，形成以祈禱為主的民間香火會。隨著藥王的影響越來越大，祭祀的人群越來越多，從此「祁州藥王廟，藥王在祁州」的名聲，在百姓心中扎根，以致漸漸形成固定的廟會。藥王廟會的形成，為藥材的交流和醫術的傳播，創造了有利的條件，各地藥者為獲利計，亦迎合民眾心理，攜本地藥物來這裡沐浴神靈，進行交易，令藥王廟會規模與影響空前擴大，安國藥市便在百姓的虔誠膜拜和朝廷的推波助瀾中，逐漸形成。可以說，初期的安國廟會，正是安國藥市的萌芽。此地藥王廟會的興盛，為安國藥業的發展奠定了基礎。

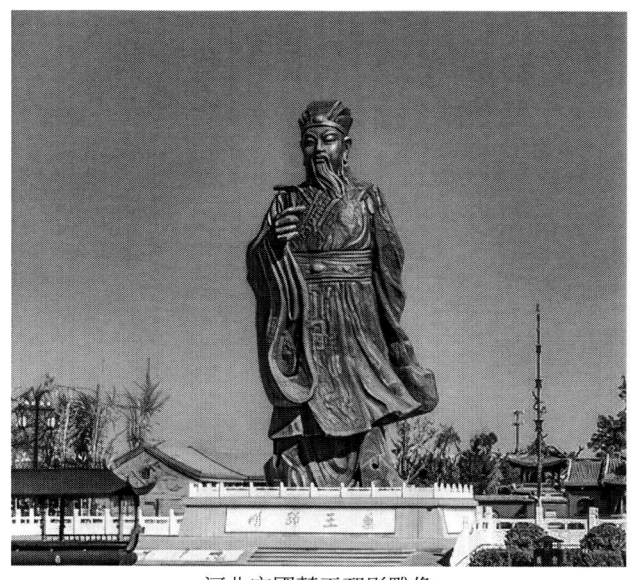

河北安國藥王邳彤雕像

2. 藥市的發展時期

宋徽宗時期，追封邳彤為靈貺侯，後改為公；南宋咸淳六年（1265）加封邳彤為「明靈昭惠顯祐王」，皇家封號令邳彤成為正統的「藥王」。藥王廟從本地人祈福保平安的本土神閣，成為全國聞名的藥神廟宇，安

第四章　市因藥成集散四方

國藥業也因而大振。到元朝，安國藥市已成為有一定規模的地方性藥材市場。

明朝時安國藥市加快了發展的步伐，進入藥市的藥材數量和品種不斷增加，藥材市場上的其他物資也逐漸豐富，外地商賈紛至沓來。藥物的交流，帶動了藥材加工和藥材種植的發展，並開始出現中成藥的生產。為了適應藥市發展形勢的需求，明朝萬曆年間增建了藥王廟正殿和藥王墓亭，進一步擴大了藥王廟的規模。每逢廟會，遠近百姓赴會者絡繹不絕。

到明萬曆末年，安國藥材交易繁榮昌盛。藥王廟會已一年一次，時間為清明，廟會上藥販擺攤銷售四方藥品。據載有「輪蹄輻輳，馳奔祁州」、「藥氣熏天，貨山人海」的盛況。國內外客商成千上萬到此開展生意，規模漸成「大江以北發兌藥材之總匯」，得到「天下第一藥市」的讚譽。明萬曆年間〈重修明靈昭惠顯祐王廟記〉碑文記載了廟會盛況：「歲至清明寒食，四方貨物雲集，貢牲帛金錢告虔者，肩摩而轂擊。」安國藥市的發展，藥材貿易量的增加，促進了藥市中藥材加工，特別是切製飲片技術的進步，並伴隨著一些中成藥品種的生產。工欲善其事，必先利其器。此地藥材加工工具製造業也隨之興起，成為服務於藥材加工的輔助產業。藥物的交流同樣帶動了當地適宜藥材品種的種植，據明末郭應響所修《祁州志》記載，安國當時種植的藥材已經有 28 種。

3. 藥市的鼎盛與藥商作用

清朝道光年間，安國藥市「春五秋七」的會期固定下來，即春季廟會期五天，秋季廟會期七天；十三幫、五大會也逐漸形成。安國藥業十三幫與五大會的出現，代表安國藥業進入鼎盛時期。清雍正年間，安國的正常藥材交易全年不斷。當時的舉人所作〈祁陽賦〉云：

又有顯祐之神，是曰皮場。初封土地，歷晉侯王。男女祈禱，奔走若狂。年年兩會，冬初春季。百貨輻輳，商賈雲集。藥材極海山之產，布帛盡東南之美。皮服來島夷而販口西，名駒竭秦晉而空冀北。

全國各個重要中藥產地的藥商、中成藥生產者及國外一些客商，不只是在春秋兩次的廟會正期趕來參加交易，有相當一部分的藥商或代表，留駐在安國，形成常年的買賣。各地透過水路、陸路運來的藥材，不僅數量多、品種全，而且還有不少成藥及進口藥品，東西南北貨物互換，四方交流，購銷兩旺。清乾隆《祁州志》記載：「每年清明及十月十五日，商賈輻輳，交易月餘。」

清代，安國藥業得到本地藥商和外地藥商共同襄助，成其興盛。據藥王廟中乾隆五十六年（1791）〈重修藥王廟碑記〉載，曾有懷慶商人組織起來，集資修葺藥王廟。另據藥王廟內清同治四年（1865）所立〈河南彰德府武安縣合幫新立碑記〉載：「凡客商載貨來售者，各分以省，省自立為幫，各省共得十三幫。」藥幫就是各地藥商為了在藥市經商方便而組成的地域性團體，外地藥商主體就是以十三幫為代表的幫商。各幫中有幫首，由幫商中財力和名聲顯赫的商人擔任，負責主持、解決幫內以及對外的事務，大致是在幫內發生糾紛時，由幫首出面協調，而在與外幫發生矛盾時，則全幫協調一致對外。十三幫是安國藥市對外地客商的一種統稱，形成之後，不同時期商幫的數量或略有增減，但人們習慣於固定以十三幫指稱。主要幫派有懷幫、山東幫、山西幫、京通衛幫、天津衛幫、陝西幫、關東幫、古北口外幫、武安幫、寧波幫、江西幫、黃耆幫、廣昌幫等。十三幫的形成，是安國成為全國藥材集散中心的象徵。十三幫的框架，支撐起安國藥材集散中心的人力主體。在安國藥市中，不管本地藥商還是外地藥商，均有以「儒商」為榮的本質特點。

藥幫形成，各顯其能。當時各商幫借盈利或重大事務，都會到藥王

第四章 市因藥成集散四方

廟獻紅掛匾，既示感恩，同時藉此產生宣傳、廣布效果。有一次值清朝大學士劉墉南下巡視，山東幫借鄉親之誼，請他題寫了「藥王廟」的匾額，獻給了藥王廟。此匾至今仍懸掛在安國藥王廟正門門額上，其字型結構嚴謹，筆跡蒼勁有力，左側署有小字「山東眾藥商敬獻」。為藥王廟題匾額，正是當年十三幫中的山東幫為彰顯實力所為。

除以地域為界的十三幫，安國本地還相繼成立為藥市服務或相關貿易的五大會和協調處理糾紛的管理機構安客堂。本地藥商多指在南關大、小藥市經營售藥的本地商家。這些藥商多以經營道地藥材為主，根據不同季節所產出的不同藥材，零整批發，運往各地。其中大藥市被稱為北大會，小藥市被稱為南大會，南、北大會在藥材加工上也發揮著重要作用。南大會以生藥加工著稱，有許多「片子棚」，每家均僱有幾十個切藥工；北大會分布著許多熟藥鋪，主要的炮製手法有炒、炙、鍛、水飛、紙浸、清蒸和炭燒幾種。南、北大會和皮貨估衣會、銀錢號會、雜貨會共稱為五大會。

在安國藥業全盛時期，安國藥市規模達到全國之最，形成完整的藥業體系。民國時期，由於戰爭動亂等影響了安國藥市發展，但所存藥市仍發揮著藥材集散中心的作用。

安國藥市興盛時，有「一夜秋風度，十里飄藥香」的美譽，更發揮「南藥換北藥，東藥換西藥，四方大交流」的集散中心作用。安國藥市的當代繁榮，是在傳統藥市基礎上的傳承與更新。

二、藥材道地與加工傳統

1. 祁州道地藥材

安國自古就有尊學崇藝的優良傳統，在藥業發展的歷史中，突顯於種植、加工行銷等方面的精益求精，這與藥材商業的興起是分不開的。

在明朝初期，成為道地藥材的品種就有薏苡、紫蘇、大黃等，到明朝末年，安國著名藥材品種就有 28 種。到了清代，安國種植的藥材品種增加到 48 種。從清雍正年間到 1937 年，為安國藥業全盛時期，著名藥材品種增加了 70 多個。1936 年，藥物學家趙燏黃先生到河北安國考察時，此地種植的藥材已達 120 多種，其中品質最為優良者，被醫藥界人士冠以「祁」字，以彰顯其道地，如祁薏苡、祁薄荷、祁菊花、祁紫菀、祁白芷、祁大黃、祁木香、祁艾，這是最為著名的八大祁藥。八大祁藥成為安國藥都一張亮麗的名片，星光閃耀。

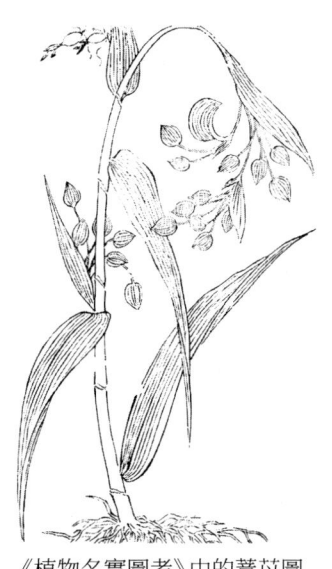

2. 加工技藝求精

隨著藥市的興起，有安國特色的中藥材加工技藝應運而生。安國的炮製作坊多貼有「人命至重，貴於千金」以自警，醫者父母心的情懷，深深烙印在每一個炮製人的心中，代代相傳。藥材道地、做工精細，使安國藥材療效顯著，遠近聞名。

中藥飲片產業是安國中藥產業的重要組成部分。歷史上安國繁榮的藥材加工業，催生了大大小小經營藥材的行業，其中生藥行比例遠高於熟藥行，有很大原因是本地產出的道地藥材數量大，加工需求強烈。據《祁州藥志》記載，明朝永樂年間，安國的藥材加工僅是一些較為簡單的產地加工，包括整理、去雜、去粗等。到清朝，安國藥業的鼎盛時期，藥市上專門切片的「片子棚」和經營飲片的「熟藥鋪」到處可見。切藥工人根據各種藥材的特性，圍繞提高藥效為中心，切製成段、塊、絲、片等各種規格，炮

《植物名實圖考》中的薏苡圖

製方法也有悶、潤、浸、泡、切片、鎊、剁、劈、水飛、礬製等。有的藥材因含有毒性，不經炮製則不能入藥，如半夏、南星等，安國藥工經過礬製、浸泡去毒後，再刀切成飲片。質地堅硬的藥物，如烏藥、檳榔等，則經過浸潤後再切成薄片。有些藥物的切製非常講究刀法，如貴重藥材羚羊角、犀牛角、鹿茸等，其加工技術與其他品種不同，這些藥材昂貴，片子切得厚，不但失於經濟，而且會降低藥效。安國藥工研製特殊藥刀，解決了這個技術難題。

百刀檳榔、蟬翼清夏、雲片鹿茸、鎊製犀角四個品種，被稱為「祁州四絕」，是安國飲片切製加工的典型代表，加工出的藥材不僅能充分發揮藥物的藥效，其精絕的技藝更具有欣賞價值。

「百刀檳榔」，指的是一個大如棗、堅如石的檳榔，經潤製後，可切出上百片，每片薄如紙，微風吹來，可隨風飄揚。「蟬翼清夏」，即蠶豆粒大的清半夏，經過白礬蒸煮後，刀切成片，薄如蟬翼，輕似雪花，放在手心輕輕一吹，便可飄然升空。「雲片鹿茸」則是將鹿茸加熱後切成片，狀如雲片，薄如絹帛，放在舌尖有即刻融化之感。「鎊製犀角」，即把堅硬如鐵的犀牛角，用特製的鋼銼排刀鎊成薄片，形似木工刨出的一般。

炮製加工也有獨特的方法，《祁州鄉土志》載有「安國前明貢蟾酥」。明朝初期，安國人已經掌握了蟾酥的採集與加工方法，並作為貢品，供朝廷使用。到明朝萬曆年間，中藥炮製加工工藝已非常完善，炒有酒炒、麩炒、薑炒、鹽炒、醋炒、土（灶心土）炒、砂炒、淨炒等，炙有酒炙、蜜炙等，鍛有明鍛、悶鍛，水飛有水飛硃砂、珍珠等，還有炭製、清蒸、煨製等。當時安國製造的中成藥劑型有丸、散、膏、丹、膠、酒、露、酊等十幾種，中成藥品種500多個。

明代至民國前期，安國城內能夠製備中成藥的店堂很多，也有不少著名品種，如「三槐堂」研製的地榆丸與槐角丸，專治痔漏便血，以療

效高而馳名；明崇禎年間創辦的「永和堂」選藥精細，配料精良，製作道地，享譽四方，其清寧丸對原料藥經九蒸九晒，煉蜜製丸。精湛絕倫的加工技藝，為安國贏得了「草到安國方成藥，藥經祁州始生香」的美譽。

　　身為千年藥都的安國，自北宋而始的中藥材交易，其後藥市不斷發展，明清時期達到頂峰，形成獨特且內涵豐富的安國中藥文化。首先，「藥王」和藥王廟文字記載、藥王廟建築、藥王信仰和行為，表現出經歷多年的沉澱，流傳至今。其次，安國藥業繁榮發展，從集散貿易到形成種植、加工和貿易的完整產業鏈，所種植的「八大祁藥」遠近聞名，「祁州四絕」的中藥材加工技藝名揚天下。獨特深厚的安國中藥文化，成為中華中醫藥文化中濃墨重彩的一筆。

第四節　南國樟樹藥市
——水陸交心匯南北，帆檣櫛比皆藥材

　　中國東南部、長江中下游地區的江西，為長江三角洲、珠江三角洲和閩南三角地區的腹地，處於「吳頭楚尾、粵戶閩庭」，有著「形勝之區」的交通便利。江西省中部的樟樹藥市，更成為東南極為重要的藥材集散中心，因此得名「南國藥都」。

　　江西省樟樹市，古稱淦陽，此地為歷史上的樟樹古鎮，曾為「新淦城舊址」，有近水運之便利，「袁、贛二水合流繞鎮而北」。其位於江西省中部、鄱陽湖平原南緣，跨贛江中游兩岸，自古譽為「八省通衢之要衝，贛中工商之鬧市」。境內袁水與贛水在蕭灘鎮合流後一段，波流澄澈，名為「清江」，故此地立縣後即以水名命縣名。樟樹鎮相傳以盛產樟樹而聞名。

第四章　市因藥成集散四方

一、南國藥都歷史沿革

樟樹鎮附近有閣皂山，綿亙於清江、新幹、豐城之間，山區草木繁茂，盛產藥材，故樟樹鎮以其特有的藥材生產、加工、炮製和經營聞名於世。「水陸交心，商賈雲集，為南北川廣藥材之總匯」，故有「南國藥都」之譽，得到「藥不到樟樹不齊，藥不過樟樹不靈」的讚美。

據地方志記載，樟樹的醫藥活動，始自東漢建安七年（202）道教人士葛玄，從他到閣皂山修道煉丹並採藥行醫算起，迄今已有1,800多年，此地藥市經歷了興起、發展與鼎盛的歷史演變。

1. 自藥攤形成而興起

東漢永元三年（91），道教創始人張道陵曾在樟樹閣皂山一帶布道並行醫。東漢末年，道教靈寶派「葛家道」始祖葛玄，於漢建安七年在閣皂山修道煉丹並採藥行醫，為此地醫藥業奠定了基石。

三國時期，樟樹經濟得以興盛，商品交易開始萌芽。閣皂山麓、贛江之濱的淦陽一帶，街頭就有山民席地擺設的「藥攤」，售藥兼施治。淦陽地勢低窪，常有洪水為患，水災後往往瘟疫流行，有山民採集藥材後，或巡迴醫療於村舍，或擺攤於淦陽，懸壺施診，從而開創了樟樹醫藥業之先河。淦陽藥攤是樟樹最早的醫家藥商，成為樟樹最早的醫藥交易方式，但擺攤售藥沒有固定的落腳點，時間也不固定。

東晉時期，葛玄再傳弟子、其姪孫葛洪，繼承衣缽，並發展了葛玄的醫學思想，相繼在閣皂山築壇煉丹，採藥施治，布道傳教。由於「二葛」的倡導和影響，樟樹地區從事醫藥業的人數越來越多，售藥施診範圍從山區逐步推向市鎮。閣皂山歷來被樟樹醫藥界人士視為醫藥業的源頭，葛玄也被尊為奠基人。

2. 由藥墟向藥市發展

唐代時，樟樹已形成「藥墟」的交易。所謂藥墟，即專賣藥材的草市，草市是商品交換過程中最原始的低階市場。

約在唐開元四年（716），江西通往廣東的「大庾嶺道」開通，成為南北交通的大動脈。處於這條官道中心的淦陽，地理位置優越，成為嶺南與中原交流的孔道，為藥材的集散、中轉提供了便利。隨著交流日益頻繁，藥材集散初具規模。淦陽本地出產的枳實、枳殼、陳皮、紫蘇葉、黃梔子、前胡、白前、荊三稜等藥材大量外銷，鄰近地區出產的藥材，也前來交流、集中轉運。粵、蜀、鄂、湘等遠地的藥材，途經大庾嶺道和贛江、袁水，也陸續到此進行交易。唐代的對外交流非常活躍，外來藥材的品種和數量不斷增加，使淦陽地區逐漸形成藥材商品集中出售的藥墟。

藥墟的開闢，使淦陽的藥材交易有了固定的場所和固定的時間，從而吸引了藥材掮客以及藥材攤販，他們集中在藥墟內進行交易。

伴隨著藥商的增加，藥墟逐漸滿足不了日益發展的藥材市場的需求。「包袱水客」（販運貨物的行商）們迫切需要一個固定相互交流的場所；藥材大量湧入，一時銷售不了的藥材，也需要一個穩妥的保管地點；來往藥商還需要有落腳點。於是一些本地人在藥墟附近修建起店面，專門為藥材包袱水客提供方便，既包辦客人的食宿，又代為存放保管藥材，大大減輕水客的實際困難。於是，「貨棧」與「藥行」等商業模式應運而生。至此，樟樹早期藥材集散市場逐漸形成。

至宋代，隨著藥材交易的規模進一步擴大，樟樹逐漸成為南方主要的藥材集散地。北宋治平年間（1064～1067），朝廷首次派中使（太監）到樟樹採購藥材。

第四章　市因藥成集散四方

到了南宋，為適應客商的要求，許多原先的藥材貨棧擴大營業範圍，既供食宿，又供存貨，並代為某些藥材進行燻烤以防黴去蟲等，有的貨棧還兼營代客買賣事宜，使貨棧逐漸演變成為兼有牙行性質的藥行。藥行的出現，方便了各路包袱水客，交易活動日益活躍，交易金額不斷上升。樟樹本地專門經營藥材的商人更多，出現了一批專門從事臨時囤積藥材的轉手經營者，就地倒賣而獲利。

宋寶祐六年（1258），此地藥店林立，建立了藥師院，樟樹藥材市場開始定型化。在藥師院附近藥攤遍布。每年九月，藥師院附近的藥墟集中開業，迎接各方藥商，逐漸發展成為在東南各省享有一定聲望的藥市，成為樟樹藥材廟會的雛形。

元至元十六年（1279），南宋遺民侯逢丙舉家從廬陵（治今江西吉安市）遷至樟樹開設侯逢丙藥店，「設肆製藥」，所製飲片成藥享譽東南，成為樟樹藥史上首創設廠製藥的著名藥師。

樟樹在唐、宋、元三代約700年的時間裡，從形成藥墟，發展為藥市。藥行貨棧應運而生，藥店、藥廠漸次開設，為走向後世的「藥材總匯」奠定了基礎。

3. 由藥碼頭到藥材總匯而鼎盛

宋元以後，樟樹工商業逐漸興起。明代初期，樟樹經濟復甦，使宋元以來形成的藥市成為川、廣藥材的傳統市場。即使在明末，樟樹經濟處於最不景氣的時候，川、廣兩地藥商也沒有放棄樟樹這個南北要津、藥材集散港口，一直與樟樹藥商友好相處，聯手合作，相互支持。

明代前期，樟樹已是「闤闠千家，舟車輻輳」的商埠。明宣德三年（1428），惠民藥局重新在各地設立，並相應建有「生藥庫」，收儲藥材，這使樟樹藥材市場具有更大的吸引力。北藥與南藥在此相互交流，交相輝映。

第四節　南國樟樹藥市──水陸交心匯南北，帆檣櫛比皆藥材

明成化二十一年（1485），因水災造成了贛江改道，卻因此開闢了樟樹藥業發展的新時代。樟樹鎮因此成為袁水與贛江的交會處，強化了樟樹特有的港口地位，藥材集散規模更趨擴大。有數據形容當時樟樹藥市的盛況：「百里環至，肩摩於途」，樟樹港口終年有上百艘專門裝運藥物的船隻停泊，幾乎成了集散藥材的專用碼頭，呈現「帆檣櫛比皆藥材」的盛景，被稱為藥碼頭。藥碼頭的出現，促使樟樹藥材市場持續多年的經營方式，由原本的零售為主，逐步轉向批發。明崇禎年間《清江縣志·土產》記載，（清江）地產白芍、玄參、苦參、粉葛等藥材數十種。此外，有粵蜀來者，集於樟鎮，遂有「藥碼頭」之號。

明萬曆年間（1573～1620），樟樹改建藥師院，更名為藥師寺。藥碼頭的繁盛情況反映到明代宮廷之內，朝廷特派太監以中使身分到樟樹採購皇宮所需藥材。萬曆三十七年（1609），樟樹鎮人、行人司行人熊化出使北韓，促進了樟樹中醫藥與外國醫藥的交流，外來藥材豐富了樟樹的藥市交易。

清代，隨著樟樹藥材生產的發展和炮製技藝的進步，各地藥材商人紛至沓來，將各地的藥材源源不斷運到樟樹加工、交流。不少樟樹本地人熟悉藥市行情，又兼善辨真假，因此外來的客商對這些人相當倚重。由於當地人收取昂貴的佣金，外地藥商紛紛開始設立專項經營外地藥材的商號。

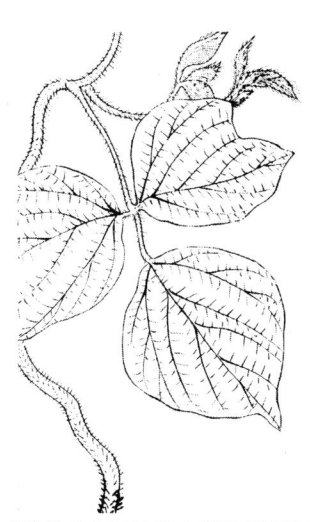

《植物名實圖考》中葛的藤葉圖

第四章　市因藥成集散四方

　　清康熙年間（1661～1722），樟樹藥業趨於鼎盛。樟樹藥商組建藥王會，並將藥師寺改稱藥王廟，尊奉孫思邈為藥王，每年四月二十八日舉行廟會。乾隆年間（1736～1795），樟樹鎮因其「南北川廣藥材之總匯」之名，與景德鎮、吳城鎮並列為江西三大名鎮。道光年間（1821～1850），樟樹藥市進入全盛時期，除外地藥商開設的 50 多家藥材行號外，本地人開設的藥材行、號、店、莊達 150 餘家。其中僅代客買賣、轉運的藥材行有 36 家，從業人員有 3,000 餘人。光緒十三年（1887），樟樹藥材行鋪集資公建「三皇宮」，祭祀遠古三皇伏羲、神農、黃帝，另供奉扁鵲、華佗、張仲景、葛玄、王叔和、皇甫謐、孫思邈、王惟一、李時珍、葉天士等歷代醫藥學家塑像。三皇宮是四方藥商進行交易的場所，成為藥幫的固定活動中心。

　　藉此，明代中期形成的藥碼頭重振雄風，各路藥商再次蜂擁而至。川廣藥商繼續攜來當地著名藥材，還帶來眾多洋藥。樟樹藥界以其主營藥材品種，分別對客商結合其經營的道地藥材予以尊稱，如四川藥商為附片客，河南為地黃客等，他們多在藥材收穫時成批採購，運到樟樹銷售，成群結夥，終年不斷。

　　民國時期，中華醫藥界屢遭挫折，發展艱難，樟樹醫藥業也經歷了一段艱苦歷程。但江西省內大部分藥材仍集中到樟樹製作、轉運，樟樹有「江西全省之藥材總市場」稱號。

二、樟樹藥材「齊」與「靈」

　　唐宋以後，南方經濟與文化日益繁榮，樟樹鎮的藥業也隨著發展。明末清初為全盛時期，此時有中藥店 200 餘家，各藥店還在湘潭、漢口、重慶、九江、南京等城市開設分店，因而樟樹藥業人員甚多，而且師徒相承，便形成了全國藥材行業中有名的「樟樹幫」，把藥材經營的商

第四節　南國樟樹藥市──水陸交心匯南北，帆檣櫛比皆藥材

業網伸展至全國各地。

地處南方的藥都樟樹鎮，招來了四方藥材客商，互相學習，廣泛交流，它以獨特的鑑別技能、科學的收藏保管方法、精湛的加工炮製技藝、品質上乘的成藥產品，逐漸形成了一套完整的藥材生產、經營、鑑別、炮製體系。樟樹藥的「靈」便源於此。

樟樹鎮在藥材生產方面，歷來重視培育和引種優良品種，如枳殼、陳皮、吳茱萸。特別是枳殼，北宋元豐年間（1078～1085），樟樹地產商州枳殼、枳實以其上乘品質，每年作為貢品向皇宮進貢。

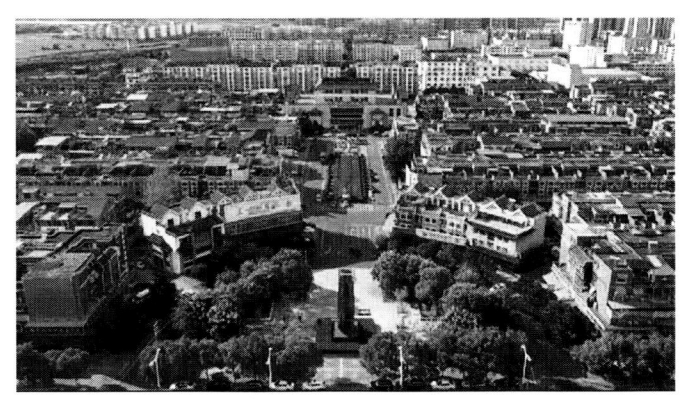

樟樹中藥材交易市場

在藥材鑑別方面，樟樹總結數十代人的經驗，口傳心授，其眼看法、測量法、手感法、耳聽法、鼻嗅法、口嘗法、水試法、火試法、金屬探測法等方法流傳於長江流域各省。「遵古訓、講道地、選優質、欲精良」是樟樹經營藥材的座右銘，要做到品質可靠，就必須善於鑑別藥材。樟樹的識藥方法，不僅在於辨識藥材的品種（品名、來源、別名），還包括辨識藥材的產地、真偽、優劣和質級。舊時藥商、藥工識藥，只靠直觀鑑定，即全憑手、眼、口、鼻、耳的感覺，摸其質、掂其重、觀其形、嘗其味、嗅其氣、聽其聲，就能分辨藥材的品種、真偽、質級。樟樹各藥材行、號、店、莊都有識藥的高手，藥材一到手，他們就能說

出其產地，辨明真假，鑑定品質。

在藥材保管方面，樟樹創立了一套藥物分類方法。根據儲藏保管藥材的品種、效能、存量、季節等特點，以及儲藏保管設備條件等因素，妥善地進行安排，按傳統習慣將藥材分類，再根據各類藥材的特點，採取不同的保管方法進行儲藏，使藥材便於鑑別和管理，不易混淆。

在藥物炮製方面，樟樹自葛玄採藥煉丹，開創製藥活動起，就對藥物的炮製格外重視。樟樹人採集、炮製中藥材世代相傳，掌握了許多祕傳妙法，無論是炒、浸、泡、炙，還是烘、晒、切、藏，均有獨到之處。優秀藥工切的藥片，「薄如紙，吹得起，斷面齊，造型美」，色、香、形、味、效俱佳。如白芍飛上天、木通不見邊、陳皮一條線、半夏魚鱗片、肉桂薄肚片、黃柏骨牌片、甘草柳葉片、桂枝瓜子片、枳殼鳳眼片、川芎蝴蝶雙飛片等。切出的飲片不僅精細美觀，而且能使藥材最大限度地發揮藥效。

葛洪的《肘後備急方》被樟樹後世藥界奉為炮製典範，幾乎所有樟樹藥幫藥材店號都有 24 字的炮製規範：「遵《肘後》，辨地產；凡炮製，依古法；調丸散，不省料；製雖繁，不惜工。」南宋侯逢丙「術遵岐伯，法效雷公」，逐漸形成一套獨特的加工炮製技術體系，每個過程，每道工序，都有嚴格的操作規程和獨特的傳統做法。歷朝歷代，師徒口傳心記，代有能人，綿延至今。

三、樟樹幫媲美京川

樟樹幫，曾經與京幫、川幫並稱「三大藥幫」。清乾隆年間，樟樹鎮內有八成的人「吃藥飯」，藥材行、號、莊、店近 200 家，炮製作坊百餘處。樟樹藥商的足跡更是遍布全中國，使「樟樹幫」名聲遠揚。

第四節　南國樟樹藥市──水陸交心匯南北，帆檣櫛比皆藥材

實際上，樟樹幫並不限於「樟樹人」，而是包括江西臨江府五個縣的藥商。屬於樟樹幫之人甚眾，遍布大江南北主要產藥地區的交通要埠。湖南、湖北、江西的藥材市場，幾乎遍布樟樹幫。除樟樹藥商外，其他地方的藥商，特別是兩廣（廣東、廣西）、三巴（巴郡、巴東、巴西）的藥商，也都順江而來，雲集樟樹。

在江西省內，樟樹幫以吉安、贛州、南昌為中心，幾乎占領了所有藥材市場。南昌是樟樹幫實力最雄厚的地區之一。至清末民初，南昌有近40家藥店，樟樹幫開設的店號約占3/4，其中著名的有黃慶仁棧、樟樹國藥局、盧仁堂、元生藥店等。吉安是樟樹幫早期打入的商埠。至民國期間，吉安市面上藥材行、號、店有40餘家，其中樟樹幫就有31家。

除了江西省內，樟樹幫的足跡遍及全中國。樟樹藥商以樟樹為「大本營」，經三次外出經商的高潮，逐漸形成了湖南的湘潭、湖北的漢口、四川的重慶，加上樟樹四個中心據點，各據點又再向四周擴展，遍及江蘇、浙江、福建、安徽、河南、山西、陝西、遼寧、吉林、甘肅、廣西、貴州、廣東、香港等地。

樟樹幫在組織上進一步健全，反過來又促進了「樟幫」藥業經營的發展，形成了以樟樹為中心的藥業網，與當時的京津幫、四川幫相媲美，並以它獨特的技藝、卓越的管理、眾多的人員、雄厚的資金，占有長江中下游和珠江流域一帶廣闊的藥材市場。

樟樹幫對中藥炮製的選、潤、洗、燥、炒等方面有獨到的理論和方法，藥材集散與藥材加工炮製同步發展，炮製技藝精湛，治療靈驗。

為適應清代藥業競爭的需求，樟樹幫的經營形式、管理方法、採購銷售、藥商食宿等，都有它自身的特點，獨樹一幟的行、號、店、莊遍布，使樟樹幫內部藥材經營分工更為明細。「行」的特點是「一把算盤、

一把秤」，資金不需太多，為四方藥商代購代銷、代運代存；「號」的特點是深購遠銷，零批躉發，以便壟斷貨源、控制行情、加速資金周轉；「店」的特點是「前堂賣藥，後堂加工」，行話叫「兼刀帶櫃」或「前店後場」，集炮製、賣藥、行醫為一體；「莊」相當於店號的派出機構，任務是掌握和通報行情，採購藥材或轉手銷售，並與當地藥店協調關係。

清道光初年，樟樹鎮內有藥材行、號、棧、莊近 200 家，其中藥行所占比例大，號稱「四十八家藥材行，還有三家賣硫黃」。在這近 200 家店中本地藥商經營的有百數十家，外地藥商以河南、安徽人為主，開設店、棧 50 餘家。

樟樹幫這種獨特的經營方式，適應性很強，在團結合作的基礎上，既可自成一家，各自為戰，又可合而為一，共同對外，使樟樹幫能將各地藥材物產兼收並蓄，儲納兼備，實力不斷增強。樟樹幫人的開放、包容特質，既發展壯大了自己，也為外地人來樟樹發展提供了機會，對整個藥業，乃至經濟社會的發展，都有很大的推動作用，有力促進樟樹作為藥都「齊」和「靈」特色的形成。

樟樹在醫藥方面能從懸壺施診發展到藥墟、藥市、藥碼頭，進而成為南北藥材之總匯，從經營性到技術性，形成有影響力的樟樹幫，正是千萬人的赤誠奉獻，千百年的艱苦創業，千萬次的反覆實踐，才建立起與人類生命息息相關的醫藥千秋大業，成為今日的藥都。總結支撐樟樹藥都的三大支柱：一是樟樹 1,800 餘年的中醫藥光輝歷史，以及燦爛的中藥文化和創造歷史文化的先賢們，德術流傳；二是樟樹的中藥炮製自成體系，精湛的加工炮製工藝，在中藥界享有較高的聲譽；三是樟樹藥材經營堅持三原則 —— 不賣假藥、品質第一、信譽第一，高標準的要求，造就了一批識藥能人，一代代傳承、累積了豐富的藥材辨識經驗，保障了樟樹經營藥材的品質，從而贏得了藥界的肯定和讚譽。

第五章
性從地變，質與物遷

　　《本草經集注》說「諸藥所生，皆的有境界」，《新修本草》說「離其本土，則質同而效異」，《千金翼方》說「藥所出州土」，《本草綱目》說「性從地變，質與物遷」，皆言藥物隨產地不同而性質有異，是本草強調中藥道地性的突出展現。「道地」一詞，指藥材貨真質優，源自漢唐曾用「道」劃分行政區域，《本草品匯精要》正式出現「道地藥材」，至明劇本《牡丹亭》中出現「好道地藥材」，透過文學語言廣為普及。品質為上，循求道地，盤點著名產區，綜覽道地品質。從中原四大懷藥，到江南浙藥八味，又有品質魯藥十佳、藥聚東北之寶、雲貴特產藥材、嶺南四大南藥，異地方物，各展風采。海外舶來的香藥珍品，彰顯中醫藥學開放包容、不限疆域、為我所用的特質。

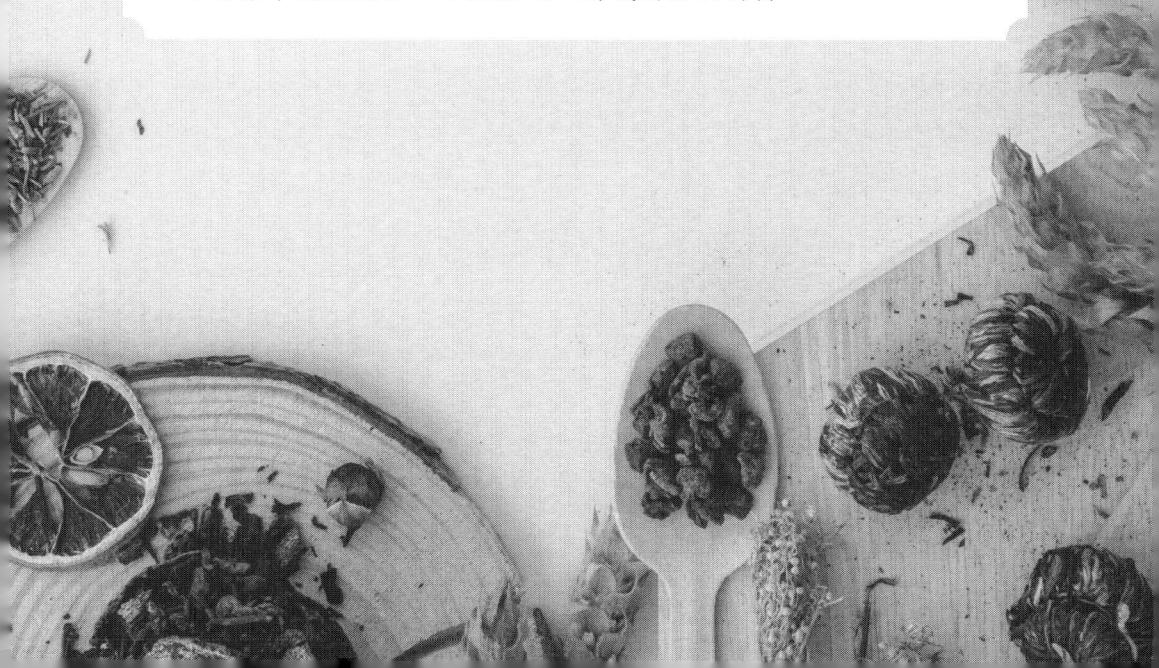

第五章　性從地變，質與物遷

第一節　中原四大懷藥
——山藥籬高牛膝茂，隔岸地黃映菊花

中原四大懷藥，是道地藥材中屢被稱道的對象之一。

講述道地藥材，最宜從華夏文明發源中心的中原之地講起，如此，四大懷藥就成了道地藥材的引領者。人人都說家鄉好，自家寶貝當自誇。面對家鄉寶貴的道地藥材，懷慶府河內縣（今沁陽市）出身的清朝名人范照藜，情不自禁地賦予了詩情畫意般的宣講。其詩詞曰：

鄉民種藥是生涯，藥圃都將道地誇。

山藥籬高牛膝茂，隔岸地黃映菊花。

中藥道地藥材的四大懷藥——懷山藥、懷牛膝、懷地黃、懷菊花聲譽遠播，聞名海內外。四大懷藥名稱中的「懷」，是過去河南懷慶府的簡稱，其所轄在今焦作市全部區域、濟源市全部區域，以及新鄉市原陽縣部分。焦作之地，古為冀州覃懷之地，史稱河內、山陽、懷州、懷孟、懷慶，俗稱懷川。「懷」字所取，乃是太行與黃河的「懷抱」之意。其位置，北依太行，南臨黃河，山河相拱，形如懷抱，形成一片形似牛角的廣闊平原，有「三百里懷川」的稱譽。該地區種植山藥、菊花、地黃、牛膝的歷史已有近 3,000 年，藥材道地，品質上乘，因此久負盛名，逐漸形成四大懷藥之名號。

一、懷地懷藥名與實

1. 歷史淵源

清朝道光年間，王鳳生《河北采風錄》中有一段記載，說明當地環境有「種藥草之利」，特別適宜種植藥材。其「河北」所指地域乃豫北彰

德、衛輝、懷慶三府。其對懷慶府的描述為：

府東西廣五百里，南北袤一百三十五里。東南至省三百里，東界衛輝府封丘縣，西界山西絳州垣曲縣，南界河南府鞏縣，北界山西澤州府鳳臺縣，東南界開封府滎澤縣，西南界河南府洛陽縣，東北界山西澤州府陵川縣，西北界山西澤州府陽城縣。太行雄峙於後，丹河、沁河交流其中。境內諸水，皆發源於西北而歸注黃河……所領八縣以河、濟、溫、孟四邑土膏泉沃，厥田為上上，尤以種藥草之利為最優。

上述「種藥草之利為最優」的地域範圍，大致以懷慶府為中心向周圍輻射，且黃河水貫穿境內。此處土壤肥沃，水質甘甜，是種植草藥的優良地域。這樣的地利特點，在《武陟縣志》卷十一〈物產篇〉也有記載：

河朔地多肥美，其近於沁、濟間者尤宜於藥草，鶩利之徒遂舍穀稼而專植他物。武陟較少於河內、溫、孟，然亦居十之一二。

懷慶北靠太行山，南臨黃河，集山之陽與水之陽於一體，土地疏鬆肥沃，雨量充沛，光照充足，氣候溫和，水源豐富，獨特的地勢使當地土壤含有極豐富的腐植質，非常適合多種中藥材的生長。

地理位置的優越，以及諸多影響藥材產出的有利因素，使產出的四大懷藥品質優異。藥材道地產地的概念，在本草中形成已久，如宋代寇宗奭《本草衍義》指出：「凡用藥必須擇州土所宜者，則藥力具。」實踐證明，懷慶大地所產四大懷藥，品質優異，療效獨特。

懷藥的種植，當地也累積了豐富而寶貴的經驗。如明代盧之頤《本草乘雅半偈》對懷藥的換種方式就有記載：

種植之後，其土便苦，次年止可種牛膝。再二年，可種山藥。足十年，土味轉甜，始可復種地黃。否則味苦形瘦，不堪入藥也。

本草典籍的記載說明，在焦作地區，為了保證藥材品質，藥農對懷

第五章　性從地變，質與物遷

地黃、懷山藥、懷牛膝實行換種的種植方式，其中尤以懷地黃對土地的要求最高，在種植一次後，原種植之地需要將近十年輪作才能復種，方能產出質優的懷地黃。

追溯懷藥的種植歷史，古地覃懷被人們關注到，夏朝時的覃懷，即今河南沁陽、溫縣周圍。據數據記載，遠在西元前 710 年，就有覃懷人用種子種植地黃。唐代孫思邈《千金翼方》開始記載了用根種植地黃的方法。明代，地黃根栽法已經取代了種子種植法，方式更為簡單，對此，李時珍《本草綱目》有總結性陳述：「（地黃）古人種子，今唯種根。」

文獻數據清楚地顯示，懷慶地區種植四大懷藥經歷了種植技術不斷成熟的過程。除地黃外，其他品種也有載述。如《本草衍義》描述牛膝「今西京作畦種，有長三尺者最佳」，說明牛膝的種植技術當時已經十分成熟。南宋周密《癸辛雜識》對菊花栽培有記載：「凡菊之佳品，候其枯，斫取帶花枝，置籬下，至明年收燈後，以肥膏地。至二月，即以枯花撒之，蓋花中自有細子，俟其茁，至社日，乃一一分種。」

有利可圖促發展。清代時，此地的藥材種植為當地藥農們帶來可觀的利潤。據道光年間撰的《河北采風錄》載：「沁河以南，地土肥美，栽種藥材雖工本較重，而所得資利十倍五穀，其最著者地黃、山藥、牛膝等物，獲利更厚。」

2. 質優譽廣而遠傳

古代本草對四大懷藥道地性的記載頗豐。這四個品種的藥材，是臨床最常用的，它們在《神農本草經》中均列為上品。身為中原人，醫聖張仲景也不乏對它們的運用，在《傷寒論》與《金匱要略》中，地黃共出現 14 次；他使用山藥多應用在成藥丸劑中，分別為腎氣丸、栝樓瞿麥丸和山藥丸三方，均見於《金匱要略》。

宋代蘇頌《本草圖經》記載：「牛膝生河內川谷……今江淮、閩粵、關中亦有之，然不及懷州者為真。」李時珍《本草綱目》忠實表述明代的情況：「今人唯以懷慶地黃為上。」道地產地出產的藥材品質優異，自然少不了對品質的嚴格控制和高標準要求。對懷地黃來說，以斷面是菊花心者為優，明末賈九如《藥品化義》記述：「產於懷慶，體粗大內如菊花心者佳。晒乾，銅刀切片，忌鐵器，合丸，酒浸三日，搗爛用。」

唐代以後，懷藥開始被列為貢品。在《新唐書》與《宋史》的地理志中，均有關於懷州土貢牛膝的記載。四大懷藥也有在當地更具體的道地產區，並創出名號，如留駕莊和大道寺地黃、大郎寨山藥、皇甫村菊花和小廟後牛膝。明清時各地懷藥商行懸掛「大道寺地黃」的招牌，以示正宗。而懷山藥，則以沁陽市山王莊鎮大郎寨廟後所產，品質為上乘，凡銷往各地的山藥，必標明「懷郎」字樣。歷代朝廷徵收懷藥貢品時，也點名要大郎寨產的「郎山藥」。

3. 懷藥促進了懷商貿易

明代以後，四大懷藥被公認為道地藥材，藥農種植懷藥的積極度更高，栽培面積日益擴大，產量也得到提升。此時，懷藥貿易日趨繁盛，銷售數額與日俱增，懷慶當地商人的出現，使藥材貿易更加興盛。懷商的興起，先是負販小商，肩挑車推，而後擴大經營，藥商隊伍不斷擴大，直至出現了「懷幫」。透過藥材市場，懷藥的貿易連線起產地和消費地，懷商「自己到溫縣、武陟，購買懷藥，自運廣陵、漢口自銷」。在河南禹州和百泉的藥材市場，懷藥的貿易十分繁盛，「兩地大會，懷幫藥商都是主要登場人物，從購入藥材苗、販運，以至於設莊炮製中藥出售的過程，幾乎都有懷幫藥商參與其中」。一年兩次的沁陽藥王廟藥材大會，吸引四海客商前來，府屬八縣的藥商紛至府城——即沁陽——開設藥材行棧。

第五章　性從地變，質與物遷

清代中期，禹州城中藥材行棧已發展到上百家，杜盛興、協盛全、保和堂等在全國開有分店的鉅商有數十家。懷慶商人還藉助圪壋坡廟會、柳園藥材大會、木欒店廟會、孟縣廟會、武漢藥王大會進行藥材交流，展示懷地黃的優良品質和嚴格的炮製工藝。如《孟縣醫藥志》記載，懷商把收來的地黃分等級，大的運往上海、香港，出售到外國；中等的運往廣州、重慶、成都、西安、天津等地，在國內銷售或以懷貨換其他貨。小的多數銷四川，並常借百泉、禹州、柳園、孟縣、馬山口的藥材大會做交易。

為了便於懷藥貿易，提升懷藥知名度，懷慶藥商主動集資，建聯莊，設分號，先後在武漢、禹州、北京、天津、西安、周口等地建立商號。清康熙年間，懷慶藥商形成龐大的懷幫隊伍，縱橫全國，有「十三幫一大片，比不上懷幫一個殿」之譽，成為十三藥幫的領袖。為了保障藥材貿易的日常供需，便於懷慶商人來往駐紮，懷慶藥商於各地藥市多建有懷慶會館或河南會館；懷藥產品透過廣州、香港、上海、天津等口岸，銷往東南亞及歐美各國。

二、四大懷藥道地考源

1. 懷山藥

山藥藥材來源於山藥科植物山藥的塊莖，其最早見於《山海經》，如「景山，南望鹽販之澤，北望少澤。其上多草、藷藇」。藷藇，即薯蕷，今之山藥。山藥得名，是因兩犯帝諱的緣故。唐代宗時期，因代宗名李豫，「豫」與「蕷」同音，第一次犯帝諱，山藥改名為「薯藥」。到了宋英宗時期，英宗名趙曙，「曙」與「薯」同音，第二次犯諱，於是「薯藥」又改名為山藥。然據《宣和書譜》，王右軍有〈山藥帖〉，韋應物有「秋齋雨

成滯，山藥寒始華」之詩句，韓愈有「僧還相訪來，山藥煮可掘」之詩句，可見山藥之名早已有之。大概因山藥之別名甚多，兼以唐宋避諱之故，遂於宋元間逐漸統一以山藥為正名，並一直沿用至今。

《神農本草經》對藥材只有生境描述，山藥「一名山芋。生山谷」。至《本草經集注》始有「生嵩高山谷」的地點描述。嵩高，即今河南省登封市北嵩山，可見河南之地是最早記述的山藥出產地。明代《救荒本草》的「山藥」條載：「懷孟間產者入藥最佳」，再次強調河南懷慶山藥的優質。清代《本草從新》載：「色白而堅者佳（形圓者為西山藥，形扁者為懷山藥，入藥為勝）。」說明山藥入藥已經以栽培品為主。

懷慶地區成為山藥道地產區，其所產山藥專稱懷山藥或懷山。《植物名實圖考》載：「生懷慶山中者白細堅實，入藥用之。」《本草求真》載：「淮產色白而堅者良。建產雖白不佳。」清道光五年（1825）《河內縣志》卷十〈風土志〉記載：「蔬之屬，曰山藥。一名諸薯，河內為良。……藥之屬……曰山藥，河內最著。」作為供蔬用的山藥，即一般所稱菜山藥，供藥用的即為藥山藥，後來形成道地產品的「鐵棍山藥」。鐵棍山藥的特點為質堅實、粉質足、色白、久煮不散，斷面呈菊花心狀，落地如鐵棍之聲。此種藥用山藥，尤以產於沁陽山王莊鎮大郎寨村者為佳，稱為「郎山藥」，加工後稱「雞骨山藥」。明洪武二十四年（1391），該地山藥就已被列為貢品。鐵棍山藥有「懷參」的稱號，郎山藥為懷山藥中之上品，以「懷郎」標名。

2. 懷地黃

地黃藥材來源於玄參科植物地黃的新鮮或乾燥塊根，秋季採挖，除去蘆頭、鬚根及泥沙。鮮用者，稱鮮地黃；或將地黃緩緩烘焙至約八成乾，稱生地黃；熟地黃為生地黃的炮製加工品。《神農本草經》最早僅

第五章　性從地變，質與物遷

記載乾地黃（即現今生地黃品種），稱乾地黃，「一名地髓」，宋代《本草圖經》始記載其名「熟地黃」。

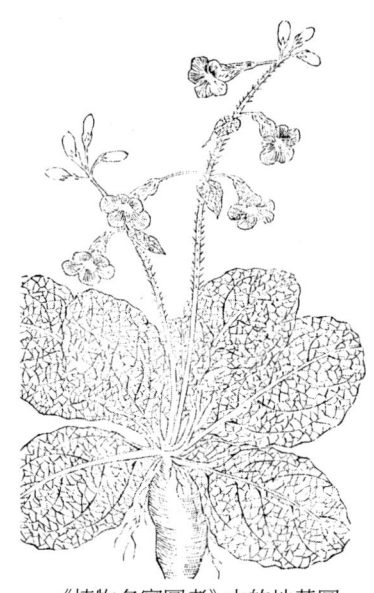

魏晉以前，地黃的道地產區尚未明確。南北朝時期，陶弘景《本草經集注》指出：「咸陽即長安也。生渭城者乃有子實，實如小麥。淮南七精散用之。中間以彭城乾地黃最好，次歷陽，今用江寧板橋者為勝。」此時彭城是與板橋並列的產地，歷陽的地黃也相對突出，但都沒有成為優於咸陽的地黃產區。宋代《本草圖經》記載：「地黃，生咸陽川澤，黃土地者佳，今處處有之，以同州為上……出同州，光潤而甘美。南方不復識。」同州種植的地黃外表光潤，質甘味美，其他地方的則難以匹及。明代伊始，同州作為地黃道地產區的地位開始動搖，及至明代中期，懷慶地黃逐漸聲名鵲起，並日益受到關注。明弘治年間《本草品匯精要》關於地黃道地的記載為「今懷產者為勝」。《本草綱目》整理了以往地黃產地的相關知識後，特別突顯了懷慶地黃的品質優異：「今人唯以懷慶地黃為上，亦各處隨時興廢不同爾。」至此，懷慶作為地黃道地產區的認知沿用至今。

《植物名實圖考》中的地黃圖

明清時期，懷地黃質優效佳的記載多見。

懷慶生者，多生深谷，稟北方純陰，皮有疙瘩力大。

——《本草蒙筌》

產懷慶者，丁頭鼠尾，皮粗質堅，每株重七八錢者力優。產亳州者，頭尾俱粗，皮細質柔，形雖長大而力薄。

—— 《本經逢原》

地黃……以懷慶肥大而短，糯體細皮，菊花心者佳。

—— 《本草從新》

懷地黃經過培育後，與其他地方所產地黃的顯著差別在於：油性大、柔軟、皮細，內為黑褐色並有光澤，味微甜，尤其是斷面呈菊花心狀。留駕莊（今留莊）所產的地黃是懷地黃中的精品，品質佳，歷史上銷往海內外的地黃以標「留駕莊」為道地。沁陽大道寺地黃，橫斷面有「菊花心」，成為藥商鑑別道地品的重要依據之一。

新鮮採挖的懷地黃可以透過焙乾、炒乾或晒乾等炮製過程，轉變成生地黃，再透過蒸法炮製為熟地黃，九蒸九晒，直至內外漆黑發亮、味微酸甜方成，藥效最佳。「地黃，本產自河南懷慶，以邑城北志公泉水，九蒸九晒，如法炮製之，性味極佳，故有『醴泉九地』之稱。」炮製工藝直接影響熟地黃的功效，據《本草綱目》記載，有用酒煮地黃代替九蒸九晒以次充好者，其療效不佳。

3. 懷菊花

菊花藥材來源於菊科植物甘菊的頭狀花序，主產於浙江、安徽、河南、四川等地。藥材按產地和加工方法不同，分為亳菊、滁菊、貢菊、杭菊、懷菊等；因花色差異，又有黃菊花和白菊花之分。白菊花長於平肝明目，黃菊花多用於散風清熱。懷菊花屬於藥用菊花，是四大懷藥之一。

南朝梁陶弘景《本草經集注》載：「菊有兩種……唯以甘、苦別之爾。

南陽酈縣最多，今近道處處有之。」南陽菊水與菊花的盛名，屢見於文獻稱頌。如南朝劉宋盛弘之〈荊州記〉記載：

> 南陽有菊水，其源旁悉芳菊，水極甘馨。又中有三十家，不復穿井，即飲此水。上壽百二十三十，中壽百餘，七十猶以為夭……太尉胡廣父患風羸，南陽恆汲飲水，此疾遂瘳。此菊短，萜大，食之甘美，異於餘菊。廣又收其實，種之，京師遂處處傳置之。

到了唐代，懷地菊花也成為著名道地品種。《本草圖經》載：「唐《天寶單方藥圖》載白菊，云味辛、平，無毒。元生南陽山谷及田野中。潁川人呼為回蜂菊，汝南名荼苦蒿，上黨及建安郡、順政郡並名羊歡草，河內名地薇蒿。」可見唐代天寶年間，汝南郡（治今河南汝南縣）、上黨郡（治今山西長治市）、建安郡（治今福建建甌市）、順政郡（治今陝西略陽縣）、河內郡（治今河南沁陽市）等，均為菊花的著名產地。宋代《本草圖經》載：「菊花生雍州川澤及田野，今處處有之，以南陽菊潭者為佳。」從中可知，菊花原生在古雍州川澤及田野，而以南陽菊潭所產為佳。明清以後，懷地菊花的種植和銷售達到了繁盛階段。

唐宋以後，懷菊花就被列為貢品，其中以沁陽皇府村所產品質最佳。懷菊花以花蕊小、色微發黃、舌狀花短而濃密、體質較軟、味濃、療效高而著名。

4. 懷牛膝

牛膝入藥所用，為莧科植物牛膝的根。《神農本草經》列牛膝為上品，指出牛膝「一名百倍」。「百倍」之名的解釋頗多，有寓牛之大力的意思，比喻牛膝藥效之功。陶弘景認為，牛膝「其莖有節，似牛膝，故以為名」。

牛膝原產地就在焦作。三國時期《吳普本草》記載，牛膝「生河內，

或臨邛」。陶弘景《本草經集注》說：「生河內川谷及臨朐。」河內即河內郡，大致在今河南焦作。臨邛在四川，臨朐在山東。在牛膝前冠以「懷」字的最早文獻，是北宋的《本草圖經》，該書中說：「今江淮、閩粵、關中亦有之，然不及懷州者為真。」《日華子本草》謂牛膝「懷州者長白」。古人認為上等牛膝應又粗又長，質地細潤，色澤白。北宋《證類本草》特稱懷州牛膝，之後簡稱懷牛膝。

懷牛膝的道地地位最晚在唐宋之際已經確立。懷牛膝根肥大而色白黃，髓細小，斷面油潤。清代范照藜說：「牛膝以出沁河北岸，王賀（今屬博愛）諸村為良。」《沁陽市志》則載小廟後牛膝為最道地。懷牛膝身條通順、粗壯，一般直徑1公分，長1公尺左右，皮色黃白鮮豔，肉質肥厚，油性大。懷牛膝冬季採挖，一般霜降後，遇霜葉變黑、乾枯後停止生長；晒乾，生用或酒炙用。

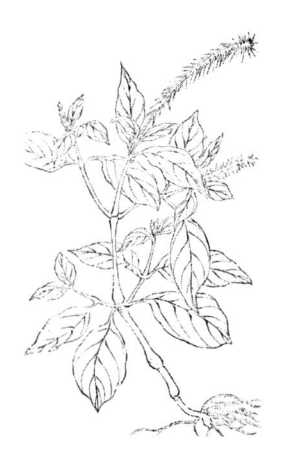

《植物名實圖考》中的牛膝圖

第二節　江南浙藥八味
——江南三吳勝地，浙藥八味稱雄

浙江省道地中藥材資源豐富，資源總量和種數均位於前列。

浙江省地處東海之濱，山地丘陵多，平原土地肥沃，雨量充沛，氣候暖溼，所以盛產中藥材。浙產中藥，最負盛名的是浙貝母、白朮、白芍、麥冬、玄參、菊花、鬱金和延胡索，被合稱為「浙八味」，這是浙八味具體所指。而廣義上的浙八味，則是以主要的八味藥材為代表的多種浙江道地藥材的總稱。

第五章　性從地變，質與物遷

一、浙八味緣起概說

浙八味一般是指以白朮、白芍、浙貝母、杭白菊、溫鬱金、玄參、麥冬、延胡索為代表的浙江道地藥材。根據醫藥典籍記載，浙八味中各藥道地性的形成多在明清時期，其中大都經歷了東遷南移的歷程，才形成具有道地性的浙八味。

1. 由個藥道地始得合稱

浙八味的各種藥材在中醫臨床應用歷史悠久，適用範圍廣。醫聖張仲景《金匱要略》中，有 58 處方劑用到了浙八味所涉藥材，尤以白芍、白朮居多。清代吳瑭《溫病條辨》中，有 77 首方劑、97 次用到了浙八味所涉中藥材。

有人認為浙八味名稱由來已久，卻缺乏具體的文獻支撐，無從確認其最早出處。《神農本草經》只記載藥物的生長環境，而不涉及具體地域。明代李時珍《本草綱目》沒有道地藥材記載的專項，而將其隸於「集解」項下。關於浙八味中各藥道地的記載，只有白朮，李時珍引宋代《本草圖經》說：「白朮生杭、越。」《本草品匯精要》一書在每味藥的條目下有專門道地的記載。其中與浙八味各藥相關的，只涉及三種藥材的產地描述，分別是白朮「杭州於潛佳」，白芍產「海鹽、杭、越」，貝母產「越州」。歷代本草文獻或地方志中，均未曾出現過浙八味的名稱，更未曾有過類似的概括。

民國時期《中國醫學大辭典》中，浙字條目下的藥名只有白朮（於朮）、貝母（象貝）、烏頭、阿膠四藥，其中屬後來確認的浙八味的僅有白朮與貝母兩種，顯然並未受到浙八味概念的影響，也無浙八味之稱。

2. 藥材種類曾不固定

浙八味所涉種類在傳統藥業中有不同說法，有些檔案中僅出現了白朮、玄參、浙貝、麥冬、白芍、延胡索六種中藥，並沒有列全八種；也有些檔案提到浙八味時只列出了七種，多了一味鬱金。後來，才確立浙八味具體為「浙貝、元胡、白朮、菊花、白芍、元參、麥冬、鬱金」等八種藥材，將浙產菊花也列入其中。對比之前檔案，有些資料會把山萸肉（山茱萸）列入，可見鬱金與山萸肉這兩味各有取捨。

歷史上浙江的菊花產量雖大，但主要是作「茶菊」的杭白菊，習供藥用的杭黃菊產量並不大，在藥材行業中不屬大宗產品。菊花主要生產基地桐鄉縣的相關文獻中有記載：「杭菊花被列為『浙八味』之一。」後來，被排除在浙八味之外的品種如山萸肉，產量不具優勢，或許為主要原因。

二、浙八味道地由來

浙江所產的道地藥材，源於浙江的芍藥，宋代有栽培品，明代浙江成為道地產區；源於浙江的白朮，明代浙江栽培品被認為是道地品種；浙江所產菊花，宋代才有栽培品，清代形成道地品種，此後逐漸發展起來；麥冬出產於河南的記載更早，唐代有浙產記載，明代浙江有栽培品；玄參產自浙江，在《藥物出產辨》中有記載；浙江栽培延胡索成為正品始於明代中葉；浙江所產溫鬱金為道地藥材由來已久；浙江所產浙貝母，明代始有記載。

1. 浙貝母

浙貝母藥材來源於百合科植物浙貝母的乾燥鱗莖，又名浙貝、象貝、大貝母。貝母進入本草典籍，始載於《神農本草經》，但未載產地。

第五章　性從地變，質與物遷

有學者考證後，認為《神農本草經》中所載貝母當為浙貝母。唐代《新修本草》注云：「出潤州、荊州、襄州者最佳，江南諸州亦有。」北宋《政和本草》記有「越州貝母」，這是浙江產貝母的首次記載。明代《本草品匯精要》一書中，貝母專立道地一項：「峽州，越州。」峽州貝母即為川貝母，越州貝母即為浙貝母。清代《本草從新》中有象山貝母和土貝母的記載，趙學敏在《本草綱目拾遺》中指出：「浙貝出象山，俗呼象貝母。皮糙味苦，獨顆無瓣，頂圓心斜。入藥選圓白而小者佳。……寧波象山所出貝母，亦分兩瓣，味苦而不甜，其頂平而不尖，不能如川貝之象荷花蕊也。」川貝母主產於四川西部，西藏南部至東部，雲南西北部；浙貝母主產於浙江象山、鄞州、磐安、東陽。

2. 玄參

玄參藥材來源於玄參科植物玄參的乾燥根，又名黑參、元參、烏元參。玄參進入本草典籍，始載於《神農本草經》，被列為中品。三國時期的《吳普本草》記載：「或生冤句山陽。」唐代《新修本草》記載：「生河間川谷及宛朐。」宛朐即冤句，今山東菏澤西南、曹縣西北一帶。宋代《本草圖經》記載「今處處有之」。明代《本草品匯精要》記載玄參「道地江州、衡州、邢州」，即江西九江、湖南衡陽、河北邢臺。玄參浙產為道地的記載，早期本草文獻無尋，最早的見於地方志，如清代《杭州府志》記載：「出仁和筧橋者佳。」民國《藥物出產辨》記載：「產浙江杭州府，三月新。」1937 年，生藥學泰斗、本草學大師趙燏黃在對浙江所產玄參苗進行栽培觀察後，在所著《本草藥品實地之觀察》中指出：「玄參市品，當以杭州筧橋培植者最為著名。」

當今玄參藥材產量最大應屬浙江和四川兩省，但以浙江品質為優，為道地藥材。

3. 菊花

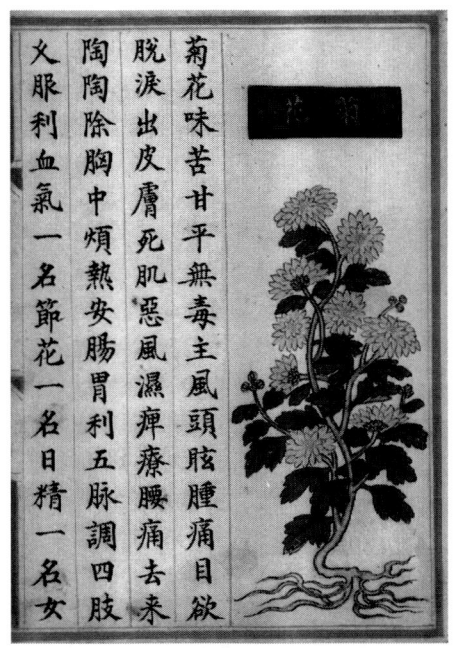

《補遺雷公炮製便覽》中的菊花圖文

　　菊花藥材來源於菊科菊屬植物菊（甘菊）的乾燥頭狀花序，又名小湯黃、小白菊。菊花進入本草典籍始於《神農本草經》，被列為上品。《證類本草》引陶隱居云：「南陽酈縣最多，今近道處處有。」清代《本草綱目拾遺》始有杭州種植菊花的記載：「杭州錢塘……鄉人多種菊為業。」歷史上關於杭白菊的記載，也見於明末清初著名農學家張履祥的《補農書》：「甘菊性甘溫，久服最有益。……黃白兩種，白者為勝。」此後，有關杭菊的記載逐漸完善。清代《本草害利》：「杭州黃白茶菊，微苦者次之。」《本草從新》載，甘菊花，「家園所種，杭產者良」。《本草綱目拾遺》云：「甘菊即茶菊，出浙江、江西者佳，形細小而香……近日杭州筧橋、安徽池州、紹興新昌唐公市……皆產，入藥用。」《增訂偽藥條辨》曰：「黃菊，即黃色之茶菊，較家菊朵小、心多而色紫。杭州錢塘所屬各

第五章　性從地變，質與物遷

鄉，多種菊為業。」說明菊花已在杭州錢塘地區普遍種植。

菊花在長期的人工栽培中，形成了杭菊、亳菊、滁菊、貢菊、懷菊、濟菊、祁菊、川菊等八大品系，其中杭菊、亳菊、滁菊、貢菊為四大名菊系列。杭菊分白菊和黃菊，黃菊習作藥用，白菊藥茶兼用。杭菊主產於浙江桐鄉、嘉興等地。

4. 白朮

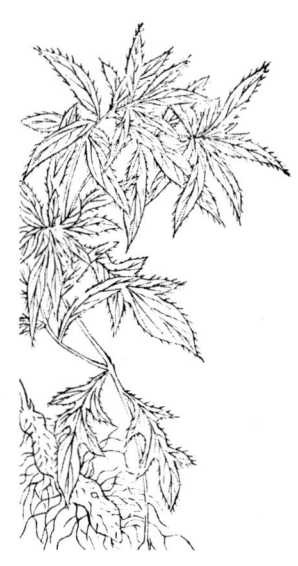

《植物名實圖考》中的朮（白朮）圖

白朮藥材來源於菊科植物白朮的乾燥根莖，又名冬朮、種朮，突出產地則有於朮、浙朮之名。白朮進入本草典籍，始於《神農本草經》，被列為上品，其名僅單稱為「朮」，應當還沒有像後世一樣區分出白朮與蒼朮。《名醫別錄》記載：「生鄭山、漢中、南鄭。」陶弘景《本草經集注》中始分赤白，有了蒼朮（赤朮）和白朮的區分。宋代《本草圖經》中首次出現白朮的道地記載：「朮，今處處有之，以嵩山、茅山者為佳……今白朮生杭、越、舒、宣州高山崗上。」明代醫家對白朮的道地性開始有明確的了解，李時珍在《本草綱目》中記載，「白朮，桴薊也，吳越有之」。明代萬曆年間的《錢塘縣志》記載：「白朮生杭越，以大塊紫色為勝，產於潛者最佳。」明代《本草品匯精要》記載道地產地，稱「杭州於潛者佳」。清代《本草從新》記載，種白朮「產浙江臺州燕山」。清代《本草綱目拾遺》記載有栽培的「象朮」、「臺朮」以及產自仙居的「野朮」；《杭州府志》載：「白朮以產於潛者佳，稱於朮。」

第二節　江南浙藥八味—江南三吳勝地，浙藥八味稱雄

現今白朮藥材以栽培為主，少有野生。主要產區有浙江、安徽、江西、湖南，習以浙江於潛、安徽南部山區為道地，以浙江產量最大。浙白朮主要分布在四明山、天目山、天臺山、括蒼山等山地所在的縣市，其中新昌、嵊州、東陽、磐安、天臺等縣市所產者稱浙東白朮，杭州一帶所產者稱杭白朮，其中杭州於潛所產於朮，品質最為上乘。

歷史上浙江於潛一帶山區野生的於朮，其形態彎曲而自然，上如「鶴頸」，下肥厚、質糯如「鵝臀」，俗名「鶴頸鵝臀」或「鶴形野朮」。其外皮細潤質柔，色紅黃而有光澤，內心硃砂點眾多，味極清香而略甜。其生長年限較長，採得後，陰晾至半乾，堆悶發汗，使之質糯，肉色褐牛油潤，晒乾，又名「天生於朮」。野生之品，今不可求。

5. 白芍

白芍藥材來源於毛茛科植物芍藥的乾燥根，又名杭白芍、亳芍藥、白芍藥、金芍藥、大白芍。芍藥進入本草典籍，始於《神農本草經》：「生川谷及丘陵。」芍藥有赤白之分，始於陶弘景《本草經集注》：「今出白山、蔣山、茅山最好，白而長大，餘處亦有而多赤，赤者小利。」宋代《太平聖惠方》中將芍藥分為白芍、赤芍，使之成為獨立的兩種藥材，沿用至今。《本草品匯精要》中將赤芍、白芍分別功用，專條記述，指出道地產地有「海、鹽、杭、越」。可見明代浙產白芍已被認定為道地藥材。民國《藥物出產辨》記載：「產浙江、杭州為杭芍，亳芍、杭芍色肉味均同。」

6. 溫鬱金

溫鬱金藥材來源於薑科植物溫鬱金的乾燥塊根，又名溫莪朮、黑鬱金。鬱金藥用始載於唐代甄權的《藥性論》。《新修本草》記載：「此藥苗似薑黃……生蜀地及西戎……嶺南者有實，似小豆蔻，不堪啖。」孫思邈《千金翼方》記載鬱金產自益州。宋代《本草圖經》所繪藥圖有「溫州

第五章　性從地變，質與物遷

蓬莪朮」和「端州蓬莪朮」，同時還有「潮州鬱金」、「澧州薑黃」、「宜州薑黃」。經考證，溫州蓬莪朮即為溫州鬱金，省稱溫鬱金。《證類本草》中記載的藥圖，在「蓬莪朮」前專門冠以「溫州」以示其道地性。宋代周淙《乾道臨安志》記載瑞安是莪朮、鬱金的主要產地，其中以瑞安的陶山、馬嶼產量最大，生產量居首位。

參閱書籍資料，鬱金有溫鬱金、黃絲鬱金、桂鬱金、綠絲鬱金四種，其中黃絲鬱金（廣鬱金）和綠絲鬱金主產於四川溫江及樂山地區；溫鬱金（黑鬱金）主產於浙江瑞安；桂鬱金產於廣西。

7. 延胡索

延胡索藥材來源於罌粟科植物延胡索的乾燥塊莖，又名延胡、玄胡索、元胡索、元胡。延胡索入藥始載於唐代陳藏器《本草拾遺》：「延胡索生於奚，從安東道來，根如半夏，色黃。」奚，唐代奚族人居住地區，在今內蒙古西拉木倫河流域；安東道，應為安東都護府，轄境西起今遼寧遼河以東，南及今北韓北部和西部。明代以後，延胡索的產地發生遷移，《本草品匯精要》中有「鎮江為佳」的記載，隨後本草文獻均強調「茅山延胡索」。明代《句容縣志‧土特產》記載有延胡索，說明明代時延胡索產地南移至今江蘇一帶，並大量栽培。

浙江成為延胡索道地產區的記載主要出現在清代，康熙年間的《本草述》載：「今二茅山上龍洞、仁和筧橋亦種之，每年寒露前栽種，立春後出苗。」仁和為杭州舊稱。康熙年間的《重修東陽縣志》記載，「延胡索生田中，雖平原亦種」，東陽在浙江中部。

8. 麥冬

麥冬藥材來源於百合科沿階草屬植物麥冬的乾燥塊根，又名麥門冬、沿階草。麥冬進入本草典籍，始於《神農本草經》，被列為上品。

唐代《本草拾遺》記載：「麥門冬，出江寧者小潤，出新安者大白。」江寧即今江蘇南京，新安即今浙江淳安西部。宋代《本草圖經》記載：「麥門冬……江南出者：葉大者，苗如粗蔥，小者如韭。大小有三、四種，功用相似，或云吳地者尤勝。」可見唐宋時期，麥冬的主產區集中在今江蘇、浙江一帶。明代《本草綱目》記載「麥門冬……浙中來者甚良」，說明浙江已成為其道地產區。民國時期曹炳章《增訂偽藥條辨》指出：「麥門冬，出杭州筧橋者，色白有神，體軟性糯，細長，皮光潔，心細味甜，為最佳。」當時麥冬的主要產區已擴大到四川、雲南。

第三節　品質魯藥十佳
―― 東阿有井大如輪，山水海岱藥尤珍

　　齊魯大地，山水海岱，泰山聳立，黃河入海。整個山東地域，地貌多樣，物產豐富，藥材資源品種多樣，有「千年藥鄉」之稱。

　　首溯《神農本草經》365 味藥。本於陶弘景《本草經集注》所記郡縣，對其藥物產地進行統計，書中共有 350 餘種記載有產地名稱，按東漢政區分野，以司隸校尉為一部，豫冀兗徐等十二州為十二部，其中兗州大部分與青州絕大部分屬今山東地域，可大致展現齊魯之地藥材出產的主要情形。根據統計，兗州之地出產藥物 39 種，青州之地出產藥物 13 種，兩部合計 52 種，顯示該區域藥材品種豐富。

　　研究顯示，《名醫別錄》所記載的有 86 種藥材的產地對應於今山東地區範圍。兩晉南北朝時期，比之前代，山東地區的藥材增加了 56 種，且藥材產地的分布區域有了明顯的擴大。隋唐時期，開始強調藥材的道地性，山東地區藥材種類的記載仍有增加，記載道地藥材產地最為明確的是孫思邈《千金翼方》，書專科設「藥出州土」欄，其中所載也有山東

第五章　性從地變，質與物遷

地區的道地藥材。宋代山東地區出產的藥材種類未見增加，而且在藥材總目中，所占比例有所減小。明代山東地區有記載的藥材共有 632 種。清代記載栽種的藥材有 435 種。

山東有獨特南北過渡型氣候條件，起伏多變的地形地貌，造就了豐富的中藥材資源，同時也是道地藥材主要產區之一。迄至最近，山東省藥用資源中，共評選出 80 種進入山東省道地藥材名錄，15 種進入山東省特色藥材名錄，以下介紹的為最著名的十種，成為山東省中藥材「魯十味」。

一、金銀花（忍冬）

「天地氤氳夏日長，金銀兩寶結鴛鴦。山盟不以風霜改，處處同心歲歲香。」

金銀花美麗可觀，得到眾多讚美。它那兩兩相對的花朵，被人們稱讚為像鴛鴦一樣，而其花先呈白色與後呈黃色，又恰似金銀的黃白一樣可愛。

金銀花藥材來源於忍冬科多年生半常綠纏繞性藤本植物忍冬的乾燥花蕾或帶初開的花。又稱忍冬花、雙花、二寶花。金銀花味甘性寒，歸肺、心、胃經，具有清熱解毒、涼散風熱之效。用於治療癰腫疔瘡、喉痺、丹毒、熱毒血痢、風熱感冒、溫病發熱等症。金銀花是治療各種疔瘡腫毒的有效藥物，故被稱為「消腫散毒治瘡要藥」。

金銀花藥材主產地為山東、河南兩省。山東道地產區，產品習稱「東銀花」或「濟銀花」；河南新密出產者亦為道地藥材，習稱「密銀花」。金銀花在山東省各大山區均有野生分布，栽培品種集中在魯東南，如臨沂市平邑、費縣、沂南、蘭陵、蒙陰等地，以「臨沂金銀花」著稱於世。

二、阿膠

　　阿膠是馬科動物驢的乾燥皮或鮮皮經煎煮、濃縮製成的膠塊，是中華傳統名貴中藥，與人參、鹿茸並稱「中藥三寶」。本草典籍《神農本草經》最早將阿膠列為滋補強身的上品藥。明代《本草綱目》稱阿膠為「聖藥」。阿膠具有補血滋陰、潤燥、止血功效。用於治療血虛萎黃、眩暈心悸、肌痿無力、心煩不眠、虛風內動、肺燥咳嗽、勞嗽咯血、妊娠胎漏、多種出血等症。

　　酈道元在《水經注》中說：「東阿縣故城北⋯⋯有大井，其巨若輪，深六七丈，歲常煮膠以貢天府，《本草》所謂阿膠也，故世俗有阿井之名。」阿膠之「阿」字即直述其道地，為東阿之地、阿井之水製備著名皮膠藥材的表徵：其原產於東阿之地，採用當地得天獨厚的阿井水熬製而成的，故名。陶弘景《本草經集注》記載：「阿膠⋯⋯煮牛皮作之，出東阿。」製作阿膠的原料，最早主要用牛皮，後來醫藥學家在長期的醫療實踐中逐漸了解到，用驢皮熬製的膠比牛皮膠更勝一籌，從而後世專以驢皮製備阿膠。

　　由於歷史區劃的變遷，古代出產阿膠的東阿已演變為今日東阿縣與平陰縣東阿鎮，而古阿井所在地，則是今日陽穀縣阿城鎮。以上山東阿膠生產的主要區域，其實也是古今相延續的阿膠生產集中區域，既延續了阿膠生產的傳統，更發展成為現代阿膠生產企業。

　　阿膠生產歷史悠久，是傳統中藥製備工藝的典型代表，其製法講究傳承，工藝獨特。過去為手工作坊製作，古代熬膠有歷經三次、各歷三晝夜之說，取其日期，故有九天阿膠之稱。傳統阿膠製作工藝流程複雜，從原料加工到成膠，多達五十多道工序。

　　正宗阿膠的性狀特徵，《本草綱目》曾有記述：「當以黃透如琥珀色，

或光黑如鏨漆者為真，真者不作皮臭，夏月亦不溼軟。」清代東阿鎮鄧氏樹德堂的品質標準為：色如琥珀，光如瑩漆，質堅而無異味，夏天不軟，陰雨天不變形，遇風不焦碎，服之有神效。

三、丹參

丹參屬於參藥，其藥材來源於脣形科多年生草本植物丹參的根及根莖。丹參花開，紫色招搖，是美麗的觀花植物。丹者，赤色，紅色。丹參的根莖細長，呈圓柱形，外皮為硃紅色，故得名丹參。其藥用價值早在《神農本草經》中已記載，被列為上品。山東所產丹參最道地，以泰山為地理象徵的山東地域，自古便是丹參藥材的道地產區。

《神農本草經》中僅述丹參「生川谷」。《吳普本草》述丹參：「生桐柏，或生太山山陵陰。」桐柏山，在豫、鄂兩省邊境，主峰在今河南桐柏縣境；太山即泰山，即今山東泰安一帶。其後的《本草經集注》與《名醫別錄》載述基本與《吳普本草》一致。丹參作為山東道地藥材，有悠久的歷史傳承。丹參是一味養血與活血良藥，具有活血祛瘀、涼血清心、養血安神功效。常用於治療胸痹心痛、脘腹脅痛、癥瘕積聚、熱痹疼痛、心煩不眠、月經不調、痛經經閉、瘡瘍腫痛。

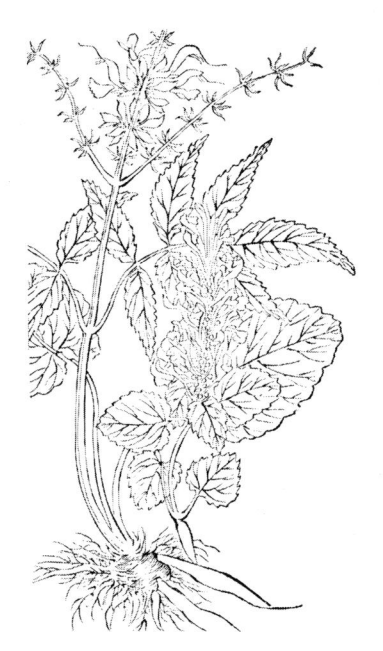

《植物名實圖考》中的丹參圖

明代繆希雍《神農本草經疏》強調丹參「北方產者勝」。中藥道地藥材研究專家認為,「北方產者勝」可能指的是歷代所記載的山東一帶所產丹參。古今相印證的是,現代研究顯示山東所產的丹參藥材,所含丹參酮類有效成分明顯高於其他區域。

清代以前,丹參藥材主要為野生資源,至清代始有丹參栽培的記載。山東丹參藥材的種植規模逐漸擴大。現今作為大宗常用中藥材的丹參,山東絕對是產量大省,主產地在沂蒙山區。

四、西洋參

山東省中藥材「魯十味」中最令人驚奇的,應該是名字被深深地刻下「西洋」烙印的那一味藥材「西洋參」,它又怎麼能夠成為山東的道地藥材呢?

許多人有同樣的困惑。因為多數人都知道,西洋參是一味海外藥。20世紀末,西洋參種植業和加工業蓬勃發展,進入21世紀,西洋參的引種最終形成東北三省、山東半島、陝西秦嶺與北京懷柔四大主產區。而山東半島主產區即以文登西洋參種植為引領。

歷史上,西洋參的發現,就受到地理緯度這個因素的指引。山東文登引種西洋參的成功,也離不開其地理因素。文登地處北緯37°,與西洋參原產地同一緯度,夏無酷暑,冬無嚴寒,無霜期為195天左右,高於同緯度其他地區一倍以上。西洋參栽培生態環境研究顯示,對1月分平均溫度、7月分平均溫度、年降水量、年空氣相對溼度和無霜期5個指標進行綜合考量,得出的結論是,山東半島近海地區為西洋參的生態適宜區域,半島近海地區的棕壤和黃棕壤也較為適宜於西洋參的生長。

第五章　性從地變，質與物遷

優越的地理條件、嚴格的管理措施等，讓文登種植的西洋參已成為道地的中藥特產。

五、全蠍

全蠍，俗稱蠍子，又名鉗蠍、全蟲。《詩經》中稱為「蠆」，其尾部毒刺有毒，可刺人，遭其誤傷，疼痛難忍。對此毒蟲，民間自古形成既厭惡又重防害的意識，如對為人狠毒者，有「蛇蠍心腸」之喻。

全蠍多棲息於地堰、石板下，每年秋末進入冬眠，次年清明前後出蟄，晝伏夜出，以昆蟲為食。毒蟲全蠍可供藥用，牠又是一味功效顯著的良藥。全蠍味辛，性平，有毒，入肝經，具有息風止痙、通絡止痛、解毒散結功效。常用於小兒驚風抽搐痙攣、中風口眼歪斜並半身不遂、破傷風、風溼痺病、偏頭痛以及瘡瘍、瘰癧等病症。

全蠍食用與藥用皆歷史悠久。歷史上，唐宋時期就有全蠍藥用的記載，載入本草典籍則始見於五代十國時期後蜀的《蜀本草》。宋代唐慎微《證類本草》記載全蠍的道地產地，有「出青州者良」的文字。宋代青州所轄地域，包括今沂蒙山區。由於蒙山北部的氣候條件和環境條件非常適宜山蠍的繁殖生長，故山蠍資源極為豐富。蒙山全蠍個頭大、體肥，藥用功效顯著，是道地貴重藥材，有「東蠍」之譽。全蠍是營養豐富的蟲類，味道鮮美，可烹調為佳餚。早在清初，炸全蠍便成為孔府家宴中一道名菜，在民間更受老百姓的喜歡，成為魯菜名品。

全蠍屬於節肢動物。蒙山全蠍，色微紅，藥用價值高。全蠍主含蠍毒素，為醫治諸風要藥，因有息風鎮痙、祛風攻毒、防癌等佳效而馳名中外。全蠍浸製的藥酒，可醫治腰痠腿麻、風溼、頭痛、牙痛、驚嚇等多種病症。

六、蟾酥

　　珍貴動物藥蟾酥，來源於蟾蜍科動物中華蟾蜍或黑眶蟾蜍的耳後腺及表皮腺體的分泌物，白色乳狀液體或淺黃色液體，有毒。從蟾蜍的腺體提取漿液，乾燥，上色，密封儲存後可以入藥，主入丸散製劑之中或供外用。蟾酥味辛性溫，歸心經，具有解毒、止痛、開竅醒腦功效，可用於治療疔瘡癰疽及一切腫毒，還可用於治療小兒疳疾、腦疳等症。

　　蟾蜍在中華傳統文化中有「月中精靈」的傳說，且與藥用息息相關。在中華古代民俗中，蟾蜍、蜈蚣、蠍子、毒蛇和蜘蛛，被並稱為「五毒」，牠們被民眾視為毒邪和瘟疫惡疾的代表，當被醫藥所用，牠們又成為祛邪治病的靈藥。毒藥祛疾，中醫學就把取自蟾蜍的蟾酥，用作以毒攻毒的良藥，在臨床上有廣泛的應用。從現代研究來看，蟾酥所含有的類固醇物、生物鹼等生物活性物質，具有解毒、鎮痛、開竅、抗腫瘤等廣泛而高效的藥理作用。

　　歷史上山東所產出的蟾酥是名貴的道地藥材，因酥質優良被譽為「東酥」或「光東酥」，尤以地處魯東南的臨沂為道地蟾酥的主要產地，也出口日本、韓國及東南亞。

　　蟾酥藥用在《名醫別錄》中被列於下品藥，彰顯了其毒性強烈。唐代甄權《藥性論》記載其原名為「蟾蜍眉脂」，載明了其採自何處。《本草衍義》始有「蟾酥」之名。李時珍《本草綱目》對取酥與加工方法加以記述：「取蟾酥不一：或以手捏眉稜，取白汁於油紙上及桑葉上，插背陰處，一宿即自乾，或安置竹筒內盛之。」所記載的蟾酥採治方法以及蟾酥性狀，與現今蟾酥製作仍然是一致的。

　　乾燥的蟾酥餅呈扁圓形，表面光亮，紫紅色或棕褐色，邊緣稍薄，中間略厚，上面微凸，下面平或微凹，光滑，質堅而韌，不易折斷，斷

第五章　性從地變，質與物遷

面棕褐色或紫紅色，半透明膠質狀，微有光澤，沾水即呈乳白色隆起，氣微腥。若微量嘗試，味初甜後有持久的麻辣感，粉末嗅之作嚏。

七、黃芩

黃芩這一味藥，應當對李時珍產生了重要影響，成為他記憶中最為深刻的藥：「藥中肯綮，如鼓應桴，醫中之妙，有如此哉。」這些寫入《本草綱目》中的文字，正是李時珍對黃芩療效的讚嘆！一味黃芩，正是李時珍的救命藥。

李時珍20歲時，患了一場「骨蒸」重病，拖延很久，請醫服藥，卻越來越重，大都認為必死無疑。最終父親李言聞想到李東垣用一味黃芩湯治肺熱，就重劑用了黃芩，單方頓服，竟立刻收效，很快痊癒。癒後李時珍參加了在武昌的鄉試，結果未中。正是在這前後，他三次科舉連續失敗，李時珍從此下定了鑽研醫藥的決心。他致力於精研藥物，最終撰成了《本草綱目》。

黃芩藥材來源於脣形科植物黃芩的根，它是一味清熱解毒的良藥。它不僅與《本草綱目》密切相關，而且與山東也有密切關聯，從古到今，山東都是它的道地產區。黃芩味苦性寒，歸肺、膽、脾、大小腸經，具有清熱燥溼、瀉火解毒、止血、安胎功效。

黃芩在《神農本草經》中已經收載，被列為中品。其產地在本草典籍中首見於《本草經集注》，該書記載黃芩「生秭歸川谷及冤句」。秭歸在今湖北省西部，冤句在今山東菏澤西南，說明山東最早就是黃芩的道地產區之一。唐代《新修本草》記載：「今出宜州、鄜州、涇州者佳，兗州者大實亦好，名豚尾芩也。」唐代兗州所產黃芩也是優質藥材。尤為強調的是，山東兗州的黃芩以根大飽滿為好。

歷史上山東地方志對黃芩多有記載，不僅記載在《山東通志》中，也記載在各府縣的地方志中，如《淄川縣志》、《臨朐縣志》、《日照縣志》、《海陽縣志》、《即墨縣志》、《章丘縣志》、《文登縣志》、《濟南府志》、《菏澤縣志》、《增修登州府志》、《長清縣志》、《續修博山縣志》等。

山東的黃芩藥材產量是具有優勢的，黃芩為山東省大宗道地藥材。從歷史上早期主要採挖野生品，到野生與栽培品並用，到現今主要以栽培品供應。

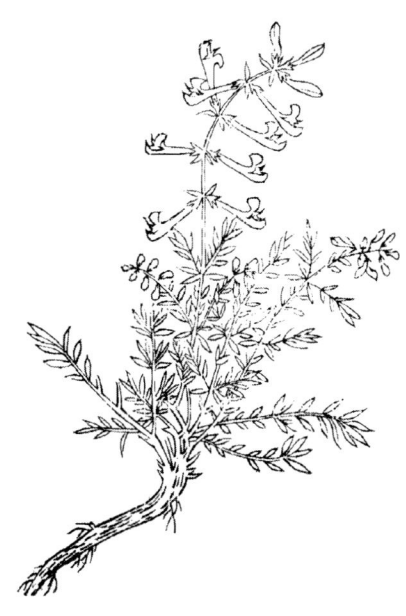

《植物名實圖考》中的黃芩圖

野生黃芩出產最多的，是青島、煙臺、威海、臨沂等地，以青島和文登（屬威海）所產最為著名。人工栽培以膠南（今青島西海岸新區）發展較早，規模大，產出量也大，品質尤為優異。

八、北沙參

北沙參，又稱萊陽沙參，藥材來源於傘形科植物珊瑚菜的乾燥根。其藥用始載於《神農本草經》，被列為上品。陶弘景將其列為五參（人參、苦參、玄參、丹參、沙參）之一，但並無南北沙參品種的區分。李時珍《本草綱目》釋其名：「沙參白色，宜於沙地，故名。其根多白汁，俚人呼為羊婆奶。」

沙參藥材區分為南、北兩種，始自清代。張璐《本經逢原》記載：「有南北二種，北者質堅性寒，南者體虛力微」。沙參品種分化，令北沙參成

第五章　性從地變，質與物遷

為優質沙參的代表。而北沙參在山東萊陽形成道地藥材。北沙參味甘、微苦，性微寒，歸肺、胃經，具有養陰清肺、益胃生津功效。

北沙參在萊陽已經有 500 餘年的栽培歷史。萊陽出產北沙參歷史悠久，品質最佳，故享有「萊陽沙參」的稱號。近代陳仁山《藥物出產辨》記載藥材的道地產地，即載「北沙參產山東萊陽」。據《萊陽縣志》記載：「沙參……性宜鬆土，故產於（萊陽）五龍河沿岸者，品質尤良。」目前萊陽的主要產地均處於該市五龍河沿岸，由於上游泥沙沖積，其土質疏鬆肥沃，多為細沙壤土，排水效能良好，非常適宜北沙參的生長。

北沙參主產山東萊陽、煙臺、文登，其中以萊陽高格莊鎮的胡城村產品最著名，稱「萊胡參」，其主根順直勻長，長可達 1 公尺，鬚根極少而且細短，加工後，藥材細長堅實，色白而光潤。優質的萊陽沙參表面淡黃白色，略粗糙，質脆、有粉性、易折斷。其生態習性為喜溫暖溼潤，抗寒，耐乾旱，適宜在沙土和沙質土壤中生長。出口的萊陽所產北沙參，為示品質優異，曾特別標示「萊胡參」的稱號。

九、瓜蔞（栝樓）

瓜蔞藥材來源於葫蘆科植物栝樓或雙邊栝樓的乾燥成熟果實。其根莖入藥即為藥材天花粉。有關栝樓的記載，最早見於《詩經》，曰「果臝之實，亦施於宇」，果臝即栝樓。其入藥收載於《神農本草經》，正名為「栝樓」，為中品。現今栝樓用為植物名，而瓜蔞用為其果實的藥材名。

馬山瓜蔞是山東著名的道地藥材，道地產區即今濟南市長清區馬山鎮。馬山鎮清代以前就開始種植栝樓，迄今有 300 多年的歷史。據記載：「用果者，山東長清為道地之一。」；瓜蔞「以長清產量最大，品質最好」。馬山瓜蔞因其體大、皮厚柔韌、糖性足、色橙紅、焦糖氣濃等特點，享

譽海內外。

栝樓為多年生草本植物，其果實的瓜瓤為棕黃色。乾果味甘，其根（天花粉）、果、果皮、種子都供藥用。瓜蔞味甘、微苦，性寒，歸肺、胃、大腸經，具有清熱滌痰、寬胸散結、潤燥滑腸功效。用於治療肺熱咳嗽、痰濁黃稠、胸痺心痛、結胸痞滿、乳癰、肺癰、腸癰和大便祕結。瓜蔞製劑對冠狀動脈疾病、心絞痛有一定療效。

十、山楂

山楂果很早就被華夏先民食用，但山楂果藥用並沒有出現在《神農本草經》或《本草經集注》中。首載山楂「能消食」的本草文獻，為南宋王介《履巉巖本草》，書中名為「棠毬」的山楂，文字記載為「小兒呼為山裡果子者是也。能消食」。但此文獻李時珍並沒有看到，《本草綱目》在山楂「集解」項下竟然說它「古方罕用」，「自丹溪朱氏始著山楂之功，而後遂為要藥」。

南宋王介《履巉巖本草》中的棠毬（山楂）圖

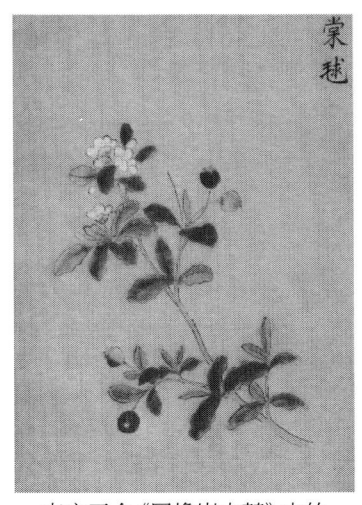

本草典籍中很少涉及山楂的道地產地。所能追溯到的，始見於北宋蘇頌《本草圖經》，其描述得到《本草綱目》轉載：「頌曰，棠毬子生滁州。」即今安徽滁州。

山楂分布區域廣，產地並不局限。首先，人們認為北山楂優於南山楂。如清朝楊靜亭《都門雜詠》中有首詩〈山楂蜜糕〉：「南楂不與北楂同，妙製金糕數匯豐。色比胭脂甜若蜜，解酲消食有兼功。」詩中所吟的金糕，乃指北京匯豐齋的山楂糕。透過

讚美北京匯豐齋的金糕，肯定北山楂更為優質可口。《植物名實圖考》「山楂」項下所載「北地大者味佳」，正與其相符。

山東山楂優勢產區有濰坊、沂蒙等地。據《青州府志》記載，青州栽培山楂距今已有500年的歷史，敞口山楂是青州山區主要果樹品種之一，品質與產量均位於前列。臨沂費縣山楂，據《費縣志》記載，明清時期已是當地重要果屬之一；臨沂平邑天寶山山楂，據《臨沂果茶志》記載，自清朝康熙年間就有種植，樹勢強健，品質優良。

近代陳仁山《藥物出產辨》，認證了山東青州等地所產的山楂為道地藥材。據其記載：「山楂肉，產山東青州、東安、安丘等處。唯以青州為好。」其中東安是古代時所置東安縣，大致在今沂水和沂源東南一帶。此成為沂蒙產道地山楂之原始。

第四節　藥聚東北之寶
——森林孕育靈草異獸，東北三寶藥占其先

遼闊富饒的東北，江河縱橫似網，群山環繞如屏，平原沃野宛若碧玉嵌臥其中。大東北環境幽美，土地膏腴，百寶匯聚，物產豐盛。無怪乎乾隆皇帝〈盛京賦〉有言：「四蹄雙羽之族，長林豐草之眾，無不博產乎其中。」

東北屬中溫帶與寒溫帶氣候，長白山和大小興安嶺山高林密，野生動植物資源都很豐富。東北是滿族、北韓族、蒙古族等少數民族集中活動的地區，但人口相對稀少，農業開發較晚，而採集和捕獲更是山區重要的經濟活動方式。幾千年來，東北的人參、貂皮、烏拉草、鹿茸、海東青、鱘鰉魚、樺皮、松子等許多名貴物產，一直名聞遐邇。

第四節　藥聚東北之寶──森林孕育靈草異獸，東北三寶藥占其先

「東北有三寶」，隨著時代的發展，社會生活的變化，東北三寶的內容也有所變化。富饒的東北，百寶匯聚，奇珍遍地，如欲羅列，指不勝屈。所謂「三寶」之三，只是略擇數種作為代表而已，或者說「三」本來就有眾多之意，因此東北三寶也可以理解為東北百寶。早期所說的東北三寶，指的是人參、貂皮、烏拉草。烏拉草也叫薹草，是東北遍地都有的莎草科植物。因過去東北人冬季多用縫製的「烏拉」（棉鞋）中絮滿晒乾後加工柔軟的烏拉草，穿起來異常輕暖，禦寒效果非常好，幾乎人人離不開它，故屬三寶之一。隨著生活水準提高，烏拉鞋逐漸被淘汰，烏拉草也逐漸失去三寶之一的地位，而由貴重藥材鹿茸所取代。所以如今的東北三寶，主要指人參、鹿茸、貂皮，尤以中藥材資源人參與鹿茸最為珍貴，幾乎占盡了東北三寶的風光。

一、人參

人參被譽為「千草之王」或「百藥之長」，是馳名中外的珍貴藥材，列為東北三寶之首。人參藥用歷史悠久，為家喻戶曉的補益藥。人參之名，最早見於《神農本草經》，被歸為上品藥。從功效來看，人參補益功能強大，真所謂「人參功載本草，人所共知」。

人參藥材來源於五加科植物人參的根和根莖。野生者名野山參或山參，栽培者稱園參。園參一般經栽培六、七年後收穫。野山參主要產於東北三省，量少，尤其從資源保護的目的出發，已取消野山參的藥用標準。人工栽培的園參，主要產地為吉林、遼寧、黑龍江省。採挖鮮參，洗淨後，經乾燥者稱生晒參；經蒸製後乾燥者稱紅參；加工斷下的細根稱參鬚。整參切片或研磨後供藥用。

人參是陰生植物，不管是幼株和成株，都忌陽光直接照射，因此野

第五章　性從地變，質與物遷

山參多生於深山的針、闊葉混交林下。根據其生長習性，栽培人參需架設遮陰棚，且需要輪作，才能完成其六、七年的生長週期。仿野生狀態下的移山參或林下參，人為干預少，生長週期長，品質優於園參，更接近於野山參。

在早期的文獻記載中，東北所產野生人參稱遼東參或遼參。但歷史上人參的出產地並非僅局限於東北地區，如山西上黨一帶也曾出產人參，後來到明代資源已完全枯竭。此還展現在東漢許慎《說文解字》中對「參」字演變的描述：「薓，人薓，藥草，出上黨。」

歷史文獻中關於東北人參開始應用的年代，有據可查，較準確的說法，是在東晉成帝咸康年間（335～342）。根據《太平御覽》著錄慕容皝〈與顧和書〉，其信中說：「今致人參十斤。」這裡的人參就是東北人參。《名醫別錄》中明確記載人參：「生上黨、遼東」，肯定了上黨人參和東北人參。梁代陶弘景《本草經集注》，不僅記述人參產自上黨、遼東，還詳細描述了藥材來源、性狀及品質狀況，並載述了古人所作的「人參贊」：

> 三椏五葉，背陽向陰。欲來求我，椵樹相尋。

宋代以後，人參的採挖與販賣很普遍，出現了人參的自由買賣和小規模的人參市場。明代東北人參業發展空前絕後，遼參的採集與貿易需求急遽增加，人參的價格不斷提高。人參的輸出管道也很複雜，有遼東都司和女真的貢參，有馬市上繁榮的人參貿易，也有民間的私相買賣。參類市場上遼參成為主體，北韓所產之參也有輸入。李時珍《本草綱目》記載：「今所用者皆是遼參。其高麗、百濟、新羅三國，今皆屬於北韓矣。其參猶來中國互市。」

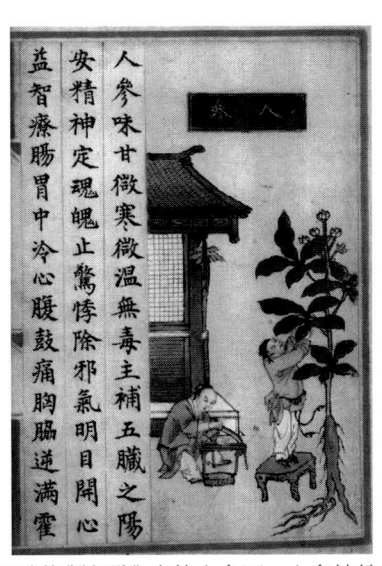

第四節　藥聚東北之寶──森林孕育靈草異獸，東北三寶藥占其先

《補遺雷公炮製便覽》中的人參圖。人參植株高大，
是進行了藝術性渲染，仍寫實地描繪了五葉與開白花的細部特徵

　　清代遼參的道地性越發突出，栽培品已經應運而生，野生人參越發珍貴。人參產業的發展繁榮，表現在更大規模地進行集體採集，竭力擴大採挖區域，出現了專門從事人參貿易的「商胡」。同時，清政府嚴密控制東北地區人參的買賣，從生產（採挖）和流通領域，把人參緊緊地掌握在手中。在不同的歷史時期，清廷先後實行了八旗專賣、參廠交易等壟斷制度，控制人參貿易。在野生人參產量銳減的形勢下，人工培植的人參開始在市面流通。人參資源的缺乏，還對人參替代品產生了需求，這導致了西洋參的發現。

　　最信服人參功效的一位外國人，是身為傳教士的法國人杜德美。是他親服有驗，繼而又引領了西洋參的發現，並使之成為一味海外中藥。

　　清康熙四十八年（1709），杜德美被康熙皇帝派往「滿洲人的發祥地」進行地理測繪。在接近北韓的一個村子裡，他親眼見到了從此處山中採挖的四棵完整的人參。他拿出一棵，根據原樣大小，盡其所能繪成

了它的形狀圖。

見到華人視為寶貝的人參的真面目，令杜德美感到無比神奇，嗣後寫了一封信，詳細地描述了它，並附上實地繪製的藥圖。他這封信一經寄出，令西方人大開眼界，還直接導致了西洋參的發現，而它本來是當作人參的替代品去尋找的。杜德美的信，寫於1711年4月12日，不僅有他親見人參的描述，也有他親嘗人參的神奇功效：

在畫完這株人參的圖像後，我為自己診脈以了解脈搏情況；然後，我服用了半株未經任何加工的生人參。一小時後，我感到脈搏跳得遠比先前飽滿有力，胃口隨之大開，渾身充滿活力，工作起來從沒有那樣輕鬆過。不過，當時我並不完全相信這次試驗，我認為這個變化或許起因於我們那天休息得較好。然而，四天以後，我工作得筋疲力盡，累得幾乎從馬上摔下來，同隊一位官員見狀，給了我一株人參，我馬上服用了半株。一小時後，我就不再感到虛弱了。從那時起，我好幾次這樣服用人參，每次都有相同效果。我還發現，新鮮的人參葉子，尤其是我咀嚼的（葉子上的）纖維部分，差不多也能產生同樣效果。（據《耶穌會士書簡集》）

遼寧省寬甸縣振江鎮石柱子村有「奭公德政碑」，據碑文記載，清光緒十八年（1892）以前，此地人參栽培業已形成特有的產業，是維持當地居民生計的重要財源。至今仍有石柱參投放市場。

現今遼寧和吉林是人參的主要栽培地，每年還會向國外出口，尤以韓國進口為多。

二、鹿茸

鹿茸，即雄性梅花鹿或馬鹿的新生角，在骨心上有嫩皮包裹，尚未骨化且密生茸毛。若長成熟則完全骨化，稱為茸角，且最終會脫落。

鹿的全身都是寶，鹿茸、鹿角、鹿尾、鹿筋、鹿鞭、鹿血等，都是

名貴藥材，有補精髓、壯腎陽、健筋骨等多種療效；鹿肉可食。

鹿茸味甘、鹹，性溫，歸腎、肝經，具有溫補腎陽、補益精血功效。其進入本草典籍，最早見於《神農本草經》，被列為中品，「味甘，溫。主治漏下惡血，寒熱，驚癇，益氣強志，生齒不老。」《本草綱目》引《日華子本草》，稱其「生精補髓，養血益陽，強筋健骨，治一切虛損」。總之，鹿茸是一味滋補強壯藥。

臨床上鹿茸用於治療腎陽不足、精血虧虛的性慾低下、陽痿、遺精、房勞腰痛、精少不育等病症。既可單用，也可與人參、肉蓯蓉、巴戟天等同用。對於素體陽氣虧虛、體質衰弱的老年男性，實乃治療保健佳品。鹿茸補腎益精血，治久病血虛、再生障礙性貧血及多種慢性疾病，常與熟地黃、當歸、枸杞子等合用。其強筋骨，助發育，能治小兒發育不良、齒遲、行遲等症。

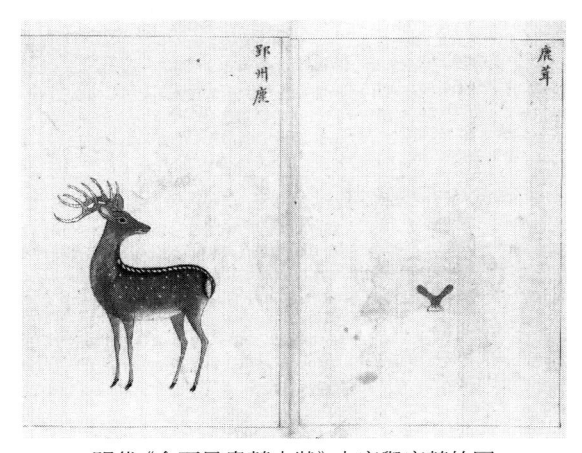

明代《金石昆蟲草木狀》中鹿與鹿茸的圖

東北鹿茸的滋補強壯，得到清朝宮廷的偏愛。乾隆帝可是中國歷史上非常長壽的皇帝，他特別推崇含有鹿茸的滋補方龜齡集，據史料記載，乾隆皇帝謂之是「不可一日不服」的仙方。他的另一個延壽醫方「健

脾滋腎壯元方」，也以鹿茸為主藥。咸豐皇帝體質虛弱，他也經常服用鹿茸，還喜歡喝鹿血。慈禧太后經常吃一款培元益壽膏，以求延年益壽、永保青春，其中主藥也是鹿茸，清宮御醫在為慈禧熬製的外用膏藥中，有時也使用鹿茸。

三、遼藥關藥及營口港

　　人參與鹿茸，可謂以藥味幾乎占盡了東北三寶的光彩。其實，除了人參與鹿茸，東北地區還有一些珍貴地產藥材，其道地性有時專門在藥名中加以「關」或「遼」字。「遼」特指遼寧所產，而「關」字指的是山海關以北的東北三省，甚至包括內蒙古自治區所出產的某些道地藥材。東北道地藥材如北五味子（遼五味）、遼細辛（北細辛）、刺五加、關防風、遼藁本、牛蒡子（大力子）、北柴胡等，也在海內外享有盛名。

　　東北藥材曾由遼寧沿海的港口城市營口出口。營口港自清朝咸豐十一年（1861）開埠，成為中國東北第一個對外開埠的通商口岸，距今有160餘年歷史。營口因此成為東北地區近代著名的中藥材集散地，其中醫藥市場鼎盛百餘年，在1911年前後，為藥商交易的輝煌時期。據統計，從1867年到1872年，從營口港出口的人參數量逐年增加，1872年共出口人參763擔，其中有51擔野山參。港口鹿茸出口的數量也很大，1866年從營口港出口49對，到1867年為255對；1866年小鹿角在營口港出口146對，後逐年上升，到1901年出口達到1,829對。人參和鹿茸的出口成為營口港貿易的一大特色。營口港也出口其他中藥材，雖藥材價格遠不及人參、鹿茸，但出口量也很大，如柴胡、車前子、赤芍、金銀花、防風等40餘種。1932年前後，營口市場常見藥材達300多種。

第五節　雲貴藥有特產
——西南山川美，三七天麻真

　　雲南、貴州二省，合稱雲貴，位於中國西南部，是一片海拔一、兩公里的高原。東部多岩溶地貌，中部為紅層湖盆，西部入橫斷山系。地形地貌深度切割，氣候垂直差異明顯，生態環境複雜，自然植被類型多樣，植物種類繁多，境內既有豐富的溫帶植物，也有豐富的熱帶植物，因此中藥資源十分豐富。

　　中國西南地區藥材豐富，素有「川廣雲貴，道地藥材」之譽，雲南與貴州的優質品種尤多。特殊的自然生態環境，蘊藏著許多珍貴的中藥材資源，尤其是在邊遠的大山深處生長的中藥材更為珍貴，數量既多，且分布面廣，所出藥材奉為特產。

一、雲南道地藥材

　　雲南譽稱「動植物王國」，中藥材資源最為豐富，也是中藥材的道地產區和主產區之一。雲南省地處低緯帶，因其受東南季風和西南季風控制，又受西藏高原的影響，從而形成複雜多樣的氣候。氣候和環境多樣性顯著，具有優越的氣候資源優勢，地理優勢明顯，地上、地下資源十分豐富，有「藥材之鄉」的美譽。

　　雲南所產著名道地藥材主要有三七、雲茯苓、雲木香、雲天麻、滇黃精、滇重樓等。

1. 三七

　　三七藥材來源於五加科植物三七的乾燥根和根莖，又稱田七或參三七。三七藥材外呈牛角色，內呈菊花心，體重實堅，皮細，其藥性

第五章　性從地變，質與物遷

溫，有散瘀止血、消腫定痛功效。

清代以前，三七主產於廣西田州（今百色、田東、田陽一帶），故稱田七。明代李時珍《本草綱目》云：「彼人言其葉左三右四，故名三七，蓋恐不然。或云本名山漆，謂其能合金瘡，如漆黏物也，此說近之。金不換，貴重之稱也……生廣西南丹諸州番峒深山中」。清代吳其濬《植物名實圖考》記述：「余聞田州至多，採以煨肉，蓋皆種生，非野卉也。」《藥物出產辨》載：「產廣西田州為正道地」。清代以後，因雲南開化府（今文山州部分地區）一帶三七產量日益成長，遠超廣西，成為主產區。

文山三七堪稱雲南第一道地藥材，其種植分布較廣，尤以文山州各縣為主產區。該州的硯山、馬關、西疇等縣，栽培三七已有四百年歷史。三七以個頭大、體重、質堅者為優，而雲南文山三七尤以「銅皮鐵骨」聞名，被譽為「參三七」或「三七參」，是雲南中藥的一大瑰寶。

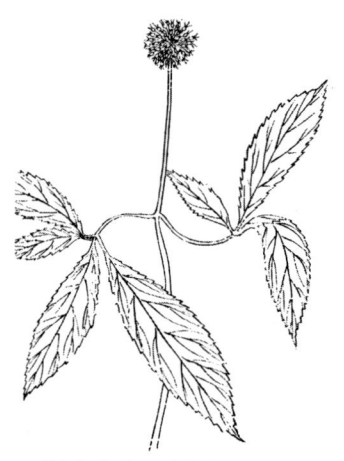

《植物名實圖考》中的三七圖

2. 雲茯苓

雲茯苓或雲苓，特指雲南所產的茯苓。茯苓藥材來源於多孔菌科真菌茯苓的菌核。菌核有特殊臭味，生長於地下20～30公分，呈球形或不規則形，大小不一，小者如拳，大者直徑20～30公分。新鮮時較軟，乾燥後堅硬。表面為淡灰棕色至深褐色，具瘤狀皺縮的皮殼；內部由多數菌絲體組成，粉粒狀，外層淡粉紅色，內部白色。味甘、淡，性平，歸心、胃、脾、肺、腎經，有利水滲溼、健脾和中、寧心安神等功效。

明代陳嘉謨《本草蒙筌》載：「茯苓……近道俱有，雲貴獨佳。」清

代時雲南所產茯苓之優質已獨占鰲頭。《植物名實圖考》記載：「茯苓……今以滇產為上。歲貢僅二枚，重二十餘斤。」吳儀洛《本草從新》也認為，茯苓「產雲南，色白而堅實者佳」，他處如浙江所產者則「其力甚薄」。清代檀萃在《滇海虞衡志》記載：「至於茯苓，天下無不推雲南，曰雲苓。」《藥物出產辨》稱茯苓：「以雲南產者為雲苓，最正道地」。

雲苓之所以為世所重，是以雲南多地所出產的野生茯苓，附松根而生，品質最好。採挖茯苓後，用到的處理方法有：「以米汁噴溼，以草覆蓋，四五日取出，則皮色變黑，佳者皮面有花紋，名為胡椒，皮圓形者最佳。」騰衝所產，「外皮細黑，內部堅白如雪，故又名雪苓」；而元江所產，亦質佳色白，深受推崇。

3. 雲木香

木香，別名蜜香，藥材來源於菊科植物木香的根，以產地區分，雲南所產者稱雲木香，廣東所產者稱廣木香。藥材外形呈圓柱形、半圓柱形或枯骨形，兩端微凹。表面黃棕色至灰褐色，有明顯的皺紋、縱溝、網狀皺紋及側根痕。質堅硬，不易折斷，斷面略平坦，灰褐色至暗褐色，周邊灰黃色或淺棕黃色，有放射狀紋理及褐色點狀。氣味芳香，濃烈而特異。

木香的文獻記載，最早出自《本草經集注》，雖載述木香「生永昌山谷」，但陶弘景注解說：「此即青木香也。永昌不復貢，今皆從外國舶上來。」唐代《新修本草》記載：「當以崑崙來者為佳，出西胡來者不善。」北宋蘇頌《本草圖經》記載：「今唯廣州舶上有來者，他無所出。」這些都說明木香曾長期從海外舶來。

近代陳仁山《藥物出產辨》記載：「產於西藏、印度、敘利亞等處……有產四川。」考察廣木香的引種，恰如歷史上所稱的藏紅花並非產於西藏

第五章 性從地變，質與物遷

一樣，中國種植廣木香，實得種於印度。1930年代末，先在湖南衡山，後在滇西北試種，獲得成功後，逐漸傳到其他省區，故「有產四川」之說。據文獻記載，木香原產印度，中國引種從而替代進口。其在湖北、湖南、廣東、廣西、四川、雲南、西藏等多地有栽培，現今尤以雲南麗江和迪慶產量最大，品質佳，故有雲木香之稱。雲木香以根條均勻、質堅實、油性足為特點，品質優良得到公認。

4. 雲天麻

天麻藥材來源於蘭科植物天麻的乾燥塊莖。味甘性平，有平肝息風、祛風溼等功效，適用於頭痛、頭昏、眩暈、手足抽搐、痙攣及風溼痛等症。

雲天麻質地堅實沉重，斷面明亮，無空心，堪稱天麻中的上品。藥材飲片呈不規則的薄片，外表皮呈淡黃色至淡黃棕色，有時可見點狀排成的橫環紋。切面呈黃白色至淡棕色，角質樣，半透明。氣微，味甘。天麻藥材原為採集野生品，自20世紀在科學實驗的基礎上已成功解決了人工種植的難題，現今普遍採用有性繁殖的方法培植天麻。

雲南是天麻的主產地之一，怒江、迪慶和麗江地區均產，而尤以昭通地區的產量最多，主要集中產在昭通市的鎮雄、彝良、威信、大關、鹽津、綏江、永善等縣，尤以彝良、鎮雄產量最多。彝良小草壩的天麻最為優異，該地所產天麻呈橢圓形，色淺黃，半透明，故稱「明天麻」，其中磷質豐富、新採集的鮮品夜有光澤。

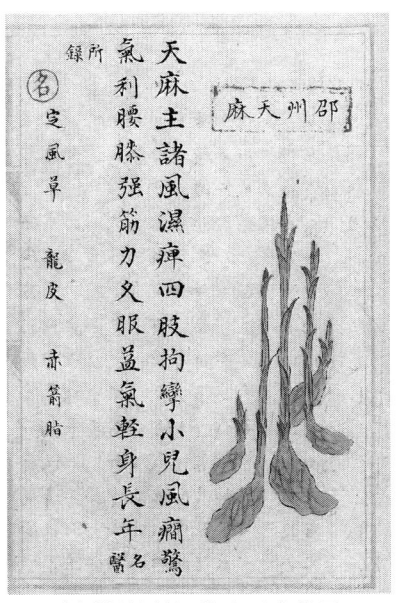

《本草品匯精要》中天麻的圖

5. 滇黃精

黃精藥材來源於百合科植物黃精的乾燥根莖。滇黃精主產於貴州、雲南、廣西等地。藥材以塊大、肥潤、色黃、斷面透明者為佳。黃精飲片呈不規則的厚片，外表皮呈淡黃色至黃棕色。切面略呈角質樣，淡黃色至黃棕色，可見多數淡黃色筋脈小點。質稍硬而韌。氣微，味甜，嚼之有黏性。

在《滇南本草》記述之前，滇黃精尚未見於本草典籍。滇黃精的形態藥性，《滇南本草》中記載：「根如嫩生薑色，俗呼生薑，藥名黃精。」《植物名實圖考》記載：「滇黃精，根與湖南所產同而大，重數斤，俗以煨肉，味如山蕷，莖肥色紫，六七葉攢生做層。」滇黃精的道地產區在雲南、貴州、四川以及廣西西北部。黃精藥材味甘性平，歸脾、肺、腎經，具有補氣養陰、健脾、潤肺、益腎功效，為藥性平和、適宜久服的常用補益藥。

第五章　性從地變，質與物遷

6. 滇重樓

重樓藥材來源於百合科植物重樓或七葉一枝花的乾燥根莖，別名蚤休、草河車。雲南重樓即為滇重樓。

重樓以根莖入藥，相近植物品種，因其根莖形態相近很難區分，根莖稍大者均被採挖入藥。莖呈結節狀扁圓柱形，略彎曲。表面呈黃棕色或灰棕色，外皮脫落處呈白色；密具層狀突起的粗環紋，一面結節明顯，結節上具橢圓形凹陷莖痕，另一面有疏生的鬚根或疣狀鬚根痕。頂端具鱗葉和莖的殘基。質堅實，斷面平坦，白色至淺棕色，粉性或角質。

重樓味苦而性微寒，有小毒，具有清熱解毒、消腫止痛、涼肝定驚功效，主要用於治療疔瘡癰腫、咽喉腫痛、蛇蟲咬傷、跌撲傷痛、驚風抽搐等症。

滇重樓因其主要分布於雲南，而專有「滇」之稱謂。它也用為彝族藥。由於雲南地處偏遠西南，交通閉塞，古代有關它的記載較少。明代蘭茂《滇南本草》中有「重樓，一名紫河車，一名獨角蓮」的記述，是重樓用作正式藥名的最早記載，品種可以明確為滇重樓。據記載，滇重原分布在雲南、貴州、四川大部分地區和湖南、福建、廣西西部、湖北西南部以及西藏芒康，緬甸北部也有分布。雲南為滇重樓的分布中心，幾乎遍布雲南全省，資源覆蓋量占90％以上，其中滇西北、滇中、滇東及滇東南為主要產區。

二、貴州道地藥材

「黔地無閒草，夜郎多靈藥。」俗語中所說，正是指貴州道地藥材資源豐富，而貴州也素有「天然藥物寶庫」之美譽。

貴州對中藥資源的開發利用，至晚在明代弘治年間編纂的《貴州圖

經新志》中就已有明確記載，所涉品種有菖蒲、前胡、山藥、桔梗、蛇含、木薑子等。明代嘉靖年間編纂的《貴州通志》，對當地中藥資源的記載更為詳盡，記述了當地中藥材有銀杏等 130 餘種。清代康熙年間編纂的《貴州通志》第十二卷，記載了當地著名藥材木薑子等 14 種。清代道光年間編纂的《貴陽府志》第四十卷，記載了 60 餘種中藥資源。民國時期編寫的《貴陽鄉土地理》中，除記載藥用植物外，還對部分地產藥材做了描述。

貴州現已查明的藥用植物就有 3,000 多種，其中野生植物中，可食用植物大約 500 種。許多藥材資源珍稀名貴，如畢節、大方等地產的杜仲、天麻等，在歷史上曾被列為貢品；半夏藥材出口日本，曾享有過「免檢」的殊榮。貴州道地的天麻，號稱「貴天麻」，其有效成分天麻素的含量在 0.7%以上，甚至有高達 1.0%者。

1. 貴天麻

天麻原主要分布於雲貴高原，生長在海拔 800～2,400 公尺的深山叢林之中。天麻的生長需要涼爽溼潤的氣候、林木茂盛的環境、肥沃鬆軟的土壤，貴州大部分地區都具備這些條件，因而成為天麻的故鄉之一。

歷史上天麻的產地早期主要指向北方，清代以後的文獻記載，南方已經成為道地產區。《本草經集注》以「赤箭」之名記載天麻，產地為「陳倉川谷、雍州及太山、少室」。《開寶本草》記載：「生鄆州、利州、太山、嶗山諸山……今多用鄆州者佳。」蘇頌《本草圖經》記載：「今京東、京西、湖南、淮南州郡亦有之。」明代《本草品匯精要》記載「邵州、鄆州者佳」，而赤箭道地卻記為兗州。近代陳仁山《藥物出產辨》記載：「四川、雲南、陝西漢中所產者均佳。」

第五章　性從地變，質與物遷

在貴州，幾乎每個縣都出產天麻，以正安、道真、普安、黔西、德江、貴定、惠水等縣（市）出產較多，品質也較佳。貴州所產野生天麻，長圓形，個頭大、肉質肥厚、飽滿質堅、無空心，表面呈米白色或淡黃色，半透明狀，多縱皺，有數行環狀痕紋，光潤明亮，不易折斷，嚼之脆，特異氣味較濃郁，為野生天麻中之上品。據傳早在明代，貴州天麻就與漆器、烏蒙馬一起作為皇室貢品進貢給朝廷。清代天麻作為貴州名貴特產銷往省外，並於光緒年間出口，遠銷日本、東南亞各國。日本藥學博士難波恆雄在其《漢方藥入門》中譽稱「天麻佳品出貴州」。

2. 吳茱萸

吳茱萸，又名茱萸、吳萸、吳萸子，藥材來源於藝香科植物吳茱萸的近成熟果實。其入藥進入本草典籍，始見於《神農本草經》，被列為中品。吳茱萸種子富油性，質堅易碎，香氣濃烈，以色綠、飽滿者為佳。含有精油、生物鹼等。其藥性，味辛、苦，性熱，有小毒，具溫中散寒、疏肝止痛功效，用於治療心腹冷痛、胃食道逆流、消化不良、胃冷吐瀉、厥陰頭痛、寒疝作痛、腳氣浮腫等症。

吳茱萸歷來是貴州大宗外銷藥材，全省各地海拔 400～1,000 公尺的山坡地帶均可生長，主產於遵義、銅仁、鎮遠、關嶺等地。產區年均氣溫 15℃ 左右，雨量充足，山坡地多，土壤肥沃。現今貴州吳茱萸藥材以人工栽培為主，不僅產量高，且質地優良，藥性強，所產茱萸以堅實、顆粒均勻飽滿、顏色青黑、香氣濃烈、味辛辣而著稱，還出口到東南亞各國。

3. 杜仲

杜仲藥材來源於杜仲科植物杜仲的乾燥樹皮。早在《神農本草經》中已收載有杜仲，列為上品。藥材以皮厚、塊大、去淨粗皮、內表面暗

紫色、斷面絲多者為佳。氣微，味稍苦。藥材飲片呈小方塊或絲狀，外表面呈淡棕色或灰褐色，有明顯的皺紋。內表面呈暗紫色，光滑。斷面有細密、銀白色、富彈性的橡膠絲相連。其藥性，味甘性溫，具有補肝腎、強筋骨、安胎功效，用於治療肝腎不足而出現腰痠痛、筋骨無力、頭暈目眩、妊娠漏血、胎動不安等症。

《本草經集注》記載，杜仲「生上虞山谷，又上黨及漢中」。陶弘景注：「上虞在豫州，虞虢之虞，非會稽上虞縣也。今用出建平、宜都者，狀如厚朴，折之多白絲為佳。」蘇頌《本草圖經》載：「今出商州、成州、峽州近處大山中亦有之。」

近代陳仁山《藥物出產辨》載：「杜仲產四川、貴州為最，其次湖北宜昌府各屬。」現今仍以貴州、四川、陝南產為道地。野生杜仲為主要保護的野生植物。貴州是杜仲主產區之一，素有杜仲之鄉的美名，栽培面積較大，形成貴州道地藥材。產量較大的地區有畢節、興義、遵義等地。貴州杜仲皮細肉厚，藥力強勁，久負盛名。

4. 天冬

天冬，即天門冬，藥材來源於百合科植物天冬的乾燥塊根，首見於《神農本草經》，被列為上品。飲片呈紡錘形片狀，外表面呈黃白色至淡黃棕色，半透明。切面角質樣，中柱呈黃白色。以肥滿、緻密、黃白色、半透明者為佳。質硬或柔潤，有黏性。氣微，味甘苦而性寒，歸肺、腎經，具有滋陰降火、清肺潤燥、潤腸通便功效，用於治療肺熱燥咳、頓咳痰黏、勞嗽咯血、骨蒸潮熱、津傷口渴、陰虛消渴、腸燥便祕等。

《本草經集注》載天冬「生奉高山谷」。陶弘景注：「奉高，太山下縣名也。今處處有，以高地大根味甘者為好。」《本草品匯精要》載：「北

嶽地陰者尤佳。」《藥物出產辨》稱：「以產四川為上」。

目前，天冬主產於貴州、四川、廣西等地，以貴州所產「川天冬」為道地。其雖稱川天冬，實為產於貴州與雲南等地，而經重慶、四川宜賓等地集散者。貴州興義、安順等地，天冬出產量大，品質好。

第六節　嶺南四大南藥
——高高樹上結檳榔，誰先爬上誰先嘗

嶺南風情，藥味濃厚，既出產香藥，又入口涼茶。

何謂嶺南？嶺南是中國南方五嶺以南地區的概稱。五嶺由越城嶺、都龐嶺、萌渚嶺、騎田嶺、大庾嶺五座山組成，大體分布在廣西東部至廣東東部和湖南、江西四省區交界處。自古以來，嶺南地區屬漢地九州中的揚州。由於歷代行政區劃的變動，現在提及嶺南一詞，特指廣東、廣西、海南、香港、澳門五省區，亦即當今華南區域範圍。

一、嶺南亦為藥材寶庫

嶺南地區的醫療和藥物活動，歷史上也是非常活躍的。嶺南人透過不斷發掘、種植和應用具有明顯地域特點的中草藥，使嶺南逐步成為中華醫藥的寶庫。

嶺南醫藥學家流傳下來的嶺南本草著作頗多。東漢楊孚著有《異物志》，是現存最早的嶺南地區動植物志；晉代葛洪在廣東種植中草藥和煉丹，選蒲澗下游（現白雲仙館）闢為藥圃，種植九節菖蒲及紅腳艾等嶺南特產草藥治療疫癘、瘧疾，他還在羅浮山等地建爐煉丹，開創製藥化學的先河；晉代嵇含著有《南方草木狀》，主要介紹晉代交州、廣州兩個轄

區出產或南方諸國經由嶺南進入的植物及植物製品，首次記載的嶺南植物有 15 種；唐代李珣遊歷嶺南，對大量從海外傳入的藥物進行匯總，遂寫成以海外藥物為主的本草專著《海藥本草》。

明清時期嶺南本草文獻記載最為活躍，有丘濬的《本草格式》、梁憲的《箋補神農食物本草》、郭治的《藥性別》、何夢瑤的《本草韻語》、何克諫的《生草藥性備要》、趙其光的《本草求原》、蕭步丹的《嶺南採藥錄》、胡真的《山草藥指南》等。其中《生草藥性備要》為廣東現存第一部草藥學專著，很多嶺南草藥如五爪龍等，都是此書第一次記載的。該書總結清代以前嶺南醫家運用生草藥防治疾病的經驗，且注重敘述嶺南草藥運用和中醫藥理論結合的特徵，展現了鮮明的嶺南特色。歷代嶺南本草書籍所收載藥物品種眾多，記述內容廣泛，為嶺南中草藥資源的研究和開發利用，留下了寶貴的數據。

嶺南地處熱帶、亞熱帶，光照充足，雨量充沛，屬於豐水地帶，地理環境適合植物生長。嶺南地區中藥資源極為豐富，是藥材的主要產區之一，特別是「南藥」和「廣藥」。嶺南地區藥用資源有 4,500 種以上，占藥用資源種類的 36%，其中植物類約 4,000 種。也就是說，嶺南地區供應中國 36% 的中藥藥物種類。

嶺南地區特產南藥、廣藥的品質優良，久負盛名。「川廣雲貴」四大中藥材產區，其中「廣」泛指廣東與廣西兩廣地區，而早前海南行政劃分隸屬廣東，也包含在內。廣藥、南藥在中醫用藥中有不可替代的作用。著名的道地藥材陽春砂、廣巴戟、廣藿香、廣佛手、廣陳皮、廣地龍、化橘紅、高良薑、沉香、金錢白花蛇被稱為「十大廣藥」，又稱「廣十味」。此外，廣防己、廣金錢草、桂枝、何首烏、紅豆蔻、山柰、鴉膽子、玳瑁、海馬、海龍、降香等，品質都得到公認。南藥是嶺南中藥的一大特色，有些原產海外的南藥品種，經廣東引種後，部分代替進

第五章　性從地變，質與物遷

口，如蘆薈、沉香、降香、爪哇白豆蔻、胖大海、印度馬錢子、泰國大風子、安息香等珍貴品種。南藥中的陽春砂、廣巴戟、檳榔、益智合稱「四大南藥」，尤為著名。

二、四大南藥

1. 陽春砂

砂仁藥材來源於薑科豆蔻屬植物陽春砂、綠殼砂或海南砂的乾燥成熟果實。又名縮砂蜜、縮砂密、縮砂蔤。7 月底至 8 月初，果實由鮮紅轉為紫紅色，種子呈黑褐色，破碎後有濃烈辛辣味，即可採收。晒乾或文火焙乾，即為殼砂；若將砂果剝去果皮，將種子團晒乾，即為砂仁。其藥性，味辛性溫，歸脾、胃經，具有化溼開胃、溫脾止瀉、理氣安胎的功效，臨床上主要用於溼濁中阻、脘痞不飢、脾胃虛寒、嘔吐泄瀉、妊娠惡阻、胎動不安等病症的治療。

砂仁古稱「縮砂蜜」，始載於唐代甄權《藥性論》，謂「出波斯國，味苦、辛」，說明當時主要從異域引進。宋代蘇頌《本草圖經》載：「縮砂蜜出南地，今唯嶺南山澤間有之。苗莖似高良薑，高三、四尺」，才開始有產砂仁的記載。明代《本草綱目》對砂仁的記載，引用了《本草圖經》，並加以擴展。清代汪昂《本草備要》載：「砂仁，即縮砂蔤」，清代《得配本草》載：「縮砂密俗呼砂仁。」正是從清代始，縮砂蜜逐漸改稱砂仁之名，沿用至今。

嶺南名藥砂仁的陽春砂品種，又名春砂仁或春砂、蜜砂仁。同為砂仁入藥的另兩個品種，綠殼砂主產於雲南省，海南砂主產於海南島，它們與陽春砂比較，明顯味偏淡而品質略顯不足。目前中華藥材市場流通的砂仁以陽春砂為主。

第六節　嶺南四大南藥—高高樹上結檳榔，誰先爬上誰先嘗

陽春砂的原產地是廣東陽春，藥名中的「陽春」或「春」字，正標明了這個著名南藥的正統籍貫。陽春所出產的道地春砂仁，屬芳香性的南方名貴藥材。據記載，「陽春砂飽滿堅實，氣味芬烈。其他砂仁乾縮扁薄，氣味俱弱。」陽春砂生於山谷林下陰溼地，在廣東陽春、信宜、高州、廣寧、封開等地有分布，出產量大、品質優而久負盛名的廣東陽春市，被譽為「砂仁之鄉」。其中又以陽春蟠龍、春灣所產品質最優，陽春市蟠龍金花坑所產品質為最佳。

陽春砂與陽春砂仁之名，始見於清代李調元《南越筆記》：「陽春砂仁，一名縮砂蔤，新興亦產之，而生陽江南河者大而有力。其種之所曰果山。曰縮砂者言其殼；曰蔤者言其仁；鮮者曰縮砂蔤，乾者曰砂仁。」民國時期陳仁山《藥物出產辨》載：「產廣東陽春縣為最，以蟠龍山為第一。」

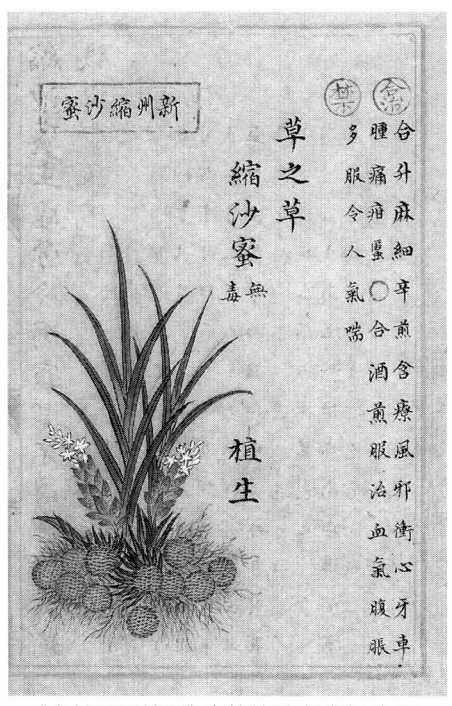

《本草品匯精要》中的縮砂蜜（砂仁）圖

第五章　性從地變，質與物遷

2. 益智仁

益智，別名益智子、益智仁，藥材來源於薑科植物益智的乾燥成熟果實。該植物生長在陰溼的密林下或疏林下。7～8月間，果實由綠轉紅時摘下，鋪在地上晒乾，如遇陰雨天則可文火烘乾，尤以晒乾的品質為佳。其藥性，味辛性溫，具有溫脾止瀉攝唾、暖腎固精縮尿功效，主治下元虛寒、遺精早洩、頻尿、遺尿、白濁、脾虛泄瀉、腹部冷痛及口涎自流等病症。

益智最早記載於晉代嵇含《南方草木狀》，對原植物的形態及產地皆有描述：「益智子，如筆毫，長七八分，二月花，色若蓮，著實，五六月熟。味辛，雜五味中，芬芳，亦可鹽曝。出交趾、合浦。」益智藥用進入本草文獻始見於唐代陳藏器《本草拾遺》，該書對植物形態、產地也進行了描述：「益智出崑崙及交趾國，今嶺南州郡往往有之。」說明古代的益智主要來源於越南和中國的海南、廣東等地。

中醫學認為益智為脾經之藥，能益脾胃，攝涎液，而脾主智，故云「益智」。對此，李時珍《本草綱目》有論述：

益智，大辛，行陽退陰之藥也。三焦、命門氣弱者宜之。按楊士瀛《直指方》云：「心者脾之母，進食，不止於和脾，火能生土，當使心藥入脾胃藥中，庶幾相得。」故古人進食藥中多用益智，土中益火也。

唐宋八大家之一的蘇東坡在貶官至海南時，對該藥有過觀察研究。他描述：「海南產益智花，實皆作長穗，而分為三節。其實熟否，以候歲之豐歉。其下節以候蠶禾，中、上亦如之。大吉則實，大凶之歲則皆不實，蓋罕有三節並熟者。」即透過它便可以預測當年禾稻之豐歉，若益智的莖節三節皆實，則三收皆豐，否則歉收。

益智野生資源主要分布於海南省，遍布於海南島南部與中部的山

區，廣東的雷州半島也有少量野生資源。益智的人工栽培主產地為海南的瓊海、萬寧、屯昌、瓊中、保亭、陵水、樂東、東方、昌江、定安、澄邁、三亞、儋州等地；廣東陽江、信宜、徐聞、恩平、廉江等縣市也有引種栽培。廣東產區以陽江市的栽培歷史悠久、出產較多。

3. 檳榔

高高的樹上結檳榔。提起檳榔，自帶嶺南風情。這種秀美的嶺南高樹結出的檳榔果，中醫拿它入藥，發揮它遠勝於嚼食的祛疾、甚至除瘴治疫的功效。檳榔藥材源於棕櫚科植物檳榔的種子，別名眾多，如檳楠、橄欖子、檳榔子、青仔等。

檳榔進入藥材為《本草經集注》最早收載：「檳榔，味辛，溫，無毒……除痰癖，殺三蟲，去伏屍，治寸白。生南海。」其藥性，味苦、辛而性溫。生檳榔、炒檳榔能殺蟲消積、行氣利水、截瘧，用於治療條

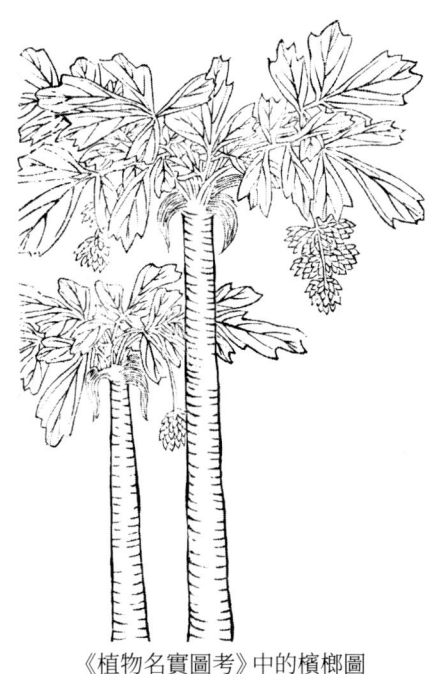

《植物名實圖考》中的檳榔圖

蟲病、蛔蟲病、蟲積腹痛、積滯泄瀉、裏急後重、水腫腳氣、瘧疾等病症。焦檳榔能消食導滯，用於治療食積不消、泄瀉後重等症。

檳榔原產於馬來西亞，分布區域涵蓋斯里蘭卡、泰國、印度、菲律賓、臺灣等熱帶地區，以及東非與大洋洲。

早在東漢時期，嶺南一帶已有食檳榔的習慣。東漢楊孚《異物志》從植物學與醫學角度，對檳榔的生長特性、食用方法、功效做了詳細說

第五章　性從地變，質與物遷

明，說食檳榔「可以忘憂」，還涉及具體食用方法：「古賁灰，牡蠣灰也。與扶留、檳榔合食，然後善也。」嶺南一帶古有「客至敬檳榔」的風俗，對此嵇含在《南方草木狀》中有描述：「彼人以為貴，婚族客必先進。」南宋周去非的《嶺外代答》描述嶺南有「客至不設茶，唯以檳榔為禮」的風俗。南宋羅大經的《鶴林玉露》專門提到嚼食檳榔有四大功效，即「醒能使之醉，醉能使之醒，飢能使之飽，飽能使之飢。」李時珍《本草綱目》記載，南方地溼，嶺南人為了袪除瘴癘而嚼食檳榔，因此檳榔又被賦予了「洗瘴丹」的名號。據史籍記載，自宋代起，歷代海南地方官都把檳榔作為向朝廷進獻的貢品。

藥用檳榔供內服，與嚼食檳榔是完全不同的。中醫用檳榔治病，用的是它的種子，而不是它的果肉，主要煎湯內服，而非口嚼慢品，因此，絕無因嚼食造成對口腔不利的後果。

4. 廣巴戟（巴戟天）

巴戟天藥材來源於茜草科植物巴戟天的乾燥根，又名雞腸風。其植物為藤狀灌木，葉對生，長圓形，先端急尖或短漸尖，基部鈍圓形，全緣，有短粗毛。藥材的乾燥根為扁圓柱形，略彎曲，膨大呈念珠狀。其藥性，味甘、辛而性微溫，歸腎、肝經，具有補腎陽、強筋骨、祛風溼功效，常用於治療陽痿遺精、宮冷不孕、月經不調、少腹冷痛、風溼痺痛、筋骨痿軟。對腎陽虛兼風溼尤宜，多與補肝腎、祛風溼藥配伍。巴戟天生品祛風溼力勝，鹽製後化學成分發生了明顯的變化，補腎助陽之功增強。

廣東所產巴戟天特稱廣巴戟，享有「南國人參」之譽。巴戟天產區主要分布在廣東、福建、廣西等熱帶和亞熱帶地區，是名貴藥材。

巴戟天進入本草典籍始載於《神農本草經》。《本草經集注》始記載

其產地：「生巴郡及下邳山谷。二月、八月採根，陰乾。」地涉今四川、重慶與江蘇。陶弘景注說：「今亦用建平、宜都者。」地涉重慶與湖北。據唐代孫思邈《千金翼方·藥出州土》記載，巴戟天產於始州、綿州、龍州、南充等地，主要為今四川諸地。巴戟天產地有所變遷，最早從川渝到蘇皖，又發展至華南等地。宋代蘇頌《本草圖經》記載：「巴戟天生巴郡及下邳山谷，今江淮、河東州郡亦有之，皆不及蜀川者佳。」明代陳嘉謨《本草蒙筌》記載巴戟天「江淮雖有，巴蜀獨優」，在當時作貢品。上述即為巴戟天的出產地和入貢之地，這種記載直到清朝前期。根據以上描述可以看出，古代本草記載的巴戟天與現今供藥用、載入藥典的巴戟天的道地產區不同，廣巴戟是歷史變遷使然。

近代藥用巴戟天主產於廣東、廣西。廣巴戟是近代巴戟天的主流商品，至於品種是否完全符合巴蜀地區分布的品種，已不可考。廣東所產巴戟天的品質得到陳仁山《藥物出產辨》的肯定：「巴戟天產廣東清遠、三坑、羅定為好。」廣東德慶是巴戟天的主產區，有種植巴戟天的傳統。這個品種在廣東省肇慶市高要區和德慶、五華、新豐、廣寧、鬱南、紫金、封開等縣分布，主要為栽培品，以高要、德慶產量最大。

第七節　海外舶來珍品
—— 連天浪靜長鯨息，映日帆多寶舶來

中國古代的對外貿易中，出口以絲綢、瓷器和茶葉為主，進口貨物中各種香料和藥物則占有相當重要的位置。正如唐代詩人劉禹錫詩句所述：「連天浪靜長鯨息，映日帆多寶舶來。」這些海外舶來的珍貴藥材品種，成為古今中醫臨床用藥所必需，更豐富與充實了中華本草寶庫。

第五章 性從地變，質與物遷

歷代海藥入華夏

早期的本草文獻就已有外來藥物的記載。有學者統計，總結秦漢時期用藥經驗的《神農本草經》，記錄的舶來品計有冬瓜子、火麻子、地膚子、胡麻子、木香、黑芝麻、犀角七種。西晉嵇含的《南方草木狀》敘述了茉莉花、海棗、指甲花，由阿拉伯商人傳入華南之事實。南北朝時期陶弘景編撰的《本草經集注》中，第一次記載了高良薑、沉香、檳榔、乳香、白芥子、白扁豆、石榴皮、檀香（紫真檀）八種舶來品。

藥物的交流，作為海上貿易的一個重要組成部分，在唐朝比以往任何時期都更頻繁、興盛，各類海外藥物源源不斷地傳入。《新修本草》收載外來藥物約30種，記載有蓽薑子、蘇木、血竭、冰片（或龍腦香）、阿魏、小茴香、胡椒、蘿蔔子、蓖麻子、安息香、訶子等。陳藏器《本草拾遺》除了載述《新修本草》已收錄的外來藥物，還新增了紅蓮花、骨路支、天竺乾薑、無漏子（波斯棗）、白茅香、阿月渾子（開心果）、膃肭臍（海狗腎）等50餘種藥物。李珣的《海藥本草》專門記述由海外傳入的藥物，收載了唐五代時期傳入的百餘種海外藥物，是中國第一部專門介紹和總結經海外貿易而來的藥物的專屬本草著作。其收載海外藥物124種，每味藥都從形狀、產地、真偽、優劣、性味、功用、主治、用法等多方面詳加介紹，對中外醫藥文化交流產生了推動作用。唐代段成式《酉陽雜俎》、劉恂《嶺表錄異》記載，當時經海上貿易傳入的海外藥物有龍腦香、無食子、安息香、紫礦、阿魏、波斯棗、偏桃、胡椒、豆蔻、波斯皂莢、野悉蜜、沒藥、藿香、蓽撥、沉香、檳榔、檀香、石蜜等20餘種。劉恂在《嶺表錄異》中描述了胡桐淚和偏核桃，他明確地注釋說這兩種物產乃見於阿拉伯商人之家。

宋代幾部重要的藥物學著作，如官修《開寶重定本草》、《嘉祐補注

神農本草》、《本草圖經》及個人編撰的《證類本草》、《本草衍義》中，海外藥物都占有相當重要的地位。《開寶重定本草》記載了蘆薈、青果、紅花、沒藥、白豆蔻、千金子、核桃、肉豆蔻、罌粟子、使君子、丁香、蘇合香、補骨脂等 13 種舶來香藥。《嘉祐補注神農本草》記載了 6 種舶來品，分別為芫荽子、甜瓜子、大青葉、香菜（或羅勒）、藿香、胡蘆巴。唐慎微在《證類本草》記載當代流傳和使用的 1,000 多種藥物，海外藥物達 160 餘種，較前代增加了無名異、青黛、胡黃連、白豆蔻、胡蘆巴、天竺黃、益智子等 30 餘種。

在明代，據統計有很多海外藥材，如北韓人參，日本硫黃，安南（又稱交趾）降香、沉香、速香、木香，占城犀角、檀香、柏香、龍腦、烏木、蘇木，暹羅（今泰國）犀角、樟腦、檀香、安息香、降香、乳香、薔薇水、丁香、阿魏、紫梗、硫黃、沒藥、肉豆蔻、白豆蔻、胡椒、蓽茇、蘇木、烏木、大楓子，爪哇（在今印尼爪哇島或蘇門答臘島）犀角、龍腦、血竭、番木鱉子、蓽澄茄、蓽茇、悶蟲藥等，錫蘭（今斯里蘭卡）沒藥、木香、乳香、蘆薈等。這些海外藥材，大多作為外來藥被李時珍收錄到《本草綱目》中。清代趙學敏《本草綱目拾遺》第一次提到龍涎香，更是珍貴的海外香藥。清代，一直有海外藥物的輸入充實整個中藥系統，其中著名的有西洋參、牛黃、番瀉葉苷和穿心蓮等。

二、舶來藥材舉其珍

1. 丁香

丁香藥材來源於桃金孃科蒲桃屬常綠喬木丁香（丁子香）的花蕾，主產於印尼、坦尚尼亞、馬來西亞等地。丁香屬於熱帶植物，近現代廣東、海南始有栽培。許多人把它與木樨科植物丁香花混為一談，有人只

第五章　性從地變，質與物遷

好把藥用的丁子香稱呼得更複雜一些，叫它「丁香蒲桃」。

丁香以乾燥花蕾入藥。熱帶地區，在9月至次年3月間，花蕾由綠轉為鮮紅時採收，晒乾，生用。成品藥材以個頭大、粗壯、鮮紫棕色、香氣強烈、油多者為佳。丁香味辛性溫，歸脾、胃、腎經，能溫暖脾胃、壯臟腑陽氣、芳香開竅，因而可以用來溫中止嘔、和胃降逆，主要治療呃逆、嘔吐、反胃、痢疾、心腹冷痛、疥癬、疝氣等。

丁香是較早輸入的舶來藥，它主要出產在印尼靠近赤道的熱帶島嶼上，原產地正是歷史上著名的香料群島。丁香早在漢代就已輸入，稱雞舌香。北魏《齊民要術》記載：「雞舌香，俗人以其似丁子，故為『丁子香』也。」這大概是丁香中文名字最早的出處，丁子的形狀所描述的正是花蕾狀態的丁香，中醫專門稱其為「公丁香」；而雞舌的形狀所描述的是成熟的丁香果實，中醫專門稱其為「母丁香」。從名字的不同，顯示出當年輸入的既有丁香花蕾，也有丁香的果實。丁子香和雞舌香是同一種果實，其形狀頗似開裂的雞嘴中露出雞舌的樣子。二者皆可入藥，但為了區分它們，人們把香氣重、療效強的花蕾稱作公丁香，而把香氣弱、療效稍遜的含種子的果實叫成母丁香。對此，宋代趙汝適所著《諸蕃志》中有明確的文字載述：

丁香，出大食、闍婆諸國，其狀似丁字，因以名之。能辟口氣，郎官咀以奏事。其大者謂之丁香母。丁香母，即雞舌香也。或曰雞舌香，千年棗實也。

古人將丁香用作香口之物，以掩蓋口氣。北宋沈括《夢溪筆談》對此有記述，說漢代的郎官在皇帝面前奏請事情，口中含雞舌香（丁香），可以矯正因胃熱或牙疾引起的口臭，以免引起帝王的不快。

20 世紀初，坦尚尼亞的奔巴島和尚吉巴是丁香的主要輸出地，被譽為「世界最香的地方」，現在則以印尼和馬達加斯加出產最多。

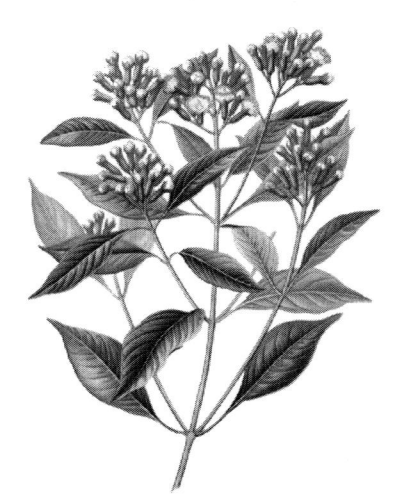

《科勒藥用植物》中的丁香圖

2. 訶子（訶黎勒、訶梨勒）

訶子藥材來源於使君子科訶子屬植物訶子或絨毛訶子的乾燥成熟果實，又名訶黎勒、訶梨勒等。訶子是成熟的果實，外形似橄欖，黃棕色，微皺有光澤，沒有成熟的果實或在嫩時採收的叫藏青果。一般於秋末冬初時採摘成熟果。訶子味苦而性平，歸肺、大腸經，具有斂肺止咳、澀腸止瀉、降火利咽等功效，主治久咳失音、咽痛、音啞、久瀉、久痢、脫肛、便血、崩漏、帶下病。

唐代詩人包佶曾經接受友人相贈的訶黎勒葉，治好自己的病，因而作〈抱疾謝李吏部贈訶黎勒葉〉，詩句對其療效做了過多的渲染：

一葉生西徼，齎來上海查。

歲時經水府，根本別天涯。

方士真難見，商胡輒自誇。

第五章　性從地變，質與物遷

　　此香同異域，看色勝仙家。

　　茗飲暫調氣，梧丸喜伐邪。

　　幸蒙祛老疾，深願駐韶華。

　　訶黎勒正是現今所稱訶子的初始音譯名。訶子原產於印度、馬來西亞、緬甸等國。本草文獻中，唐代《新修本草》最早記載此藥。李時珍釋名時認為，其名來自梵語（古印度語），意為「天主持來也」。訶子傳入中國栽培種植的歷史已有上千年。目前，西藏、雲南、兩廣等地均出產訶子。廣州光孝寺有訶林的別稱，如今尚存一株枝葉繁盛的古訶子。訶子主要分布於雲南西部和西南部的低山丘陵地帶，常混生於海拔 600～1,850 公尺的常綠闊葉林內，所產訶子主產於雲南鎮康、龍陵、昌寧、騰衝等地。

3. 乳香、沒藥

　　在古代進口的大量外來香藥中，乳香與沒藥成為最常見的配伍應用藥對，在中醫臨床上具有廣泛的應用，在中成藥中的運用也較為常見。

　　乳香藥材來源於橄欖科矮小灌木卡氏乳香樹及其同屬植物皮部滲出的油膠樹脂。其植物生長於熱帶沿海山地，分布於紅海沿岸至利比亞、土耳其等地。藥材主產於索馬利亞、衣索比亞及阿拉伯半島南部，土耳其、利比亞、蘇丹、埃及也有產。

　　乳香樹脂在春、夏季均可採收，以春季為盛產期。採收時，於樹幹的皮部由下往上順序割開傷口，並開一狹溝，使樹脂從傷口滲出，流入溝中，數日後凝結成乾硬的固體，即可收取。成品呈不規則小塊，淡黃色，微帶藍綠色或棕紅色，半透明。質堅脆，斷面蠟樣。具有檸檬香氣或特異香氣，味苦，嚼之軟化成膠塊。落於地面者常黏附沙土雜質，品質較次。乳香在《聖經》和印度古醫學著作《闍羅迦集》（《遮羅迦本集》）

第七節　海外舶來珍品──連天浪靜長鯨息，映日帆多寶舶來

中已有記載。乳香在其原出產地僅作為貴重香料，傳入中國後，得到傳統中醫對其性味功效的闡釋，從而躋身於中藥寶庫。乳香味辛、苦而性溫，歸心、肝、脾經，具有活血止痛、解毒療瘡功效，常用於治療跌打損傷、癰疽瘡瘍、疥癬、癥瘕以及胃脘痛、產後瘀血腹痛、風寒溼痺、中風、半身不遂等病症。

乳香藥用，內外兼功，但宋代以前在外科的使用尚不多。宋代醫家陳自明透過臨床實踐，知道乳香具有活血、止痛生肌的功效：「凡瘡瘍皆因氣滯血凝，宜服香劑。蓋香能行氣通血也。」他在《外科精要》一書共收醫方63個，其中用乳香的醫方有14個。宋代在臨床使用乳香過程中，治療跌打損傷常與沒藥同時使用，開創了乳香、沒藥臨床並用的先例。

沒藥藥材來源於橄欖科植物地丁樹或哈地丁樹的乾燥樹脂。其樹脂可由樹皮裂縫自然滲出；或將樹皮割破，使油膠樹脂從傷口滲出。初呈淡黃白色黏稠液，遇空氣逐漸凝固成紅棕色硬塊。採得後去淨雜質，置乾燥通風處儲存。成品呈不規則顆粒性團塊，大小不等，大者直徑有6公分以上。表面呈黃棕色或紅棕色，近半透明部分呈棕黑色，有黃碳粉塵。質堅脆，破碎面不整齊，無光澤。有特異香氣，味苦而微辛。以塊大、棕紅色、香氣濃而雜質少者為佳。

沒藥進入本草典籍始見於宋代《開寶本草》。蘇頌《本草圖經》記載：「今海南諸國及廣州或有之。木之根株皆如橄欖，葉青而密。歲久者，則有脂液流滴在地下，凝結成塊，或大或小，亦類安息香。採無時。」李時珍《本草綱目》記載：「按《一統志》云：『沒藥樹高大如松，皮厚一二寸，採時掘樹下為坎，用斧伐其皮，脂流於坎，旬餘方取之。』」

沒藥樹生長於海拔500～1,500公尺的山坡地，分布於熱帶非洲和亞洲西部，主產於非洲東北部的索馬利亞、衣索比亞、阿拉伯半島南部

第五章　性從地變，質與物遷

及印度等地。以索馬利亞所產的沒藥品質最佳，銷往世界各地。

早期的海外，沒藥也是用作香料的。《聖經》中有描述，耶穌被釘十字架時，有人「拿沒藥調和的酒給耶穌，他卻不受」，說明此時沒藥已被知曉並使用。沒藥並非「沒有藥」的意思，而是阿拉伯語的音譯，其形狀頗似本義翻譯成中文，就是「苦的」。良藥苦口能治病，中醫基於中藥藥性理論與臨床實踐，把海外之物化為中藥。沒藥味辛、苦，性平，歸心、肝、脾經，具有散瘀定痛、消腫生肌功效，常用於治療胸痺心痛、胃脘疼痛、痛經經閉、產後瘀阻、風溼痺痛、跌打損傷、癰腫瘡瘍等症。

4. 西洋參

西洋參，別名西洋人參、洋參、花旗參等。其藥材來源於五加科植物西洋參的根。秋季採挖，除去地上部分、蘆頭、側根及鬚根，洗淨，晒乾或低溫乾燥。潤透，切薄片，乾燥或用時搗碎。其根呈紡錘形、圓柱形或圓錐形，長 3～12 公分，直徑 0.8～2 公分。表面呈淺黃褐色或黃白色，可見橫向環紋及線形皮孔狀突起，並有細密淺縱皺紋及鬚根痕。體重，質堅實，不易折斷；斷面平坦，呈淺黃白色，略顯粉性，皮部可見黃棕色點狀樹脂道，形成層環紋棕黃色，木部略呈放射狀紋理。氣微而特異，味微苦、甘。藥材以根條均勻、質硬、飽滿、表面橫紋緊密、氣清香味濃者為佳。現今主要以栽培品供應所需。

在植物學上，西洋參與人參是同屬不同種的植物，更是分布在遠隔重洋的不同地域。西洋參原野生於北美洲大西洋沿岸原始森林中。「發現西洋參！」如果沒有人參的標牌作用，「發現」它又會是什麼時候的事，恐怕世界上無人能夠給出確切答案！

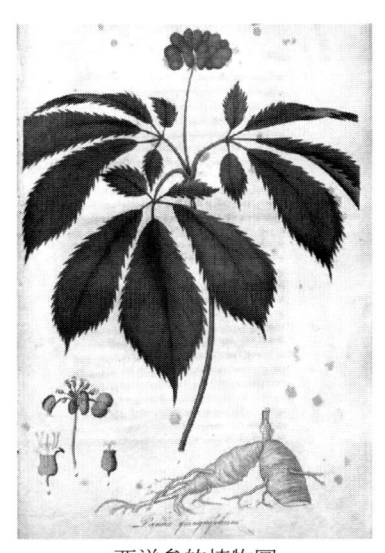

第七節　海外舶來珍品——連天浪靜長鯨息，映日帆多寶舶來

西洋參的植物圖

　　人參約在宋代經阿拉伯商人傳到歐洲，歐洲人逐漸認識它，但並沒有引起重視。西元1711年，在華的法國傳教士杜德美寫信向西方特別推介人參，而他在信中的提示，直接導致了西洋參的發現。有一位居住在加拿大魁北克的法國傳教士拉菲托神父，於1716年讀到了杜德美信件的抄文。在仔細研究了從中國寄去的人參植物標本後，他認為加拿大南部山區與中國東北緯度相同，當地森林與遠東地區人參產地自然環境相近，應當有它的存在。他將人參圖拿給當地印第安人看，印第安人說認識這種植物，他們也把它當成一種草藥。正是以此為線索，終於在加拿大東南部，後來又在美國東部，找到了這種野生植物。

　　當時加拿大是法國的殖民地。神父拉菲托向法國報告發現了西洋參後，精明的法國商人很快意識到這是牟取暴利的商機。北美各地的法國商人在與印第安人交易時，除了收購毛皮，也開始收購西洋參。由法國人向中國輸入西洋參，竟然讓西洋參得到了一個「法蘭參」的別名，而「法蘭西國」運到中國的西洋參並非產自法國，緣由在此。早期將西洋參

第五章　性從地變，質與物遷

輸入中國，自然是作為人參的替代品，經過中醫學的同化納新，最終西洋參又成為與人參媲美的滋補名藥。

西洋參藥用，其進入本草典籍約始見於清代汪昂《本草備要》一書的某個增補刊本。其書在「西洋參」條目下載有「出大西洋法蘭西，名法蘭參」的文字。進入本草典籍，明示中醫臨床已對它產生實際需求，而產於異域的西洋參，只有從海外輸入，才能讓中國所用。你有我無，貿易互通，這竟然也成為中、美兩個國家之間直接貿易接觸的一個重要契合點。

1784年2月22日，360噸級的遠洋帆船「中國皇后號」由船長率領，裝載著40多噸西洋參離開紐約港，經好望角駛往中國。在航行萬里之後，8月28日，「中國皇后號」終於抵達了此行的目的地廣州港。「中國皇后號」這艘美國商船，其首航中國，開啟了中、美兩國間最早的商業貿易。船上的西洋參占全船貨物的六成，當時由美輸中最為主要的貿易品就是西洋參，「中國皇后號」的此次往返，一舉獲得了高達3.7萬美元的利潤。在此之前，海洋貿易主要由英國、葡萄牙等前期的海洋強國所壟斷。「中國皇后號」的到達，意味著僅僅建國八年的年輕國家，與一個已有數千年歷史的古老國家，開始了最直接的貿易往來。花旗，是美國國旗的舊稱，中國為西洋參取一個「花旗參」的名字，就與進口商用美國國旗來標示它的進口來源相關。

西洋參藥材從原主產於美國、加拿大，到中國吉林、遼寧、山東等地，均有栽培。

除以上舉例的幾味著名海外藥材外，其他常用的舶來藥材還有阿魏、沉香、補骨脂、龍涎香等。舶來藥材進入東方後，炮製是中藥有別於西方草藥與民間草藥的重要特點，也是將外來藥融入中藥的重要手法

之一。諸如：訶子炮後取皮，阿魏細磨後以白麵粉少許拌合做成餅，炙令黃熟用，補骨脂炒香等。從這些外來藥物的使用方式來看，許多外來藥物，經過特殊工序的炮製，納入並化用提高，使之更合乎中醫臨床用藥的需求。

　　外來藥物到東方後的本土化栽培，是外來藥物中藥化的基礎之一，也是將外部資源轉化為本土資源的重要方法。長此以往，這個方法使舶來藥物的外來身分逐漸淡化，不僅是使用上，且從產地上，慢慢變成了域內的道地藥材。

第五章　性從地變，質與物遷

第六章
藥食同源　健康智慧

　　藥食同源，食養有道，食養為先，寓治於食。亦藥亦食，食宜尤勝，它們之中如四時神藥茯苓、山中薯糧山藥、水中雞頭芡實，既可寓治於食，更可膳食養生；芳香散通，香藥調鼎，它們之中如香料之王胡椒、古代口香糖丁香、國旗上的名品肉豆蔻，它們通行於世界，為飲食調香，為治病賦能；五果為助，果腹治病，它們之中如農桑本源的桑葚、喻稱龍眼的桂圓、生津佳果的烏梅；涼茶滋味，能化熱毒，它們之中如夏至而枯的夏枯草、清解毒熱的金銀花、香濃欲醉的薄荷。藥食兩用珍品的運用，融入華夏民眾生活，裹助健康俯拾皆是，日常為用豈可不知？

　　本草學問道不遠人，得聞大道行以致遠。

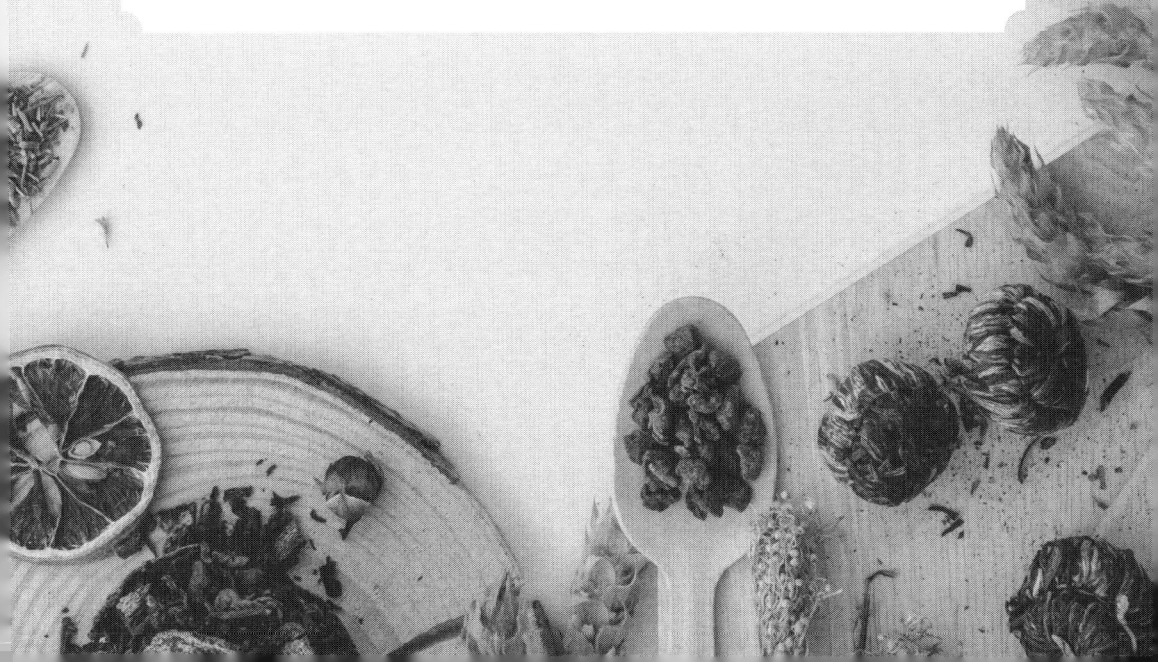

第六章　藥食同源　健康智慧

第一節　食藥有道
——藥食結合，食養食治

民以食為天，「食為政首」。中華文化自古以來有重視飲食的傳統。

早在以採集、狩獵維生的原始社會，我們的祖先就已了解到，一些日常食用的動植物和礦物，具有特殊的功能。而中藥學的「藥食同源」，更引領了藥食同用、食養食治在中醫藥實踐中形成的傳統特色與獨特優勢。

醫必重食，溯其源流極其悠久。據《周禮》記載，西周時期已設有專職「食醫」，位列疾醫、瘍醫、獸醫等眾醫之首。

食醫：掌和王之六食、六飲、六膳、百羞、百醬、八珍之齊。凡食齊眡春時，羹齊眡夏時，醬齊眡秋時，飲齊眡冬時。凡和，春多酸，夏多苦，秋多辛，冬多鹹，調以滑甘。凡會膳食之宜，牛宜稌，羊宜黍，豕宜稷，犬宜粱，雁宜麥，魚宜菰。

當時的食醫主要負責為周天子調配「六食」與「六飲」。食醫著眼於人與天地四時自然的和諧，主張食物多樣，注重時令變化與五味調和，規定食物的搭配等。這說明早在西周時期，飲食與健康養生便已成為專門的學問。本草藥物之中，既涉食養，又涉食療（亦稱食治）。一般而言，食養更側重於飲食入口的營養價值，注重透過適宜的飲食調理來追求健康；食療則側重於從飲食入手，發揮藥物——主要是藥食同源物品——的調治作用，可以針對病症寓治於食，產生調理或治療疾病的目的。雖然以藥食兩用物品為主體，但有時一些藥性劇烈並非平常者，也可在醫生的手中將其搭配到飲食之中，寓治於食，或緩和毒性，或借飲食易被接納等，達到特殊的治療效果。本草藥物的食養保健和食療癒病，在歷史的發展脈絡中一脈相承，影響深遠，被廣為運用。

一、食養為先，安全便捷

　　經過先人們世世代代堅持不懈的思考與探索，健康食養的理念，在中醫學中累積頗豐，其理論與經驗影響至深至遠，現代生活中更是運用極為廣泛。

　　早在漢代，養生家與醫學家們便達成了高度一致的共識。《黃帝內經》中明確提出保持健康長壽的食養八字方針是「食飲有節，起居有常」，並且提出具體的養生膳食指南：「五穀為養，五果為助，五畜為益，五菜為充」，即以穀類為主，果類、畜類、菜類作為有益的補充。這是中醫典籍中明確根據營養作用對食物進行的分類，且主輔搭配，是一份極其合理的膳食指南。

　　此後，東晉葛洪、南北朝齊梁時的陶弘景等集醫、道於一身的養生大家，都是以上養生理論的支持者和實踐者。葛洪主張不能等感覺非常飢餓了才進食，以免會過飽，食過飽則易生積聚。而陶弘景在《養性延命錄·食戒篇》中提出養性之道在於食，詳盡地專述了他的飲食養生主張，如食畢須緩行，飽食而臥則生百病，宜少食多餐，不要夜食等等。

　　唐宋時期名家輩出，養生知識隨著文人習醫的風潮，造就了眾多的養生家，許多文人名士如蘇軾等，對飲食養生之學津津樂道，進一步擴大了飲食養生知識的傳播和發展。

　　至元代，宮廷御醫忽思慧的《飲膳正要》繼承了元以前的醫藥學成就，並廣泛蒐集當時各民族的食療方法，強調養生、飲食避忌、婦兒保健，主旨在於防病，提出「食飲必稽於本草」，強調以本草理論為飲食養生的指導，並且有「飲膳為養生之首務」的觀點，集食養、食療理論、食物本草、食藥方為一體，成為飲食養生與食療的集大成者。《飲膳正要》頗具時代和民族特色，許多內容取自元代宮廷膳譜和各民族食療方，如

第六章　藥食同源　健康智慧

記載了大量血肉有情之品，羊肉、羊骨、羊腎等的應用靈活多變，豐富了食療學的內容。

明代李時珍在《本草綱目》中指出「飲食者，人之命脈也」，收載了大量食物類本草，如穀物、蔬菜、果品及動物類本草。李時珍以調理脾胃、補益肝腎為防治思想，「藥借食威，食助藥力」，記載了不少描述為具有延年益壽效果的食療方。

清代，王孟英著《隨息居飲食譜》。在「食為政首」主張的引領下，王孟英認為飲食是政教的重要內容，同時強調飲食對健康的重要性，指出養生並無靈丹妙藥，只需遵守飲食法道即可：「頤生無玄妙，節其飲食而已。」全書共收日常飲食物品三百多種，分為水飲、穀食、調和、蔬食、果食、毛羽、鱗介等七類。書中詳細論述每一種食物的性味、功能、使用禁忌等，所選食療方劑大部分安全可靠，有很強的實用性。

真知珠玉光輝永駐。進入科學發展迅速的新時代，人們對中醫食養健康的理念與方法，仍然高度推崇並廣為遵循，對其守正傳承並恰當運用，對奉獻於當代人類的健康事業，更具有重要的現實意義。

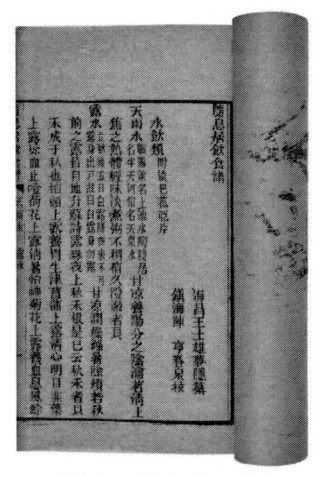

《隨息居飲食譜》書影

二、藥食同源，食治癒病

從醫食同源、藥食同源的長期實踐中，具有中華特色的食療思想逐漸形成，食療食治也成為中醫治療學的特色之一，其中的內容也記載於諸多典籍之中。

《漢書・藝文志》著錄有《神農黃帝食禁》，此後又有許多以食忌、食禁、食經等命名的著作，其內容或多或少涉及食療的知識。

中國現存最早的藥物學著作《神農本草經》，所記載的藥物中，包含相當多的藥食兩用品種，諸如茯苓、山藥等，該書稱其具有久服輕身、延年不老等保健作用。

醫聖張仲景所創設的成方，被後世尊崇為經方，他也不乏運用藥物兩用品的事例。諸如被譽為「群方之魁」或「千古第一方」的桂枝湯，有專家在分析其組成藥物時指出，像桂枝、薑、棗都是廚房中的調味料。又像引經藥的「薑棗為引」，更是充分利用食材，調和營衛，普適於大多數的成方配伍之中。

夫為醫者，當須先洞曉病源，知其所犯，以食治之，食療不癒，然後命藥。

唐代名醫藥王孫思邈撰著《備急千金要方》，第二十六卷〈食治〉篇，成為中國現存最早的食療專篇，此內容被專門輯錄為《千金食治》。〈食治〉篇輯錄了154種食藥兩用品，對食療理論進行探討。孫思邈認為，食為安身之本，治病也應當以食療為先，能用食療治病的醫生，才是良工。對於食療食治，孫思邈身體力行，是成功的實踐家，用他自享長壽的不爭事實，親證了養生理論與實踐的正確性和可行性，深為後世所追隨。

孫思邈的弟子孟詵，進一步發揚藥王的食療思想，著《食療本草》，這是中國現存最早的食療專著，代表食療學成為一門獨立的學科。《食

療本草》除記載藥食之品及食宜、食忌的內容外,還包括大量的食療方。孟詵認為,最好的藥物莫過於合理的飲食,尤其對於老年人,藥物過於剛烈,食療更加適宜。孟詵進一步發展了食療食治理論,充實了「以臟補臟」的理論,如用動物肝臟明目;書中記載了昆布、紫菜等的藥用和食用價值;孟詵發展食忌的內容,使食忌內容的指導作用更為具體,如多食楊梅損齒及筋、河豚有毒、產後不得食用生冷之物等。

宋元時期,除傳承前代著述與理念,在官修方書《太平聖惠方》、《聖濟總錄》中均列有「食治門(論)」,彰顯食療專篇的地位,且進一步豐富了食療方的劑型,如餅、麵、羹等。

明清時期也是食療發展的重要階段,食療專著多達30餘種。除食療專著外,幾乎所有本草類著作、植物學類著作,都注重蒐集食療本草與食療方。著名的如朱橚《救荒本草》、高濂《遵生八箋》、曹庭棟《老老恆言》。這個時期的食療內容更加豐富,湧現出更多針對老人的食療方藥,其中有突出的素食思想。另外,根據《黃帝內經》所說「膏粱之變,足生大疔」,而「五穀為養,五果為助……」,人們越來越注重內因致病,注意到防止內因致病的重要方法便是食療。盧和在《食物本草》中提出「五穀乃天生養人之物」,「諸菜皆地產,所以養陰,固宜食之」,蔬有疏通之義,食蔬菜則腸胃通暢,腸胃通暢則無壅滯之患。明清時期的這些食療著作,不僅促進了食療學的發展,也使養生思想進一步豐富。

三、五味調和,各呈其宜

《黃帝內經》提出「謹調五味,安和五臟」,講究五味調和是中醫重要的飲食養生健康原則,更是藥食兩用物品運用的總綱。其〈素問・藏氣法時論〉記載:

毒藥攻邪，五穀為養，五果為助，五畜為益，五菜為充。氣味合而服之，以補精益氣。此五者，有辛、酸、甘、苦、鹹，各有所利，或散或收，或緩或急，或堅或軟。四時五臟，病隨五味所宜也。

「五穀為養」是指稻米、麥、小豆、大豆、黃黍等穀物和豆類，作為養育人體的主食。以農耕發源的中華文明，形成的飲食習慣是以五穀類碳水化合物作為熱量的主要來源。「五果為助」是指棗、李、杏、栗、桃等水果與堅果，有助養身和健身之功；五果類是平衡飲食中不可缺少的輔助食品。「五畜為益」指牛、犬、羊、豬、雞等禽畜肉食，對人體有補益作用，能增補五穀主食營養之不足，是平衡飲食食譜的主要輔食。動物性食物多為高蛋白、高脂肪、高熱量，是人體正常生理代謝及增加機體免疫力的重要營養物質。「五菜為充」是指葵、韭、薤、藿、蔥等蔬菜，是對人體十分必要的營養。蔬菜類含有多種微量元素、維生素、纖維素等，對人體健康十分有益。

傳統中醫藥總結食物與藥物的五味屬性，其既能滿足每個人不同的嗜好，又有不同的功效。辛味者如生薑、肉桂等，大多含有精油，有散寒、行氣、活血之功，但過食則有氣散和上火之弊。甘味者如蜂蜜、粳米等，富含糖類，有滋補、緩和之力，過食則易致壅塞鬱滯。酸味者如梅、山楂等，含有有機酸，有收斂、固澀之利，但也不宜過食。苦味者如苦瓜、杏仁等，多含有生物鹼、苷類等，有燥溼、瀉下之益，但食用過多易引起噁心、嘔吐等不適。鹹味者如海帶等，含有較多鹽分，有軟堅、潤下之功，但多食則不利於血。

孫思邈《備急千金要方》強調：「不知食宜者，不足以存生。」藥食兩用物品的使用，需掌握「使用宜忌」，取其利、避其害，安全至上。

道以術彰。本草藥物的食養食治之道，在眾多藥食兩用物品的身上，有著各自典型的展現。基於中華古代飲食養生與食療的理論與方

法，以下將分別對藥食珍品、調味香藥、風味五果、敗火涼茶加以分類介紹，選擇其中典型的品種作為例證，以一當十而窺豹，援物比類而廣識。運用舉例，對於有些疾病或病症，需要醫生經過辨證選藥，從適口或美味出發，靈活地選用某種飲食療法來施治，這是藥食兩用物品的「寓治於食之用」。至於一些安全可靠的日常養生膳食，是運用食物屬性的寒熱溫涼之偏，來糾正或調養、調治某些個體的輕微不適狀態，即其「養生膳食之用」，某些亞健康狀態或特殊體質的人群，或者久病成醫的慢性病患者等，在具備基礎常識的情況下，完全可以根據個體的情況靈活選用。此種情況，所用的原料應當屬於藥食兩用品種搭配完全的食材、食用佐料等。

所謂「寓治於食」，是要在醫師指導下使用的食療方，「養生膳食」則多為民眾可根據體質或亞健康狀態，自行選擇使用的食療方。

第二節　食宜尤勝
——茯苓、山藥、芡實，藥食均宜

《神農本草經》最早記載的三百六十五種藥物，其中有許多也是食物，如茯苓、山藥、薏仁、芡實、枸杞子、大棗等，大多位列上品，以補益氣血，養生保健，並且可長期食用，同時具有藥食價值而又較為安全可靠。自此而始，藥食兩用物品始終是中藥寶庫的重要組成部分。

在常用、常見的中藥藥食兩用品種中，茯苓有「四時神藥」之美譽，山藥道地稱「懷參」，芡實被稱為「水中參」。它們是藥食兩用品的典型代表，其運用展現了幾千年來寶貴的藥食兩用經驗。

一、茯苓：四時神藥

茯苓是一種神祕的物種，它既不是植物，也不是動物，更不是礦物，與一般草木金石相比，茯苓自帶仙氣。

北方的冬天萬物蕭條，到處一片荒涼，唯獨松樹鬱鬱蔥蔥，凌冬不凋，萬古長青。因此，在中華傳統文化中，松被視為長壽、長生的象徵。挖開松樹埋藏的根，偶爾會發現一種抱根而生的奇怪東西：外表黝黑，呈團塊狀，外皮粗糙，個別呈現出特殊形狀，有的像龜鱉，有的像鳥獸，怪模怪樣，切開它，裡面的顏色卻是雪白的。古人猜測，這個埋藏於地下的物種，一定集松樹之精華於一身，而它的確也有治病的確切療效，因此早就成為中醫常用的一味藥材。明代李時珍在《本草綱目》中說它是「松之神靈之氣，伏結而成」，因此叫伏靈，即後來的茯苓。

「二十年中餌茯苓，致書半是老君經。」茯苓在古人看來，是既可餌又可藥的，當今更是著名的藥食兩用品種。茯苓用於保健已有幾千年的歷史，最初曾為仙方所用，求道之人常取之服食。進入本草典籍後，它在《神農本草經》中被列為上品，除了記述它的治病功效，還保留了與古人服食相關的「久服安魂養神，不飢延年」的說法。在古代，茯苓的確也曾被上至皇帝、下至百姓推崇過。祛魅求實，恰當地食用茯苓的確是有益健康的，茯苓成為藥食兩用佳品，經過了長久的重複驗證。

古人認為，茯苓埋於土中，其質色白，嘗一嘗，滋味平淡，有點甜，它的滋補與治病的功能較為平和，中醫描述為「味甘、淡，性平」。甘，五行屬土，脾也屬土，茯苓不但在土裡生長，味甘也屬土，所以能補脾氣，藉以利水除溼。茯苓又與松根共生，得松根之氣，且伏藏於地中，因此善於收斂浮越之心氣，以養心安神。

第六章　藥食同源　健康智慧

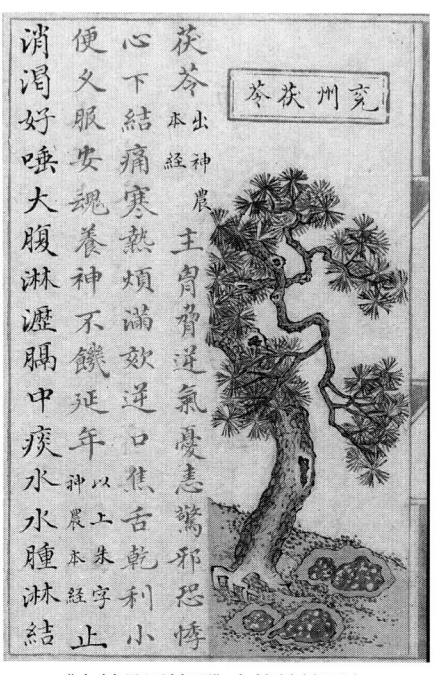

《本草品匯精要》中的茯苓圖文

　　揭開神祕的面紗，茯苓其實是寄生在松根上的一種特殊的真菌，含有大量人體易吸收的多醣類物質，可增加人體的免疫功能。其所含成分對癌細胞有抑制作用，長期服用有助於癌症患者化療、手術後的康復。

　　茯苓渾身是寶，不同部位各有神通。外表覆蓋的一層黑褐色外皮叫茯苓皮，善於利水消腫；外皮之下、橫斷面靠外皮的部分呈淡紅色，質地較疏鬆，叫赤茯苓，長於利溼清熱；內部白色緻密的部分，是常見的白茯苓。有的茯苓中間有一道松根穿過，靠近樹根的部分便稱為茯神，其養心安神的作用比白茯苓更強。

　　在飲食保健方面，茯苓尤適宜久病虛弱、食慾減退，或體倦乏力、失眠、腹瀉者，即屬於氣虛脾弱的人群服用。由於茯苓藥性平和，不論春夏秋冬，都能長期服用，故有「四時神藥」的美譽。

唐宋八大家之蘇軾、蘇轍兩兄弟，都長期食用茯苓，但兩人體質不一樣，食用茯苓的方法也不一樣。蘇轍從小體弱多病，每到夏天就胃口不好，脾氣虛弱，消化不良，到了冬天則肺氣虛寒，容易感冒咳嗽，也曾服藥無數，都不見效，所以他從三十多歲便開始食用茯苓，才一年，多年的老毛病都有好轉。於是，蘇轍把茯苓視為寶貝，推薦給他的兄長蘇軾。為此，蘇轍專門寫了〈服茯苓賦〉加以記述。蘇軾體格壯實，性格豪放，喜歡喝酒，天天吃茯苓，感覺有點燥，便配芝麻一起吃（見蘇軾〈服胡麻賦〉）。蘇軾非常擅長養生之道，茯苓加芝麻的吃法，也讓他受益良多。

作為流傳了幾千年的「四時神藥」，茯苓常與其他藥食兩用藥物配合使用，很多有效的茯苓食療方傳承至今。

(一) 寓治於食之用

1. 朱雀丸

用料：白茯苓 100 克，沉香 25 克。白茯苓與沉香的比例為 4：1。另備人參適量供煎湯。製法：上二味，共同打成粉末，用煉過的蜂蜜和藥粉混合，製作成小豆子大小的藥丸。服法：每次服 30 丸，飯後用參湯送服。功效主治：補益心脾，養心安神。適用於因心腎不交（心火不降，腎水不升）引起的心神不定、心悸怔忡、恍恍惚惚、失眠、健忘、經常悶悶不樂等症。現代適用於調治精神官能症，如神經衰弱、強迫症、焦慮症、恐懼症、身心性疾病等。

以人參湯送服藥丸，湯藥較丸劑起效快，補一身之氣，有兵馬未動、糧草先行之意。心氣足能下通於腎，脾氣足能補先天腎氣，腎氣足使腎水上濟於心。白茯苓、沉香為丸，緩緩起效，在參湯送服後調補一身之氣，白茯苓寧心安神，沉香溫腎納氣，引心氣下藏於腎，通達心腎。

2. 四君子湯

用料：人參9克，白朮9克，白茯苓9克，甘草6克。製法：上四味，打碎成粗粉末。加水浸泡30分鐘，用砂鍋或搪瓷鍋大火煮沸，轉文火煎煮40分鐘，濾取藥汁。服法：每日兩次，早晚各一次，飯前服用。功效主治：補氣健脾。適用於脾胃氣虛、運化不利而見有面色萎黃、語音低微、氣短乏力、食慾減退、經常腹瀉的患者。

(二) 養生膳食之用

1. 茯苓霜

製法：容器內盛涼水，將白茯苓掰開成小塊放進去，浸泡2小時。然後再將泡好的白茯苓放在蒸籠上，用中火蒸40分鐘。蒸好的茯苓取出，和適量牛奶一起放進研磨機，磨至細膩無顆粒，然後倒進砂鍋，用大火燒開後立刻關火，冷卻後，加入適量的蜂蜜攪勻，茯苓霜就做好了。服法：每日吃茯苓霜，每次10～30克，連續服用。常服茯苓霜可以使肌膚潤澤，脾胃健運，令身體強健。

《紅樓夢》第六十回中就有服茯苓霜養生的情節，並詳細介紹了其服法：用牛奶或沸水將茯苓霜沖開、調勻，每日晨起時吃一盅，其滋補效力最好。

2. 茯苓餅

茯苓製作成餅，食用較為便捷。大文豪蘇軾也曾製作過茯苓餅，並認為配上芝麻更適合他的體質。據說慈禧太后在晚年很喜歡食用一種茯苓餅，用料：白茯苓、黑芝麻、白蜜（或白糖）。製法：茯苓去皮，和九蒸芝麻、白蜜或白糖一起，做成餅，烙熟或烤熟。服法：可長期每天食用。

茯苓健脾，芝麻補腎，蜂蜜潤肺，製成茯苓餅，長期服用可使人臟

腑調和，氣力不衰，體健少病。茯苓性平和，可與粳米一起煮粥，或者與米酒攪拌，製成茯苓酒飲用，也可與羊肉等同煮食。

(三) 茯苓美容之用

茯苓美白面膜，原料為白茯苓與蜂蜜各適量。將白茯苓磨成極細粉末，用蜂蜜調勻，做成面膜。供每天夜裡敷臉，可連續使用。具有美白養顏的效用。可供女性經常或間斷使用，尤適宜於有臉部黑斑、雀斑者。

(四) 使用宜忌

茯苓性質平和，匹配性廣泛，可搭配絕大多數食材共用，健脾助運，從而促進人體對營養的吸收與利用。

《藥性論》中曾有茯苓「忌米醋」之說。在食用茯苓時，可盡量避免與醋、山楂等味酸的藥物同時服用。

二、山藥：山中薯糧

山藥可追溯的食用歷史最為長久，早於讓人類引以為豪的農作物。在遠古時代，農作物尚未培育，先民們若能採食到山藥，能令人「不飢」，隨之對山藥產生崇拜。所以，山藥的文化源遠流長，山藥也當之無愧地躋身於古代仙藥之列。

據《湘中記》記載，永和初年，有一採藥人來到衡山，因迷路而糧盡，只好到一山崖下休息。忽遇一老翁，看起來好像有四、五十歲那麼年輕，對著石壁作書。採藥人告之以飢，老者給他食物吃，並指出山的路徑。採藥人經六天才回到家，此時還不知飢，採藥人由此深知此食物功效神奇。這食物即山藥。

第六章　藥食同源　健康智慧

山藥在《神農本草經》中屬於上品。眾所周知，一般的植物根莖，被切割成段後都會腐爛，埋進土裡也會腐爛，但山藥卻與眾不同。春分或清明前後，把切成段的山藥埋進土裡，不但不會腐爛，還能化腐朽為神奇，假以時日，便長得與原本一模一樣，成為一株新的山藥，彷彿獲得重生。難怪道家喜歡服食山藥，以求長生不老。食用它，慢慢體會到它飽腹充飢之後，還有滋補強壯作用，甚至讓古人篤信久服可耳聰目明，輕身延年。

山藥真的具有延年益壽的神奇功效嗎？現代研究發現，山藥富含多種營養素，胺基酸有 17 種之多，是一種優質的食物。另外，山藥含有不飽和脂肪酸，可預防心血管疾病；還含有澱粉酶、山藥皂素、三萜類皂素、尿囊素等物質。山藥具有助消化、抗潰瘍、降血糖、祛痰、促進上皮生長、抑菌、抗病毒、抗發炎、降脂、抗腫瘤等多種藥理作用。

中醫學認為，山藥生長於地下，得太陰之地氣，味甘性平，「補中，益氣力，長肌肉，強陰」，具有健脾養胃、生津益肺、補腎澀精功效。可用於治療脾虛食少、久瀉不止、肺虛喘咳、腎虛遺精、白帶過多、頻尿、虛熱消渴、小便頻數等症。中醫學視腎為人體先天之本，脾為人體後天之本，山藥既能補先天腎氣，又能補後天脾胃，脾腎雙補，從而令人身體健康，體質強健，由此古人認為山藥能延年益壽，就是自然而然的事了。

清末民初著名醫家張錫純最擅長使用山藥。他積數十年經驗，有很多用山藥救急拯危的經驗。他認為山藥既滋陰又利溼，能滑潤又收澀、健脾補肺、固腎益精，且含蛋白質最多，在滋補藥中為無上之品。他指出：「色白入肺，味甘歸脾，液濃益腎，能滋潤血脈，固澀氣化，寧嗽定喘，強志育神。」所以山藥可用於主治泄瀉久痢、久喘虛喘、淋病遺精、虛勞久渴、帶下、頻尿等許多病症。

山藥的用法，張錫純主張用生山藥煮汁飲用，或生者軋細煮粥，或軋細蒸熟。他是不主張使用炒山藥的。

食養食治，山藥適合的烹調方式多樣，可蒸食、炒食，可煮粥、煲湯，眾多吃法，多樣化搭配，充分發揮其善補脾腎虛損的效用。

(一)寓治於食之用

1.山藥雙生散

用料：單味山藥，生炒各半。製法：山藥一半生用，一半炒香泛黃，共同研磨成細末。服法：每次服用4克，用米湯送服。功效主治：止瀉。可食治小兒泄瀉。山藥生用補陰，可補充因泄瀉流失的陰液；炒用健脾止瀉。生的與炒的合用，更能治療脾虛泄瀉。

2.山藥人參丸

用料：山藥30克，白朮30克，人參20克。製法：上三味研磨成粉末，加入適量水，揉搓成小豆子大小的藥丸。服法：每次用米湯沖服四、五十丸，嚼服也可。功效主治：健脾補胃，治療脾胃虛弱，不思飲食。

(二)養生藥膳之用

金玉羹。用料：山藥、板栗、羊肉，比例為2：1：3。薑片、精鹽等必要的佐料。製法：山藥、羊肉切塊，板栗去皮，一起放入鍋中，加適量水，以及生薑、鹽等佐料，大火煮沸後轉小火，熬至羊肉熟爛即可。服法：每日一中碗，可連吃數天。

用山藥、板栗搭配羊肉的此款金玉羹，具有健脾益腎、氣血雙補效用，實為溫補佳品。尤其適宜氣血兩虛者的飲食調理，如平素有容易疲勞、畏寒怕冷、面色憔悴、嘴唇與指甲顏色淡白等表現者。

山藥還可與紅棗、蜂蜜等做成山藥泥，軟糯滋補，香甜可口。

（三）使用宜忌

山藥對普通人群多無禁忌，中醫臨床強調，氣滯患者應慎用；大便乾結者不宜；也不宜與鯽魚同食。

三、芡實：水中雞頭

在平民百姓眼裡，它是饑荒時救命的口糧；在道家手中，它是保持長生不老的祕方；在文人雅士的筆下，它是「都城百物貴新鮮，厥價難酬與珠比」的珍饈美味；在醫家看來，它更是一味滋補良藥。它就是水中珍品──芡實。

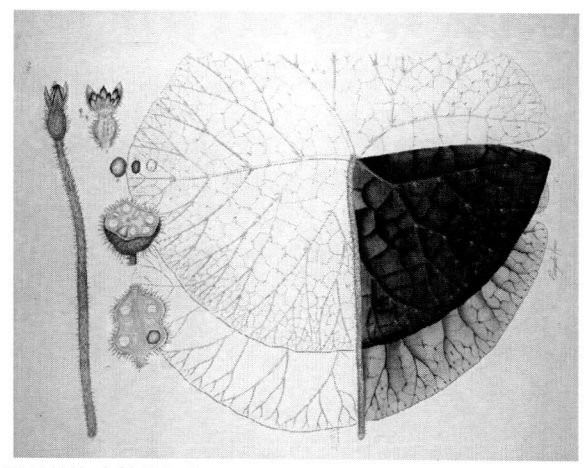

《科羅曼德海岸植物》（*Plants of the coast of Coromandel*）中的芡圖

芡實為睡蓮科水生植物芡的成熟種仁，它與蓮藕、茭白、荸薺等八種水生植物並稱為「水八仙」。採摘前，它的果實外露在水面上，外形很像雞頭的模樣，故有雞頭實、雞頭米、雞豆、雁頭、雁喙實、刺蓮蓬實等多個俗稱，它最常被簡稱為雞頭，只不過它不是陸上的家禽，而是水中珍品的雞頭。唐代徐凝〈侍郎宅泛池〉給出了詩意的描繪：「蓮子花邊回竹岸，雞頭葉上盪蘭舟。」

芡實既是調製美味的食材，也是療效顯著的藥材，素有「水中參」的美譽。去皮後的芡實珠圓玉潤，潔白可愛，吃起來軟軟糯糯，腴而不膩，熬粥、煲湯、清炒、燒飯，久吃不厭。在《紅樓夢》第三十七回中，就有享用雞頭（芡實）與紅菱鮮果的細節描寫，它們被裝在小盒子中，足顯其珍。有研究者利用芡實製作成一道考究的美味，命名「大蚌燉珍珠」，傳言其與《紅樓夢》相關，成為一款珍饈。製作這道菜並非使用蚌與珍珠，而是將珍珠般的芡實米塞進鯽魚肚裡烹煮。菜名中將鯽魚喻大蚌，芡實喻珍珠，用蚌含珍珠來比擬此菜的珍貴。

在古代，芡實最早是幫助人們度過荒年的一種野生食物，人們食用後，又逐漸了解它的治病功能，將其作為藥食兩用佳品。古代道家常將芡實與蓮子一起服食，以求長生不老。六一居士歐陽修第一次吃芡實，忍不住揮毫潑墨，寫下了〈初食雞頭有感〉，把芡實比作珠玉，盛讚了一番。美食家、養生達人蘇東坡也喜食芡實，《東坡雜記》中詳細記載了他吃芡實的方法：把芡實煮熟後，一枚一枚地細嚼慢嚥，每天吃 10～30 粒，持之以恆，長年不輟，能使「華液通流，轉相挹注」，滋潤臟腑，補益腎精。因此，蘇東坡把芡實叫水硫黃。

《神農本草經》將芡實收入上品藥中。從中醫的藥性理論來說，它味甘，性平，入脾、腎經，具有益腎固精、補脾止瀉的功效。古代醫家認為，芡實生長於水中，所以能化水；芡實花向陽而開，晝開夜合，故子實性暖，用於治療夢遺、滑精、遺尿、頻尿、脾虛久瀉、白濁、帶下、小便不禁兼有溼濁者。

中醫常用芡實，因被大家熟知，還把它視為度量的標準。如在古代本草與方劑典籍中，就會遇到將丸藥製成「雞頭大」的描述，正是用藥丸的大小來比照雞頭米（芡實粒）的大小。既不可想像成家禽的雞頭那麼大，也不是整個芡實果「水雞頭」那麼大。如果不懂得相關生活常

識，遇到傳統典籍裡把藥丸製成「梧子大」或「雞頭大」之類的描述，是無法準確理解的。

(一)寓治於食之用

1. 期頤餅

用料：生芡實 200 克，雞內金 90 克，麵粉 250 克，白糖適量。製法：將生芡實用水淘掉浮皮，晒乾，磨細；雞內金磨細，用開水浸泡。將芡實粉摻和在麵粉中，酌加適量白糖，用浸有雞內金的水和勻，做成薄餅，烤成黃色，以餅熟為度。服法：可當點心食用。功效主治：補脾腎，助消導。適用於氣虛痰鬱，胸部滿悶，脅下疼痛；或老年人氣虛痰盛等症。

2. 芡實蓮肉粉

用料：芡實 125 克，蓮肉 125 克，山藥 125 克，白扁豆 125 克，白糖 250 克。製法：前四種原料分別研磨成細粉，與白糖拌勻，蒸熟即可。服法：每次 50 克，當點心食用。功效主治：滋補脾腎。適用於脾腎虛弱所致溏便，反覆發作，食慾減退，精神倦怠，面目虛浮等症。

芡實與金櫻子等分做成丸，名為水陸二仙丹，可滋陰益腎，收斂固攝。治療腎虛所致男子遺精白濁、女子帶下，以及小便頻數、遺尿等症；芡實與蓮子、茯神燉粥，可寧心安神，益腎固精，健脾除溼，用於食療調治腎虛勞神，經常有失眠健忘、夜臥不寧或夢遺等症。

(二)養生膳食之用

雞頭粥（芡實粥）。用料：芡實 30 克，粳米 30 克。製法：先煮芡實去殼，磨如泥或煮爛熟如泥，再與粳米一起煮成粥，宜用慢火，煮粥至熟爛。服法：每日三餐，溫熱食用。

此款粥品兼具芡實健脾祛溼、固腎澀精、聰利耳目等滋補效用。普通人群可結合辨別體質而選用。食療調治可用於脾腎虛弱，腹瀉便溏，性慾減退，小便頻多，腰膝痠軟無力，視物模糊，頭昏倦怠，面色蒼白，肢冷畏寒，遺精遺尿，婦女溼熱帶下或帶下清稀等症。

芡實與豬肚、鴨肉、雞肉一起煮食，可增進食慾，增強滋補作用。

(三)使用宜忌

芡實不宜多食，食多難以消化。且藥性收澀，凡大便祕結、小便不利者忌用；凡外感前後，邪氣尚盛，泄瀉疳痔，氣鬱痞脹，食不運化，以及新產後皆不宜使用。

第三節　香藥調鼎
——胡椒、丁香、肉豆蔻，品味辛香

無論是《詩經》裡的「彼採艾兮，一日不見，如三歲兮」，還是《楚辭》裡的「沅有茝兮澧有蘭」，人們對散發著迷人芳香的香草、特殊氣味的香料，喜愛有加，傳唱稱頌至今。中藥中的香藥，恰巧也多有或辛香料或調味品的香料身分，具備既供調鼎也供藥用的功能。

香藥除了帶給人們直觀愉悅的感受，還具有芳香避穢、理氣止痛、溫陽化溼等功效。在交通不便的古代，一些生長於熱帶地區的香藥，向來是名貴之品，如胡椒、丁香、肉豆蔻等辛香料，曾經價比黃金，引發歐洲大航海時代（地理大發現）的來臨。中華本土的著名調味料如生薑，隨著世界文明之間的交流而更早向全球傳播，成為調和眾口的普適食材。

第六章　藥食同源　健康智慧

一、胡椒：香料之王

　　世界的香料之王只能是胡椒，是全球貿易與地理大發現成就了它不可替代的香料霸主地位。全球貿易數量、曾經高昂的價格、多方參與的爭奪、飲食文化的擴散、對政治經濟的巨大影響……等多種因素，決定了胡椒在香料界唯我獨尊的歷史地位。香料即香藥，又決定了它成為中藥寶庫中一味藥食兩用的品種。

　　作為香料之王，胡椒是全球範圍內普遍運用的美食佐料。現今它雖已褪去歷史上那無比耀眼的光環，然而回望卻仍然讓人驚嘆。若讓我們穿過時光隧道，來到唐朝，如果你在誰家的廚房裡發現了胡椒，那這家一定是鐘鳴鼎食之家。

　　在古代很長一段時間裡，無論歐洲還是亞洲，胡椒甚至可以作為貨幣使用，暢通世界。明成祖朱棣就曾拿它當俸祿發給官員，叫「胡椒折俸」，一斤胡椒相當於十到二十兩銀子。這還不是最貴的，胡椒最貴的行情，出現在中世紀的歐洲，那時曾經與黃金等價，甚至超過黃金。所以在古代，胡椒還有區分社會階級的作用，西方的「胡椒袋」成為鉅富之家的象徵。

　　古代胡椒為什麼貴比黃金？又在什麼時候從貴族的餐桌走向千家萬戶，並成為一味良藥呢？

　　古代用「胡」字來命名一些舶來物種，如胡瓜（黃瓜）、胡蒜（大蒜）、胡蘿蔔，它們大都是經過絲綢之路，由西域傳入的。至晚在漢代，胡椒粒便已傳入中國，西晉時期的《續漢書》提到胡椒的產地在天竺，指向印度；同時期的《博物志》裡載有胡椒酒的製作方法。直到唐朝，胡椒才開始較大規模地傳入，不過此時的胡椒仍然是貴族階層少數人才能享用的奢侈品。隨著航海技術的發展，鄭和七下西洋，帶回了大量的胡

椒，無疑等於帶回了大量的財富。明成祖永樂皇帝輕鬆愉快地發折俸給官員，耗費巨資疏通隋煬帝為之魂斷的運河、編修《永樂大典》、南征北戰等，一定程度上有來自胡椒的經濟支持。曾經有明朝後期胡椒引種到中國的說法，但並非史實。

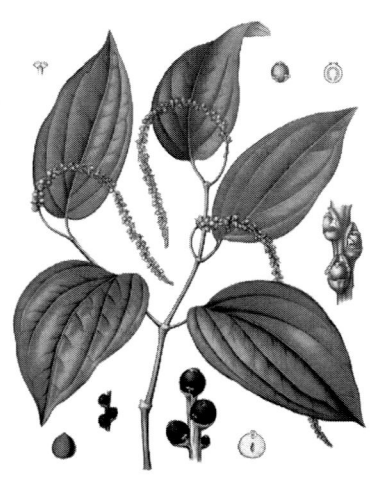

《科勒藥用植物》中的胡椒圖

天然香料幾乎全部天生具有治病之用，因而它們又被人們普遍稱為香藥。胡椒最初首先是用以調味、防腐的，世界各地的人們在使用胡椒的過程中，又賦予了它特別的藥用價值，因之產生出巨大的經濟價值，甚至社會文化價值。古希臘人用胡椒治病，乃至壯陽，西方醫學之父希波克拉底就曾用胡椒治療發熱。古埃及人曾將胡椒用於製作木乃伊。有文字紀錄的、最早把胡椒端上餐桌的則是古羅馬人。唐朝時胡椒除了用於治病，人們還用胡椒煮茶、煮酒、薰香、洗浴、護膚等，可謂多方利用。

胡椒從什麼時候成為良藥的呢？作為藥食兩用品，胡椒的藥用史與食用史幾乎同樣悠長。最早記載胡椒藥用的是希臘醫生迪奧斯科里德斯，在他的《藥物論》裡記載了胡椒的功效：「胡椒有使人健康的作用，

可以祛寒、利尿、促進消化、排氣、緩解疲勞、明目等。」它甫一出場，簡直就已經成為包治百病的萬能靈丹。

　　胡椒味辛辣，性溫熱，氣味芳香，非常適宜寒溼體質的人。中醫學認為，辛辣的胡椒主入胃經、大腸經，具有溫中止痛、散寒、止瀉、下氣、消食、芳香解毒的作用，用於治療寒痰食積，脘腹冷痛，反胃，並有解食物毒的作用，在與魚、肉、鱉、蕈諸物同食時，可防食物中毒。胡椒適宜於風寒感冒，胃寒冷痛，嘔吐泄瀉，食慾減退及感受風寒或遭受雨淋之人食用。胡椒外用，還可以芳香避穢。現代研究認為，胡椒的主要成分是胡椒鹼，也含有一定量的芳香油、粗蛋白、粗脂肪及可溶性氮，能祛腥，解油膩，開胃，助消化。

　　黑白胡椒完全來自同一種植物，差別只在於成熟及去除果皮與否，所以從食性而言，黑白胡椒在味覺功用上基本近似，有時往往會兼顧菜餚的特色而有個別選擇，並因此形成飲食烹飪中的一些使用習慣。

(一) 寓治於食之用

1. 棗椒丸

　　用料：白胡椒 49 粒，大紅棗 7 枚。製法：紅棗去棗核，每個棗內放入白胡椒 7 粒，用線綁好，上鍋蒸熟，取棗肉，製成如綠豆大小的小丸子。服法：每服 7～10 丸，溫開水送服。如果服後不再胃痛，但覺胃裡熱，且有飢餓感，可輔以稀粥，胃中作熱作飢感即可消失。功效主治：溫胃止痛。可用於治療脾胃虛寒性脘腹疼痛。

2. 胡椒生薑飲

　　用料：胡椒末 1.5 克，生薑 50 克。製法：將生薑在火上稍煨一下，切成片，與胡椒末加入鍋中，加水約 1,000 毫升，煎取約 350 毫升，去滓。服法：分三次溫服。功效主治：溫胃止痛止嘔。可用於治療因受寒

或胃寒而反胃、嘔噦、吐食。

胡椒分別與蔥白、生薑、紫蘇等搭配，可發汗祛寒，解毒助消化。

(二)養生膳食之用

胡辣湯。主要用料：胡椒、辣椒、草果、牛肉粒、麵筋、細粉條、金針花、花生、木耳、豆腐皮、骨湯等。製作：在鍋中放入適量水，加入高湯，放入胡椒、辣椒、草果等，大火燒開；水開後放入牛肉粒、麵筋、花生，待其熟後，再向鍋中加入適量淘洗麵筋的水進行勾芡，燒至湯汁變稠時，放入粉條、金針花、木耳、豆腐皮，調入蔥、鹽、味精、醬油，文火稍加熬製即成。起鍋盛湯，可依據個人口味放入適量香油、醋。

本款小吃，以胡椒的加入為主打調味，展現出典型的胡辣與香辣口味，溫胃而開胃，寒冷時節更相宜。

胡辣湯又叫糊辣湯，由多種天然香料，如胡椒等按比例配製，再加入辣椒，又用骨頭湯作底料製成。特點是湯味濃郁、湯汁黏稠，香辣可口，十分適合配合其他早點進餐。

(三)胡椒外用

白胡椒神闕貼。取白胡椒 10 粒，磨成細末，加黃酒或白酒調成糊狀。外貼於小兒肚臍（神闕穴）上，再用棉紗布覆蓋固定。泄瀉嚴重者，每小時換一次，輕者 14 小時左右換一次。每次敷前，用酒精棉球對肚臍及周圍進行消毒。若小兒有脫水症狀，應及時送醫。該胡椒貼臍療法具有溫中止瀉功效。適用於治療小兒內外受寒或脾胃虛寒所引起的腹瀉。

胡椒磨成粉，煮沸後放涼，外洗患處，有燥溼止癢的效果。適用於治療陰囊溼疹；胡椒浸泡於高度白酒內，七天後過濾，可外塗凍傷處；胡椒粉與醋調，可止痛，外敷治療毒蟲咬傷。

(四)使用宜忌

胡椒氣味厚，辛熱純陽，陰虛有火、內熱素盛的人忌食。中醫學強調胡椒多食損肺並損目，令人吐血、目昏。

胡椒一般不與花椒同用。

二、丁香：雞舌香口

每當庭院襲來一陣陣幽甜的丁香花味道，便預告北方的夏天將要來臨。然而，作為香料和香藥的丁香藥材，與庭院裡觀賞的丁香花只是名字相同而已，它們的花蕾外形均似丁，故名丁香，其實是截然不同的兩類物種。

藥食兩用的丁香，是桃金孃科的一種高大常綠喬木，僅生長於熱帶地區，原產於印尼的香料群島。在古代，胡椒貴比黃金，是貴族階級的專享，丁香則比胡椒更稀少，因而也就更珍貴，普通百姓更加難得一見。

丁香，又名雞舌香、丁子香、支解香、瘦香嬌、百里馨，藥用時有公丁香、母丁香之分。公丁香是丁香花蕾由綠轉紅時採摘加工而成，母丁香是丁香花結的果實。公丁香香氣濃郁，氣味強烈；母丁香相對而言香氣較淡，更適合含在口中，因此又名雞舌香。

生長於遙遠熱帶國度的丁香，用它不可抵禦的芬芳之氣，早在漢代便已傳入中國。宋代《太平御覽》記載，漢桓帝時期，一侍中因年老有口臭，「帝賜以雞舌香，令含之」。侍中不識丁香，還以為是皇帝賜的毒藥，經人指點，才恍然而知是香口之藥。後來，蔡文姬的叔祖蔡質編寫《漢官典儀》，規定尚書郎向皇上面奏時要含雞舌香。口含雞舌香從此成為一項宮廷禮儀制度，也成為在朝為官的一種象徵。「新恩共理犬牙地，

昨日同含雞舌香。」「御杯共醉龍頭榜，春雪同含雞舌香。」詩句中所描繪的情形，均是此意。知道雞舌香的這層含義，就不難理解發生在《魏武帝集》中贈藥的故事。

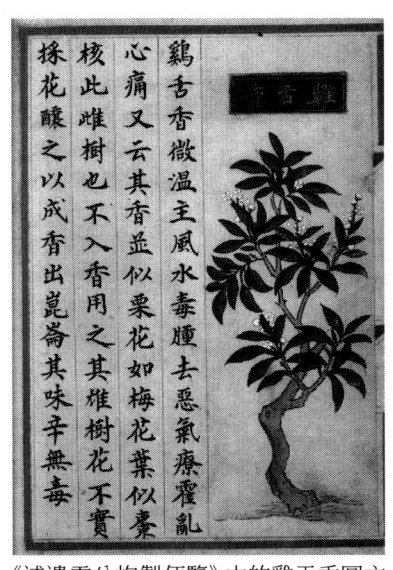

《補遺雷公炮製便覽》中的雞舌香圖文

話說曹操曾「奉雞舌香五斤」送給諸葛亮。人們一直猜測曹操為什麼送丁香給諸葛亮？想來「挾天子以令諸侯」的曹操也是風雅之人，欲借雞舌香的寓意，向以復興漢室為己任的諸葛亮示好。何況五斤雞舌香，在當時更是極其貴重之物，顯示了曹操滿滿的誠意。

唐代時，丁香在貴族階層當作「口香糖」的習俗仍有保留。比如風流倜儻的大才子宋之問，為了獲得女皇武則天的青睞，經常口含丁香，結果卻因為人品太差而遺臭萬年，成為人們的笑柄。

丁香用作辛香料，主要用於肉類食材的加工，或烹調，或滷製等，它是複合佐料「五香粉」的主要成分之一。

根據中藥藥性理論，丁香味辛而性溫，歸脾、胃、腎經，具有溫中

降逆、散寒止痛、止呃逆、止嘔吐的功效，可用於治療胃寒所致的脘腹疼痛、痺痛、疝痛、腹瀉等病症。它還具有溫腎助陽的作用，用於腎虛所致男子陽痿頻尿、女子寒溼帶下等症。當然，丁香氣味芳香，可以避穢，減輕口臭，也是它的醫藥所在。

研究認為，丁香有抗菌、祛蟲、健胃、止痛等作用。丁香含有的丁香精油、丁香酚，可促進胃液分泌，卻不會增加酸度，有助於消化，還能止腹瀉；丁香酚有抗菌作用，可有效抑制葡萄球菌、大腸桿菌、幽門螺旋桿菌、鏈球菌等多種致病微生物。藥理研究，丁香具有抑制血小板聚集、抗凝血、預防血栓、降血壓等作用。

作為香料的丁香，提取的丁香油可以新增到食品、香菸以及高級化妝品中，也可以作為牙科藥物中的防腐鎮痛劑使用。

(一) 寓治於食之用

五香丸。用料：豆蔻、丁香、藿香、零陵香、青木香、白芷、桂心各14克，香附子28克，甘松香、當歸各7克，檳榔2枚。製法：將上十一味研磨成細末，用蜂蜜調勻，製成黃豆大小的丸藥。服法：每天白天三粒，晚上一粒，含在嘴裡慢慢嚥化，吞嚥津液。功效主治：芳香避穢，下氣去臭，止煩散氣。適用於素有口臭及身臭症狀者。文獻稱其「五日口香，十日體香，二七日衣被香，三七日下風人聞香，四七日洗手水落地香，五七日把他手亦香」。

《備急千金要方》所載的古人配製的五香丸，放在嘴中咀嚼，非常類似如今的口香糖，能發揮淨化口氣的效果。唐代王公貴族還會在其中加入冰片、麝香等名貴香料，令口氣更加清新，效果持久。

丁香與柿蒂、人參、陳皮分別相配，可代茶飲，能夠溫胃止嘔。

(二)養生膳食之用

丁香酸梅湯。用料：烏梅500克，山楂20克，陳皮10克，桂皮1克，丁香5克，白糖500克。製法：烏梅、山楂逐個拍破，與陳皮、桂皮、丁香同裝紗布袋中，綁口，放鍋內，加水2,500毫升，武火燒沸，文火熬30分鐘。去藥袋，鍋離火靜置15分鐘，瀝出藥汁，加白糖調勻。用法：每日數次，頻頻飲用。

本品是一款偏溫熱性的植物飲品。具有生津止渴、寧心除煩的效用。適用於調治虛寒體質者煩渴難耐、食慾減退、口燥舌乾等症。作為功能飲料，對腸炎、痢疾患者有益。

丁香與茉莉花5～6朵，代茶飲，可以提振精神，緩解緊張情緒，而且可以溫中助運、消胃腸寒積。

(三)外用

丁桂臍貼。用料：肉桂5克，丁香5克，鮮薑適量。製法：取肉桂、丁香研磨成細末，鮮生薑搗碎，一起攪拌調勻備用。用法：填敷於肚臍，外用紗布或貼紙固定。功效主治：健脾溫中，散寒止痛，止瀉。此法尤適用於兒童肚腹外感寒侵或過食生冷後引起的腹痛、腹瀉等症，家庭處治方便，且易於被患兒接受。

(四)使用宜忌

人體對丁香沒有明顯的不良反應，但丁香屬於溫熱性質，對素體陰虛內熱，或胃火旺，或腎陰虛者應禁忌服用。因熱證而嘔吐、呃逆者忌服。

丁香一般不宜與鬱金配伍。

三、肉豆蔻：珍貴玉果

肉豆蔻、胡椒、丁香，曾經生長於與世隔絕的海上「香料群島」，產量有限，價比黃金，令世界為之瘋狂。其中有玉果之稱的肉豆蔻，被認為是「撬動歐洲歷史的傳奇香料」。

肉豆蔻，簡稱肉蔻，又名迦拘勒、玉果、肉果、頂頭肉、麻失等，從名字便可推測是外來物種。肉豆蔻原產於印尼群島中神祕的香料群島，後來擴散到世界其他地方。在遙遠的加勒比海向風群島上，有個叫格瑞那達的國家，面積僅344平方公里，後來成為盛產肉豆蔻的寶地，這個國家將肉豆蔻圖案印在國旗上。格瑞那達那面長方形的國旗，由紅、黃、綠三種顏色構成，在它的左側鮮明地突出了一顆肉豆蔻的種子，在成熟後果肉開裂、綻放出紅色「肉花」。這裡最初的肉豆蔻樹苗，還是19世紀中葉由英國殖民者從香料群島帶來的，從此扎根結果。

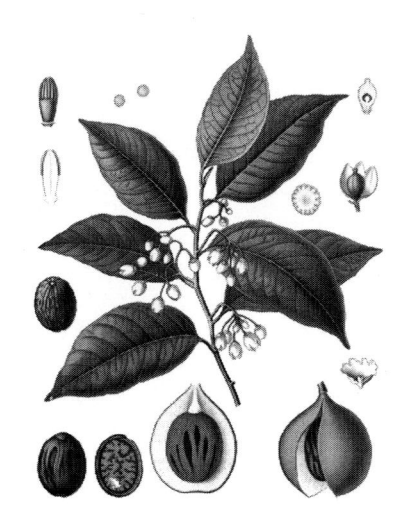

《科勒藥用植物》中的肉豆蔻圖

在向全球傳播的過程中，肉豆蔻作為香料兼香藥，在不同地區、不同歷史時期的功用不盡相同。傳入肉豆蔻最早的國家是印度，成書於西

第三節　香藥調鼎──胡椒、丁香、肉豆蔻，品味辛香

元前 1500 年左右的印度文獻《吠陀經》，經常提到肉豆蔻。後來的印度醫學，將肉豆蔻作為治療心臟病、消耗性疾病、哮喘、牙痛、痢疾、腸胃脹氣和風溼病的重要藥物。在古埃及，肉豆蔻被用於宗教儀式、醫療、化妝品以及食品儲存，也是木乃伊防腐劑的重要成分之一。在義大利，人們將杜松子、丁香和肉豆蔻一起燃燒，作為防禦疫病的薰香使用。在中世紀的歐洲，人們認為肉豆蔻可以治療感冒及其他各種疾病，甚至用來預防黑死病、抵禦瘟疫和墮胎，簡直視為可包治百病之良藥。作為舶來品進入中國，既成為中藥材，也供作食用香料。肉豆蔻作為藥物進入本草典籍，首載於唐代甄權的《藥性論》，唐代陳藏器《本草拾遺》亦載之。陳藏器的記述是：「肉豆蔻，大舶來即有，中國無之。」宋代肉豆蔻多是透過朝貢進入中國的。中醫將它用於治療腹痛腹瀉、食慾不振、消化不良等。宋代《太平聖惠方》所載肉豆蔻單方，是將它用麵粉裹放火中煨後，搗末用粥湯送服的實用食療方法，曾被李時珍予以轉錄：

（治）冷痢腹痛，不能食者。肉豆蔻一兩去皮，醋和麵裹煨，搗末。每服一錢，粥飲調下。

用來治病只是小試身手，肉豆蔻更是大名鼎鼎的香料，廣泛應用於西式甜品、布丁、巧克力等食品中，也是咖哩粉的重要配料。在東方，人們喜歡用肉豆蔻去腥提香，用於肉類食材的加工烹飪，它與丁香共同成為著名傳統香料「十三香」的主要組成成分。

根據中藥藥性理論，肉豆蔻味辛、澀，性溫，歸脾、胃、大腸經，具有除寒燥溼、溫中行氣、澀腸止瀉功效，常用於治療脾胃虛寒、久瀉久痢、宿食不消、脘腹疼痛、食少嘔吐等病症。《本草經疏》認為，肉豆蔻味辛，能散能消，其氣味芬芳，香氣先入脾，脾主消化，溫和而辛香，故開胃，為理脾開胃、消宿食、止泄瀉之要藥。經典成方二神丸、四神丸、肥兒丸、真人養臟湯、肉豆蔻丸中均含有肉豆蔻。

肉豆蔻含有精油，如肉豆蔻酸甘油酯、肉豆蔻醚等多種活性物質，具有抗菌、抗炎、抗氧化、抗癌、降血糖血脂等多種藥理活性。其精油中所含的甲基異丁香酚有抑制中樞神經、麻醉作用，還能抑制金黃色葡萄球菌和肺炎鏈球菌。所含有的肉豆蔻醚和黃樟醚是肉豆蔻中的毒性成分，對正常人有致幻作用，當服用達到一定量時，可引起肝臟脂肪變性而致死。

(一) 寓治於食之用

1. 肉豆蔻散

用料：肉豆蔻 40 克，生薑汁 70 毫升，麵粉 80 克。製法：肉豆蔻磨為細末。用薑汁和麵粉做麵餅，包裹肉豆蔻末，煨令黃熟，磨為細散。服法：每服 10 克，空心米飲調下，每日 3 次。功效主治：健脾止瀉。可用於治療水瀉無度、腸鳴腹痛等症。

2. 四神丸

用料：肉豆蔻 60 克，補骨脂 120 克，五味子 60 克，吳茱萸（浸炒）30 克，生薑 120 克，紅棗 50 枚。製法：前四味研磨成細末。將生薑切碎，加水與紅棗一起煎煮，煮至棗熟，棄去生薑，取棗肉與藥末調勻，揉搓成如梧子大藥丸。服法：每次服用 50～70 丸，每日一、兩次。功效主治：溫腎暖脾，澀腸止瀉。適用於脾腎兩虛導致的五更泄瀉。

(二) 養生膳食之用

肉豆蔻適合在魚肉之類葷菜中使用，且多為複合調香，並非「單打獨鬥」、獨呈其香。

肉豆蔻餅。用料：煨肉豆蔻 30 克，生薑 50 克，麵粉 100 克，紅糖 100 克。製法：先將煨肉豆蔻磨為細粉末，過 100 目篩備用。生薑洗

淨後，刮去外皮，搗爛後，加入冷開水適量，用紗布包裹，絞取薑汁備用。再將麵粉、肉豆蔻粉與紅糖倒入臉盆，用生薑水和成麵團，製成 30 塊小餅，用平底鍋烤熟即可。每日兩次，每次嚼食一、兩小塊。

此麵餅有溫中健脾、消食開胃、降逆止瀉功用。適用於調治兒童因脾虛寒滯、食積不化所致脘腹脹滿、食慾減退、矢氣頻頻、溏便，或受涼後見水瀉者，也可用於功能性消化不良、胃腸功能紊亂等症的食療調養。

(三) 使用宜忌

肉豆蔻性溫，體內有熱者慎用，溼熱痢疾等熱性病症禁用。因含有毒性成分，食用過量的肉豆蔻會導致中毒。

一般認為，肉豆蔻粉成年人的攝取量每次不宜超過 7.5 克。

第四節　五果為助
——桑葚、烏梅、龍眼，果果有益

早在農業文明發展之前，祖先「食草木之食，鳥獸之肉，飲其血，茹其毛」，度過了漫長的歲月。植物的果實，為人類的生存和繁衍提供了必要的營養。到了農耕時代，《黃帝內經》提出了「五穀為養，五果為助，五畜為益，五菜為充」的飲食搭配原則。果類食品，以為助益。人類在長期食用植物果實的過程中，累積了珍貴的食用與藥用雙重經驗。充作軍糧的桑葚，帝王代言的烏梅，視為珍饈異果的龍眼，我們不妨以它們為代表，加深對中醫學「五果為助」的了解。

一、桑葚：農桑本源

「農者食之本，桑者衣之源。」古中國以農耕文明為主體，而蠶桑文化正是農耕文明的重要代表。古代選擇以農耕立命，很早就發展了種桑養蠶活動，從此告別茹毛飲血的狩獵時代，向農耕文明發展，所以蠶桑文化的歷史相當悠久。

桑樹有桑果可供直接食用，飽腹充飢，樹葉、樹皮都可利用，很受古人的重視。在古人的心目中，桑樹是神聖的，重要的禮儀要在桑樹下舉行，據說堯舜禪讓就是在桑樹的見證下進行的。毫無疑問，桑樹也是蠶桑文明時期重要的策略物資，「卑梁之釁，血流吳楚」的典故，就講述了由桑葉引發的戰爭。

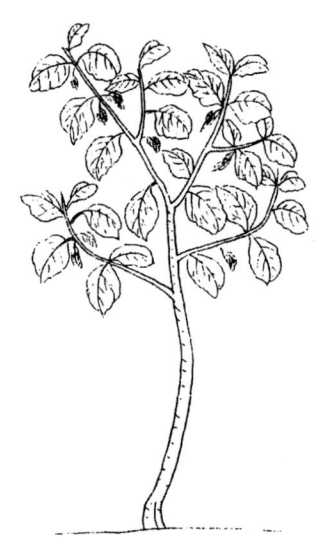

蠶桑文化與人的一生交織在一起。男孩一出生，要送他一把桑弓，希望他具有桑蓬之志；年輕男女在春天的桑林裡工作，自然而然地產生「桑林之會」；「失之東隅，收之桑榆」，「日垂桑榆端，人至黃昏後」，桑榆被用以代指人的暮年。

植桑用桑，令桑又成為美好的象徵。古人習慣在房前屋後種滿桑樹、梓樹，當走出去懷念故土時，「桑梓」成為故土的象徵。雞犬桑麻，是古人日常生活與生存的必需，慢慢地卻在人們心中變成了對美好生活嚮往的

《救荒本草》中的桑葚圖

願景。「狗吠深巷中，雞鳴桑樹顛」，「開軒面場圃，把酒話桑麻」，化為詩意，為人們呈現出一幅自給自足、恬靜安逸的田園生活景象。

第四節　五果為助—桑葚、烏梅、龍眼，果果有益

　　古代有一位名叫羅敷的採桑少女，一出場便令「耕者忘其犁，鋤者忘其鋤」，吸引所有人的目光，她聰慧、美麗、堅貞的形象，千年傳誦。採桑養蠶之餘，美麗的羅敷也該吃了不少的桑葚。桑葚有「聖果」的美譽。

　　桑樹這種古老的樹種，古人自從接觸到它，就應該是人類食用桑葚的開始，所以食葚比桑葉飼蠶更早才是。神農嘗百草之時，在能品嘗到的各種野果中，其中也該包含有桑果。也許遠古時代的桑果更多地是用於果腹充飢，尚未品透其藥味，以至於後人未能在《神農本草經》中看到桑葚的身影。

　　每年初夏，過去屬於青黃不接的時節，人們不得不忍飢挨餓，日子最為煎熬。桑葚恰在此時成熟，天賜寶物，可代糧助人們度過艱難的荒歲。桑葚晒乾可以久放，方便攜帶，所以古人曾把它充作軍糧。「兵馬未動，糧草先行」，桑葚用作軍糧，其重要性不言而喻。據《三國志‧魏書》的〈武帝紀〉和〈楊沛傳〉記載，袁紹、曹操的軍隊都曾食桑葚。《後漢書‧獻帝紀》甚至把桑葚的非時而生隆重地寫入史書，作為祥瑞的象徵，普天同慶：「九月，桑復生葚，人得以食。」透過歷史的雲煙，我們仍能感受到當時人們的喜悅和對桑葚的崇敬之情。「食我桑葚，懷我好音」，就連那些叫聲令人厭惡的貓頭鷹，在吃了桑葚以後，牠的聲音也變得好聽了呢！

　　桑葚味美，能充飢，且入藥，後人稱頌「四月桑葚賽人參」。中藥藥性理論認為，桑葚味甘、酸，性寒，能大補肝腎、補血滋陰、生津潤燥、烏髮，常用於治療眩暈耳鳴，腰膝痠痛，心悸失眠，鬚髮早白，津傷口渴，內熱消渴，血虛便祕。

　　桑葚果的顏色有白、有紫、有黑，古人發現紫色桑葚藥用效果最

好，所以藥用時專門取用紫色者。紫色的桑葚富含花青素類物質，現代研究證明它對人體具有多方面益處。桑葚中還含有透明質酸，可對皮膚產生保潤效果，具有美容護膚的作用。

說到「桑者衣之源」，正是得益於先人從食桑葚到飼蠶繅絲的轉變。相傳有一天，嫘祖在摘桑葚時，偶然發現桑蟲結的黃繭，便摘來含在口中玩耍，由於唾液浸泡加熱溶解了膠質，嫘祖無意中順手理出了繭中的絲線。用手一摸，很結實，不像蜘蛛絲那樣容易斷。聰明的嫘祖頓生編織蠶絲以代替獸皮樹葉為衣服的想法。後來，嫘祖將野桑蠶變為家養，又發明了一些繅絲的工具，實現了衣以絲綢的夢想。

(一)寓治於食之用

文武膏。用料：桑葚鮮果。製法：取熟透的桑葚果，搗碎，以布絞取桑葚汁，慢火煎熬成膏。宜量大，方易熬膏。熬鍋忌用鐵器。服法：每次服用一匙，米湯或溫開水沖服，每日三次。功效主治：養血潤燥，滋補肝腎。適用於肝腎不足，血虛風燥者，如表現為健忘失眠，腰痠腿軟，鬚髮早白，陰虛便祕，男子遺精，女子月經量少。

(二)養生膳食之用

1. 桑葚粥

桑葚與糯米和葡萄乾等乾果煮粥，經常食用，發揮桑葚補肝滋陰、養血明目功效，適用於調治肝腎陰虛引起的頭暈目眩、視力減退、耳鳴、腰膝痠軟、鬚髮早白以及腸燥便祕等症。

2. 桑葚酒

用料：桑葚1,000克，高度白酒1,000毫升。製法：將桑葚鮮果揀去雜質，洗淨，稍瀝乾，搗成汁，然後入鍋煎沸即可。或者可直接入鍋

蒸，水開後蒸 5 分鐘即可。將放涼後的桑葚汁倒入裝有白酒的瓶內，輕輕搖晃均勻，密封儲存勿使漏氣，約三週後即可飲用。儲存於陰涼處。注意：製作過程保持潔淨，如果酒味酸敗，則禁止服用。服法：每次 20～50 毫升，每日早晚服用。

桑葚酒可補益五臟，滋陰養血，生津止渴，聰耳明目，潤腸養顏。適用於老年人或體質虛弱者，可用於治療肝腎不足導致的水腫、腰膝痠軟、頭暈耳鳴、雙目乾澀、迎風流淚等症。

(三) 使用宜忌

藥用時對血虛有寒者不宜，脾胃虛寒便溏者禁服。《神農本草經疏》告誡：「脾胃虛寒作瀉者勿服。」

桑葚含糖量高，糖尿病患者不宜過多食用。桑葚中含有較多的鞣酸，能夠抑制胰蛋白酶，從而影響到人體對鐵、鈣、鋅等的吸收，易導致人體缺鐵，甚至貧血，因此兒童不宜多食，也不宜與鐵劑同時服用。

桑葚屬於寒性果品，素體虛寒、脾胃虛弱的人，經期中的女性和孕婦，均不宜多吃。

二、烏梅：生津佳果

說到生津的果子，還有能勝過梅子的嗎？說起曹操在行軍路上指引大軍「望梅止渴」的典故，又誰人不知、何人不曉呢？而中醫透過恰當的炮製，由青梅而得到的烏梅，藥用更有效，生津更殊勝。可以說，一味烏梅，更成佳品。

一杯酸酸甜甜、清涼爽口的酸梅湯，是人們消暑的絕佳飲品。《紅樓夢》第三十三回、三十四回，寶玉挨了一頓毒打，幾乎丟了半條性

命，被救下後，他什麼也吃不下，「只嚷乾渴，要吃酸梅湯」。可見酸梅湯的味道十分誘人。

用梅實製作飲料，可上溯到 3,000 年前的商代，但直到南宋，才開始使用烏梅。到了清代，上至皇帝，下到文人墨客、販夫走卒，酸梅湯深受上上下下各階層人們的歡迎，其內容大同小異。從宮廷御廚，到街頭店鋪，各自都有祕方，甚至形成了一個行業，並奉朱元璋為行業的祖師。貴為大明王朝的開國皇帝，朱元璋為什麼成了酸梅湯行業的祖師呢？原來，出身貧苦的朱元璋，在發達前曾販賣過烏梅，反清復明人士藉此光明正大地加以供奉，酸梅湯也因此帶上了一絲不尋常的色彩。

酸梅湯的主角當然是烏梅。烏梅又名青梅、烏梅肉、梅實、春梅、酸梅。摘下薔薇科植物梅將熟未熟的果實，進一步低溫烘乾，悶至顏色變黑（古法用火焙兩、三天，再悶兩、三天），便成了烏梅。

也許有人對烏梅感到陌生，但卻對梅花十分熟悉。早春賞梅開，入夏嘗青果。梅在中國有悠久的栽培歷史，中原也是它的原生地，河南裴李崗遺址發現了距今約 7,000 年的梅核。南宋詩人范成大撰寫了世界上最早的梅花專著《梅譜》。梅花與蘭、竹、菊同列為「花中四君子」，與松、竹並稱「歲寒三友」。梅花堅強和高潔的特質，常用來形容文人風骨，深深刻在華人的精神基因裡。梅花飄落後，便結了青青的梅子，繼續充實我們的精神生活：有望梅止渴的鼓舞，有青梅煮酒的豪邁，有「郎騎竹馬來，繞床弄青梅」的憧憬，有「黃梅時節家家雨」、「梅子黃時日日晴」的陰晴不定。在江南，梅子成熟時，恰逢連綿雨季，這便是江南獨有的梅雨季節。

《神農本草經》記載了梅實入藥，將其列為中品。中醫學認為，烏梅味酸、澀，性平。梅花在早春盛開，梅實在夏天成熟，得木之氣，味道

極酸,入肝經及脾、肺、大腸經,酸澀收斂,因此烏梅能生津止渴,斂肺止咳,澀腸止瀉,安蛔止痛,酸甘止嘔。用於治療肺虛久咳、虛熱煩渴、久瀉、痢疾、便血尿血、婦女血崩、蛔厥腹痛、嘔吐等病症。適宜於虛熱口渴、食少、消化不良、慢性痢疾腸炎者食用,以及孕婦妊娠惡阻者、膽道蛔蟲患者食用。

中醫既重視其藥用,也不忘其食宜。清代王孟英《隨息居飲食譜》記載:「梅,酸溫⋯⋯溫膽生津,孕婦多嗜之。」其外治也得到重視,如明代名醫吳崑《醫方考》的第一方就是一首「烏梅擦牙關方」,是救急之用。可用於病人剛中風之時,牙關緊閉,用烏梅肉一味藥頻頻擦牙,牙齒酸軟,口便易張開,也就可以繼之為病人飼藥,方便進一步的治療。

據現代研究,烏梅含檸檬酸、蘋果酸、草酸、琥珀酸、延胡索酸等多種有機酸,能夠促進消化,增加食慾,改善肝臟功能,故消化不良及肝病患者宜食之。而且梅子中的有機酸可軟化血管,延緩血管硬化,具有抗氧化、抗衰老等作用。烏梅中含鉀多而含鈉較少,據此,長期服用排鉀性利尿藥者宜食之。

(一)寓治於食之用

烏梅膏。用料:烏梅 2,500 克。製法:加水煎煮,去核濃縮成膏約 500 克。服法:每次服半湯匙(約 9 克),每日三次。功效主治:斂肺止咳。可用於治療肺虛久咳無痰或少痰;還可治療牛皮癬。

(二)養生膳食之用

1. 烏梅飲

用料:烏梅 8 枚,冰糖適量。製法:將烏梅用刀切開,碎烏梅連核一起放入容器,加足量清水浸泡 30 分鐘,大火燒沸,再轉文火煮 20 分

鐘，將烏梅湯盛出，加冰糖調味即可。服法：代茶飲。烏梅代茶飲可消食開胃，生津益胃，尤適用於虛火上炎所致失音等症的食療。

2. 酸梅湯

用料：烏梅 75 克，山楂 50 克，陳皮 15 克，甘草 5 克，白砂糖 450 克，開水 1,000 毫升，涼開水 2,000 毫升。製法：將烏梅、山楂、陳皮、甘草洗淨，加入開水浸泡 5 小時，然後倒入鍋中煮 1 小時，濾渣，得到複合烏梅湯汁。在烏梅湯汁中加入涼開水，加入白砂糖，攪勻令溶。放入冰箱中冰鎮。服法：代茶頻飲。

酸梅湯開胃生津，消解暑熱，增進食慾，是夏季適口的大眾清涼飲料，既可溫飲，也可涼飲。

(三) 使用宜忌

凡感冒發熱，咳嗽多痰，胸膈痞悶者忌用烏梅；菌痢、腸炎初期，忌用烏梅；臨床對有實邪的患者當忌用烏梅。

婦女正常月經期以及孕婦產前、產後均應慎用；胃酸過多者慎用。青梅或烏梅不可多食或超量使用，否則易損齒、傷骨。

烏梅不宜與維生素 B12、呋喃妥因、阿斯匹靈、吲哚美辛及多種抗生素同用，也不宜與含鉀、鈣、鎂等金屬離子的藥物同用。因其所含有機酸可與含鈣、鉀、鎂等金屬離子的化學藥物生成相應的鹽，形成結石。

三、龍眼：桂月佳果

龍眼又名桂圓，是中國南方亞熱帶的名貴特產，既是老少咸宜的果品，也是一味歷史悠久的滋補良藥，民間素有「南桂圓，北人參」的說法。

第四節　五果為助—桑葚、烏梅、龍眼，果果有益

　　農曆八月稱桂月，桂花香，桂圓熟。龍眼、桂圓一物兩名，各有來源：龍眼是說它果大、粒圓、肉潤似眼，而以龍比擬其高貴；桂圓是說它桂月而成熟，圓潤而令人有圓滿的感覺。它還有益智、荔枝奴、驪珠等名號。

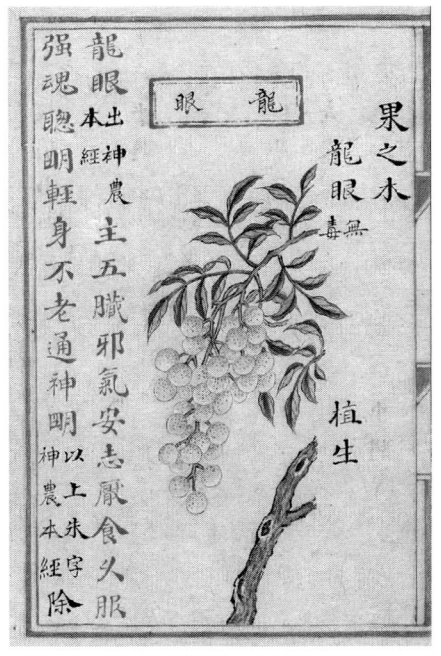

《本草品匯精要》中的龍眼圖文

　　龍眼果肉晶瑩，甜美多汁，既是招待貴賓的奇珍異果，更是滋補佳品。桂圓之名更具有豐富多彩的文化寓意。古代七夕習俗，少婦少女們忙著擺貢品，拜織女，準備乞巧，其中重要的一項巧果是「五子」，即桂圓、紅棗、花生、瓜子、榛果。齋戒沐浴後，女子們紛紛輪流向織女乞巧、乞美、乞壽、乞子、乞愛。

　　作為藥物，龍眼進入本草典籍，最早收錄於《神農本草經》中，列為中品。龍眼味甘，性溫，性質平和。具有補益心脾、養血安神、補虛長

智功能，適宜治療心脾兩虛導致的失眠、健忘、氣血不足、頭昏眼花、面色萎黃、月經不調等。

現代研究認為，龍眼肉富含果糖、蔗糖、粗蛋白、酒石酸、腺嘌呤、膽鹼、維生素及多種微量元素等，營養豐富，能夠治療各種貧血，以及因缺乏菸鹼酸造成的皮炎、腹瀉、痴呆，同時對癌細胞有一定的抑制作用。

清代名醫王孟英行醫於民間，深知百姓疾苦。他推崇以食代藥，認為「藥極簡易，性最平和，味不惡劣，易辦易服」。他在《隨息居飲食譜》中記載了用龍眼創製的食療名方「玉靈膏」，即用龍眼、西洋參加入白砂糖，蒸後沖服，大有滋補療效。王孟英譽其「大補氣血，力勝參芪」，堪稱滋補氣血的珍品。對於衰羸老弱、產婦臨產，服之尤妙。龍眼肉配其他滋補果品，或熬成膏，或浸製藥酒，或煮粥進服，可根據需求靈活選擇，發揮其應有效用。

(一) 寓治於食之用

1. 玉靈膏（代參膏）

用料：龍眼肉、西洋參（二者比例為 10：1）。白砂糖適量。製法：將龍眼肉洗乾淨，與西洋參粉按照 10：1 比例攪拌均勻，置於燉盅。放入鍋中隔水燉或放入蒸籠中蒸，經慢火長時間蒸燉即成。既便於人體吸收，且滋補效力佳，味道好。用法：每日早晚取一勺，放入杯中，開水沖調食用。此膏密封包裝後放冰箱冷藏儲存，可久放。功效主治：補血益氣，安神定志，改善睡眠。適宜血虛氣虛，臉色差，易疲勞，心悸，失眠多夢者；產婦與女性經期需調補氣血者；精力不濟，思慮過多，血虛氣虛，失眠健忘，體弱易病老者。

2. 桂圓參蜜膏

用料：黨參 250 克，沙參 125 克，桂圓肉 120 克，蜂蜜適量。製法：黨參、沙參、桂圓肉以適量水浸泡透發後，加熱煎煮，濾出藥液，合併三次煎液，以小火濃縮至稠黏，加入蜂蜜一倍量，濃縮收膏，儲存備用。用法：每次一湯匙，以沸水沖化頓飲，每日三次。功效主治：補元氣，清肺熱，開聲音，助筋力。適用於體質虛弱、消瘦、煩渴、乾咳少痰、聲音嘶啞、疲倦無力等症。

(二)養生膳食之用

桂圓醴。用料：桂圓肉 200 克，高度白酒 500 毫升。製法：將桂圓肉放入細口瓶內，加入 50 度以上的高度白酒，密封瓶口，每日振搖一次，半月後即可飲用。不宜使用低度酒。用法：每日兩次，每次 10～20 毫升。

此款桂圓補酒具有溫補心脾、安神定志效用，是民間常見的自製滋補果酒。適用於調養體質虛弱者，尤其適合調治易患失眠、健忘、氣短乏力、驚悸、早洩等症者。

(三)使用宜忌

龍眼生食易致腹脹，可蒸熟或開水燙過後食用。

糖尿病患者不宜食用。素體火盛或溼熱蘊阻者，多有舌苔黃膩表現，不宜食用。感冒期間不宜食用。

第五節　涼茶滋味
── 夏枯草、薄荷、金銀花，清解熱毒

炎夏酷暑，溼熱交蒸。所謂熱毒難耐，南方之地，感受尤深。極端的情況，對人的身體也是一種考驗與磨練，必要時也需要透過飲食起居的調節加以應對。於是，遵循中醫「以寒治熱」的原則，飲用涼茶的保健方式就應運而生。

口味各異、包裝五彩繽紛的飲料，並不是現代獨有的。在古代，人們早就學會利用一些特殊的植物製作飲料。不必說由果實自然發酵產生的水果酒，也不必說歷史悠久的茶，讓我們數一數大唐飲子、宋代熟水、元明渴水……品類之繁多，令人目不暇接。其中，頗具地理特色的南方涼茶，通常具有清熱解毒、生津止渴、祛火除溼等功效。涼茶製作簡單，基於一定的中醫基礎理論與本草藥性學識，涼茶的運用普適性很強，合乎因地制宜，因需取用，多可在廚房裡簡便製作，應時而用。舉例涼茶原料中的夏枯草、薄荷、金銀花，介紹常見涼茶的配方與其他食療保健應用等。

一、夏枯草：夏至而枯

《黃帝內經》：「夏三月，此謂蕃秀。天地氣交，萬物華實。」在炎炎夏日，草木茂盛、果實豐碩，天地間一派繁盛景象之時，大自然中偏偏就有一種特殊的小草，在夏至到來之際，應時而枯，它就是夏枯草。

夏枯草分布廣泛，不同地方有不同的叫法。有叫它夏枯頭、四稜草、麥夏枯、鐵色草，還有棒柱頭草、燈籠頭草、大頭花、棒槌草、榔頭草、夏枯球等。

第五節　涼茶滋味—夏枯草、薄荷、金銀花，清解熱毒

夏枯草是一味運用歷史悠久的中藥材，從《神農本草經》始，已經使用了 2,000 多年。夏枯草味苦、辛，性微寒，入肝、膽經，具有清熱養肝、明目、散結消癭、行肝氣、開肝鬱的功效，常用於治療目赤腫痛、目珠夜痛、頭痛眩暈、瘰癧、癭瘤、乳癰、乳癖、乳房脹痛等。

研究發現，夏枯草全草含有抗人類免疫缺乏病毒（HIV）的酸性多醣夏枯草多醣，還有夏枯草苷、熊果酸、齊墩果酸、蘆丁及精油類物質，具有降血壓、降血糖、抑制某些常見皮膚病致病真菌、免疫抑制、抗 I 型單純疱疹病毒等作用。有文獻認為，夏枯草還可利尿，對淋病、子宮病症有效。夏枯草的殺菌作用，其煎劑外用於清洗傷口，治療化膿性炎症、婦科陰道或子宮炎症等具有較好療效。

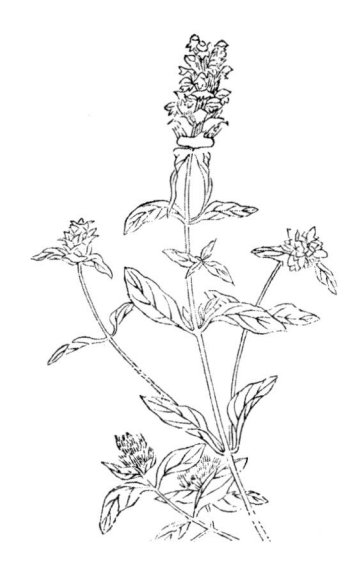

夏枯草可食並不是從涼茶而始的習俗。明代《救荒本草》記載了夏枯草的食用方法：三、四月間，採摘夏枯草的嫩苗，洗淨後用開水燙熟，再換水浸泡去苦味，最後加入油、鹽涼拌即可。

夏枯草是南方製作涼茶的常用原料。在雲南，人們夏天吃燒烤的時候，常常備上一壺夏枯草涼茶。在製作涼茶時，夏枯草多與清熱解毒的金銀花、清肝明目的菊花等配伍。本於清代吳瑭《溫病條辨》的經典名方桑菊飲，可製備成夏桑菊涼茶，清熱解毒，並可清肝明目，其溫和的辛涼配伍，適合更廣泛的人群在暑熱時節飲用。

《植物名實圖考》中的夏枯草圖

在南方，夏枯草用於敗火，尤其是用於製作涼茶，有很深的民眾基礎和很久的使用習慣。南方的人們也多熟知夏枯草的功用，熟知其產地、採摘時節和功效，正是為了取其益處。

(一)夏枯草涼茶方

夏枯草涼茶。用料：夏枯草 60 克。製法：夏枯草去根，只留莖葉和果穗，清洗乾淨，放進煮茶的壺裡，加水 300 毫升，大火煮沸後關火即可。也可以使用剛煮好的夏枯草茶湯，沖泡綠茶、菊花等。服法：溫飲或涼飲皆可。

單味的夏枯草涼茶具有顯著的清熱祛火、利尿消腫、清肝明目效用，適合在夏季根據體質有選擇地飲用。

另外，夏枯草還可與桑葉、菊花、槐花、小薊、甘草、蒲公英等配合代茶飲。

(二)使用宜忌

使用夏枯草宜辨別體質與治病需求。夏枯草藥性寒涼，凡脾胃虛弱、寒證及虛寒體質者，應忌用或慎用。同樣，因其性質寒涼而不宜長期大量使用。

二、金銀花：清解毒熱

金銀花是藤本植物忍冬的花。它一蒂二花並放，花開兩色，剛開放時呈白色，完全開放後又慢慢變成黃色，如此形成黃白襯映，如金似銀，成雙成對，花形優美，故人們用「金銀」來美稱它。又叫它銀花、雙花、二花、二寶花等。它的花朵，內有花蕊如絲狀，故又名老翁鬚、金釵股。因忍冬是藤本植物，又名鴛鴦藤、鷺鷥藤、左纏藤、千金藤。到

了冬天,忍冬的葉子格外肥厚,像薜荔,又名大薜荔。

如今金銀花已是家喻戶曉的清熱解毒良藥、藥食兩用佳品,但這塊金子卻曾經被埋沒了上千年之久。

忍冬入藥歷史悠久,《本草經集注》中已有它的身影,但最初使用的是忍冬的莖和葉。直至南宋,陳無擇才明確提出花、莖、葉的效果是一樣的。而真正大量使用金銀花,則在明清時期,此時廣泛發揚了它的清熱解毒功能。清代蔡淳〈金銀花〉寫道:「金銀賺盡世人忙,花發金銀滿架香。」可見金銀花已經是深受人們喜愛的庭院芳草。

金銀花之名,首見於北宋時期的《蘇沈良方》,這是蘇軾《醫藥雜說》與沈括《良方》的合集。在《蘇沈良方》中,沈括講述了一個治癰疽神祕驗方的發現之旅。

沈括在江西的時候,有一位高僧通醫術,他善於用一味叫老翁須的藥治療發背疽,療效非常好。發背疽是癰疽的一種。癰疽屬於毒瘡,在體表、四肢、內臟都可能發病,相當於細菌感染所致的化膿性炎症。在抗生素發明之前,任何細菌感染都可能導致可怕的後果,癰疽便是這種凶險的病症。老翁須能輕鬆治好癰疽,自然讓沈括感到很神奇。又過了十年,沈括來到金陵,聽說當地名醫善於用水楊藤治療癰瘡,經再三懇求,終得以見到藥材,沈括發現,水楊藤原來就是老翁須。又過了幾年,沈括聽說朋友王子淵得到一個神方,救活了好幾個人,方中有一味藥叫大薜荔。兜兜轉轉,沈括來到歷陽,當地一位姓杜的醫生善於治瘡,用的藥叫千金藤。等沈括經過宣州時,發現寧國尉王子駁也有一個治癰疽的方,用的是金銀花。後來,沈括聽說海州士人劉純臣有用金釵股治癰疽的效方。以上這幾位先生,都說自己所用的藥能治好癰疽,效果出神入化,而他們使用的藥各有其名,涉及老翁須、水楊藤、大薜

荔、千金藤、金銀花、金釵股等。經過沈括的考察，它們雖然名字不相同，卻是同一味藥，使用的都是忍冬的莖、葉、花。沈括弄清楚後，便將忍冬治療癰疽的絕佳療效公開。

金銀花味甘、苦，性寒，被譽為清熱解毒之要藥，而且有「治瘡無二」的讚譽。金銀花清熱解毒、消炎退腫，主治外感風熱或溫病發熱，中暑，熱毒血痢，癰腫疔瘡，喉痺，現代研究證明它對多種感染性疾病都有良好的治療效果。金銀花氣味芬芳，黃白可愛，秀色可餐，也是一味易得的植物性食材，鮮食、乾用均可，可涼拌調食、煮粥、泡茶、煎湯、熬膏、蒸露等。

藥理研究發現，忍冬藤、葉、花均含綠原酸、異綠原酸、木犀草素等幾十種活性成分，具有抗菌、消炎、解熱作用，可抑制葡萄球菌和枯草桿菌的生長，對卡他球菌、白念珠菌、傷寒桿菌、痢疾桿菌、變形桿菌等多種致病微生物有不同程度的抑制作用。

金銀花是一味上等的涼茶原料，用它製備的涼茶能清解熱毒，既可溫熱飲用，也可冰置冷飲，根據個人喜好，各取其宜。

(一) 金銀花涼茶方

金銀花茶。用料：金銀花 5 克，綠茶 3 克。製法：將金銀花和綠茶置於茶杯中，加入開水沖泡 5～10 分鐘即可。服法：代茶飲，至茶味變淡為止。

金銀花茶具有清熱、解毒、抗菌的效用。適用於夏季盛熱時飲用，清熱祛暑並敗火。也可用於外感發熱、慢性腸炎、肺炎、扁桃體炎、腎炎的食療調治。

金銀花還可與淡竹葉、茶葉、菊花、連翹、板藍根、甘草、綠豆、桑葉等搭配代茶飲。

(二)寓治於食之用

1. 金銀花露

用料：新鮮未開放的金銀花花蕾 250 克。製法：金銀花清洗乾淨，置蒸餾瓶中，加水適量，依蒸餾法，收取蒸餾液 1,000 毫升為止。服法：冷飲或溫飲，每次 30～50 毫升，每日兩次。可單用，或與其他清熱解毒類飲料兌用，除增其清熱解毒功效外，還可調香。功效主治：清熱解毒，消暑，為暑季清熱解毒常用品。用於治療小兒胎毒、暑溫口渴、熱毒瘡癤、溫熱痧痘，血痢等症。

2. 金銀花酒

組成：鮮金銀花 150 克（乾者亦可，不及生鮮者力速），甘草 30 克。製法：上二味用水 500 毫升，煎煮至 250 毫升，再加入酒 250 毫升略煎。用法：分早、中、晚各服一次。重者一日兩劑，服至大小便通利，則藥力最佳。外以生金銀花搗爛，用酒調勻，敷於患處周圍。功效主治：清熱解毒。用於治療一切癰疽惡瘡，不問發在何處。治療肺癰、腸癰時，尤以初起效著。

(三)使用宜忌

虛寒體質及女性月經期內不宜使用。

金銀花作為保健養生或用作植物花茶、涼茶等，選擇在暑熱季節使用較為合適。可根據體質選擇使用，以調和保健。

金銀花藥性偏於寒涼，會影響到脾胃的運化，脾胃虛弱者不宜常用。

三、薄荷：香濃欲醉

目前，世界上用量最大的香料是什麼？居然是普普通通的薄荷。

「牡丹架暖眠春晝，薄荷香濃醉曉晴。」如果說牡丹是具有天姿國色的美人，那麼薄荷則像鄰家小妹妹，是小家碧玉型的，在尋常人家的庭院中易見。薄荷娉娉婷婷、清香撲鼻，又常常出現在詩人的筆下。大詩人陸游曾題詩句：「薄荷花開蝶翅翻，風枝露葉弄秋妍。」

薄荷，又名夜息香、銀丹草，可觀賞、可食用、可藥用。

薄荷的食用方法十分豐富，如薄荷飯、薄荷湯、薄荷酒、薄荷茶等，它也可作佐料，用於糕餅點心，飲料湯羹；可作蔬菜，或生食，或燉炒，入口清涼芬芳，是人們再熟悉不過的味道。薄荷最普遍的用途是放進各類飲料、零食中，以增加風味。

薄荷清涼芬芳，常伴花入酒。清代《調鼎集》記載有一種「花釀酒」，製作方法非常有特色：採集各種香花，與酒一起，再加入冰糖和薄荷少許，入酒罈封固，一個月後即可飲用。

不過，與浸酒相比，人們還是更喜歡簡單一些的飲用薄荷茶。宋代李綱寫下「淮舟昔共茱萸酒，閩館今同薄荷茶」的詩句，可見薄荷早已是人們喜愛的植物茶飲品種。

薄荷味辛性涼，喜歡生長在溫暖溼潤、陽光充足、排水良好的沃土中，通身碧綠，莖和葉都有清涼的芳香之氣，氣味雄厚，力能內透筋骨，外達肌表，宣通臟腑，貫穿經絡，所以能透表發汗，被醫家認為是溫病宜汗解者的要藥。用於治病，薄荷少量用則善於調和，治肝氣不順，膽火鬱結導致的胸脅疼痛，對痢疾初起，兼外感風熱者，以及泄瀉，一切風火鬱熱導致的病症，都有良好療效。又因薄荷善於透表，止皮膚搔癢，味道辛香，也是兒科常用藥。總之，薄荷氣味辛散清涼，能

夠疏散風熱，清利頭目，宣解鬱滯，透疹止癢，芳香之氣還能避穢、通竅，適於治療風熱感冒、鼻塞頭痛、咳嗽失音、頭目有火、噁心口臭、口舌生瘡、心胸脹悶等病症。

古代貴族曾經口含昂貴的丁香以求口氣芬芳，而平常百姓更願含上一片清涼的薄荷，也能清新口氣。直到今天，口香糖的主打口味還是以薄荷最為出色。

薄荷含有薄荷醇、薄荷酮，是萬金油的主要成分。薄荷醇塗抹在皮膚上有清涼感，有清涼止癢作用，外塗可緩解頭痛、神經痛、搔癢等；內服可作為祛風藥，治療頭痛及鼻炎、咽炎、喉炎等病症。作為新增劑和賦香劑，薄荷醇大量應用於牙膏、口香糖、糖果、化妝品、香水、飲料和香菸中。薄荷醇的酒精溶液有防腐作用，對呼吸道炎症有一定療效。

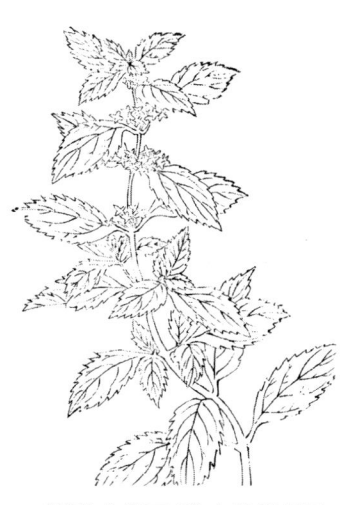

《植物名實圖考》中的薄荷圖

此外，薄荷精油有解痙作用，薄荷中的總黃酮類具有利膽作用。現代研究認為，薄荷具有殺菌、抗病毒、鎮痛止癢、止咳、利膽的作用。

(一) 薄荷涼茶方

薄荷涼茶。薄荷葉與甘草、桑葉、菊花、香薷、淡竹葉、蘆根等搭配，煮後代茶飲。

夏季常飲薄荷涼茶，具有提神醒腦的效果，也可輔助用於預防風熱感冒。或用薄荷煮茶，根據個人喜好，靈活加入冰糖、蜂蜜或果汁，溫熱飲用或冷飲皆可。

（二）寓治於食之用

薄荷蜜丸。用料：薄荷、蜂蜜。製法：薄荷研磨成細末，加入煉蜜，揉搓成如芡實大的藥丸。服法：每次含化1丸。功效主治：清化痰，利咽膈。可用於治療風熱疾病。

（三）使用宜忌

陰虛血燥，肝陽偏亢，表虛汗多，咳嗽自汗者忌服。病體初癒或體質虛弱的人慎用，服薄荷或令人虛汗不止。消渴病人慎用。

薄荷屬於辛香藥材，中醫學認為辛香伐氣，過用易致人體質虛冷，損肺傷心，故不宜多服、久服。

第五節　涼茶滋味─夏枯草、薄荷、金銀花，清解熱毒

本草遺珍，從神農傳說到中醫學傳承：

中醫古經典、地域藥材知識、醫藥經方流傳⋯⋯在歷代傳承中塑造中華醫學的根基，「本草學」千年史！

主　　編：王振國
發 行 人：黃振庭
出 版 者：崧燁文化事業有限公司
發 行 者：崧燁文化事業有限公司
E - m a i l：sonbookservice@gmail.com
粉 絲 頁：https://www.facebook.com/sonbookss
網　　址：https://sonbook.net/
地　　址：台北市中正區重慶南路一段 61 號 8 樓
8F., No.61, Sec. 1, Chongqing S. Rd., Zhongzheng Dist., Taipei City 100, Taiwan

電　　話：(02)2370-3310
傳　　真：(02)2388-1990
印　　刷：京峯數位服務有限公司
律師顧問：廣華律師事務所 張珮琦律師

-版權聲明-

本書版權為河南科學技術出版社所有授權崧燁文化事業有限公司獨家發行繁體字版電子書及紙本書。若有其他相關權利及授權需求請與本公司聯繫。

未經書面許可，不得複製、發行。

定　　價：350 元
發行日期：2024 年 11 月第一版
◎本書以 POD 印製

Design Assets from Freepik.com

國家圖書館出版品預行編目資料

本草遺珍，從神農傳說到中醫學傳承：中醫古經典、地域藥材知識、醫藥經方流傳⋯⋯在歷代傳承中塑造中華醫學的根基，「本草學」千年史！/ 王振國 主編 .-- 第一版 .-- 臺北市：崧燁文化事業有限公司，2024.11
面；　公分
POD 版
ISBN 978-626-416-086-5(平裝)
1.CST: 本草 2.CST: 中藥學 3.CST: 中國
414.1　　　　　113016779

電子書購買

爽讀 APP　　　　臉書